URGÊNCIAS E EMERGÊNCIAS EM ENFERMAGEM

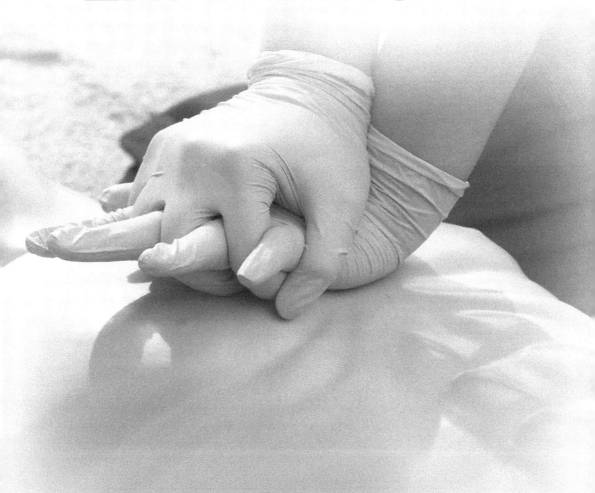

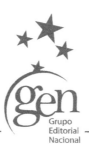

O GEN | Grupo Editorial Nacional – maior plataforma editorial brasileira no segmento científico, técnico e profissional – publica conteúdos nas áreas de ciências da saúde, exatas, humanas, jurídicas e sociais aplicadas, além de prover serviços direcionados à educação continuada e à preparação para concursos.

As editoras que integram o GEN, das mais respeitadas no mercado editorial, construíram catálogos inigualáveis, com obras decisivas para a formação acadêmica e o aperfeiçoamento de várias gerações de profissionais e estudantes, tendo se tornado sinônimo de qualidade e seriedade.

A missão do GEN e dos núcleos de conteúdo que o compõem é prover a melhor informação científica e distribuí-la de maneira flexível e conveniente, a preços justos, gerando benefícios e servindo a autores, docentes, livreiros, funcionários, colaboradores e acionistas.

Nosso comportamento ético incondicional e nossa responsabilidade social e ambiental são reforçados pela natureza educacional de nossa atividade e dão sustentabilidade ao crescimento contínuo e à rentabilidade do grupo.

URGÊNCIAS E EMERGÊNCIAS EM ENFERMAGEM

Lucia Tobase

Enfermeira. Licenciatura em Enfermagem pela Universidade
Federal de São Carlos (UFSCar). Especialista em Gestão de Pessoas
pela Fundação Getulio Vargas (FGV), em Educação
Profissional na Área da Saúde: Enfermagem pela Escola Nacional
de Saúde Pública Sérgio Arouca da Fundação Oswaldo Cruz (ENSP-Fiocruz)
e em Enfermagem do Trabalho pela Faculdade da Zona Leste de São Paulo (FZL).
Mestre em Enfermagem e Doutora em Ciências pela Escola de
Enfermagem da Universidade de São Paulo (EEUSP).
Atua na área de Gestão de Pessoas no
Serviço de Atendimento Móvel de Urgências – SAMU-SP.

Edenir Aparecida Sartorelli Tomazini

Enfermeira. Especialista em Terapia Intensiva Adulto pelo Hospital das
Clínicas da Faculdade de Medicina da Universidade de São Paulo (HC-FMUSP).
Mestre em Ciências pela Escola de Enfermagem da Universidade
de São Paulo (EEUSP).
Atua na área de Educação Permanente na Escola Municipal da
Coordenadoria Regional de Saúde Oeste e no Serviço de Atendimento
Móvel de Urgências – SAMU-SP.

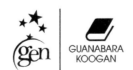

- As autoras deste livro e a Editora Guanabara Koogan empenharam seus melhores esforços para assegurar que as informações e os procedimentos apresentados no texto estejam em acordo com os padrões aceitos à época da publicação, *e todos os dados foram atualizados pelas autoras até a data da entrega dos originais à editora.* Entretanto, tendo em conta a evolução das ciências da saúde, as mudanças regulamentares governamentais e o constante fluxo de novas informações sobre terapêutica medicamentosa e reações adversas a fármacos, recomendamos enfaticamente que os leitores consultem sempre outras fontes fidedignas, de modo a se certificarem de que as informações contidas neste livro estão corretas e de que não houve alterações nas dosagens recomendadas ou na legislação regulamentadora.

- As autoras e a editora se empenharam para citar adequadamente e dar o devido crédito a todos os detentores de direitos autorais de qualquer material utilizado neste livro, dispondo-se a possíveis acertos posteriores caso, inadvertida e involuntariamente, a identificação de algum deles tenha sido omitida.

- **Atendimento ao cliente: (11) 5080-0751 | faleconosco@grupogen.com.br**

- Direitos exclusivos para a língua portuguesa
  Copyright © 2017 by **EDITORA GUANABARA KOOGAN LTDA.**
  Uma editora integrante do GEN | Grupo Editorial Nacional
  Travessa do Ouvidor, 11
  Rio de Janeiro – RJ – CEP 20040-040
  www.grupogen.com.br

- Reservados todos os direitos. É proibida a duplicação ou reprodução deste volume, no todo ou em parte, em quaisquer formas ou por quaisquer meios (eletrônico, mecânico, gravação, fotocópia, distribuição pela Internet ou outros), sem permissão, por escrito, da Editora Guanabara Koogan Ltda.

- Capa: Bruno Sales

- Editoração eletrônica: Le1 Studio Design

- Ficha catalográfica

T553u

    Tobase, Lucia
       Urgências e emergências em enfermagem / Lucia Tobase, Edenir Aparecida Sartorelli Tomazini. – 1. ed. – [Reimpr.]. – Rio de Janeiro : Guanabara Koogan, 2023.
       238 p. : il. ; 24 cm.

    Inclui bibliografia e índice
    ISBN 978-85-277-3128-7

    1. Enfermagem. I. Tomazini, Edenir Aparecida Sartorelli. II. Título.

17-39224   CDD: 610.73
                                       CDU: 616-083

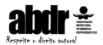

Colaboradores

Anísio Baldessin
Teólogo. Licenciatura plena em Filosofia. Vice-Reitor e Pró-Reitor Administrativo do Centro Universitário São Camilo.

Débora Maria Alves Estrela
Enfermeira. Licenciatura em Enfermagem pela Universidade Estadual de São Paulo (Unesp). Especialista em Pedagogia pela Faculdade de Filosofia Ciências e Letras de Moema. Mestre em Ciências pela EEUSP.

Denise Maria de Almeida
Enfermeira. Especialista em Design Instrucional pelo Senac-SP e em Docência para Educação a Distância pela Escola Superior Aberta do Brasil (ESAB). Licenciatura em Pedagogia pelas Universidade Guarulhos (UNG) e em Enfermagem pela Faculdades Integradas de Ciências Humanas, Saúde e Educação de Guarulhos (FG-Guarulhos). Mestre e doutoranda em Ciências pela Escola de Enfermagem da Universidade de São Paulo (EEUSP). Professora das disciplinas Ensinar e Aprender em Enfermagem: Aspectos Teórico-Metodológicos, Estágio Curricular Supervisionado de Licenciatura em Enfermagem e das Ações Educativas na Prática de Enfermagem, no Departamento de Orientação Profissional da EEUSP.

Divane de Vargas
Enfermeiro. Mestre e Doutor em Enfermagem Psiquiátrica pela Escola de Enfermagem de Ribeirão Preto da Universidade de São Paulo (EERP-USP). Professor-associado da disciplina de Enfermagem Psiquiátrica e em Saúde Mental do Departamento de Enfermagem Materno-Infantil e Psiquiátrica da Escola de Enfermagem da Universidade de São Paulo (EEUSP).

Elaine Cristina Rodrigues Gesteira
Enfermeira. Especialista em Enfermagem Pediátrica pela Universidade Federal de São Paulo (Unifesp). Mestre em Ciências pela Unifesp. Doutoranda em Ciências pela Escola de Enfermagem da Universidade de São Paulo (EEUSP). Professora adjunta da disciplina de Saúde da Criança e do Adolescente do Departamento de Enfermagem da Universidade Federal de São João del Rei (UFSJ).

Eliana da Cunha Ferreira
Enfermeira. Especialista em Enfermagem em Emergência pela Universidade Federal de São Paulo (Unifesp).

Fabíola de Campos Braga Mattozinho
Enfermeira e advogada. Especialista em Auditoria de Serviços de Saúde pela Universidade Gama Filho (UGF) e em Direito Processual do Trabalho pela Universidade Católica de Santos (Unisantos). Mestre em Ciências pelo Programa de Pós-Graduação em Gerenciamento em Enfermagem da Universidade de São Paulo (PPGEn-USP). Presidente do Conselho Regional de Enfermagem (Coren – 2015-2017).

Heloisa Helena Ciqueto Peres
Enfermeira. Especialista em Informática em Enfermagem pela Unifesp. Mestre, Doutora e Livre-docente em Administração em Serviços de Enfermagem pela Escola de Enfermagem da Universidade de São Paulo (EEUSP). Professora titular das disciplinas de Tecnologias da Informação nos Processos de Trabalho na Saúde e na Enfermagem (pós-graduação) e de Administração Aplicada à Enfermagem (graduação), do Departamento de Orientação Profissional (ENO) da EEUSP.

José Gilberto Prates
Enfermeiro. Especialista em Saúde Mental e Enfermagem Psiquiátrica pela Faculdade de Enfermagem do Hospital Israelita Albert Einstein (FEHIAE), em Terapia Cognitiva Comportamental pela Faculdade de Medicina da Universidade de São Paulo (FMUSP) e em Educação Profissional pela Escola Nacional de Saúde Pública Sergio Arouca (ENSP). Mestre em Enfermagem Psiquiátrica pela Escola de Enfermagem da Universidade de São Paulo (EEUSP). Doutor em Ciências da Saúde pela EEUSP. Coordenador do Departamento de Educação Permanente da Divisão de Enfermagem do Instituto de Psiquiatria do Hospital das Clínicas da FMUSP. Supervisor do Programa de Aprimoramento em Enfermagem Psiquiátrica do Instituto de Psiquiatria do HC-FMUSP.

Leia Magna Leite
Enfermeira. Especialista em Enfermagem do Trabalho pelo Centro Universitário São Camilo.

Lígia Mara de Souza Prado
Enfermeira. Especialista em Enfermagem em Cardiologia pela Real e Benemerita Associação Portuguesa de Beneficência de São Paulo (Hospital São Joaquim). Subgerente de Vigilância de Produtos da Saúde na Coordenação de Vigilância em Saúde da Secretaria Municipal de Saúde de São Paulo (COVISA/SMS).

Luciana Vannucci
Enfermeira. Licenciatura em Enfermagem pela Faculdade de Educação da USP. Especialista em Enfermagem em Cuidados Intensivos pela EEUSP. Mestranda do Programa de Pós-graduação em Enfermagem na Saúde do Adulto pela EEUSP. Atua na Coordenação de Vigilância em Saúde (COVISA) da Prefeitura de São Paulo.

Magda Bandouk
Enfermeira. Especialista em Saúde e Segurança do Trabalho pela Fundação Getulio Vargas (FGV) e em Educação Profissional na Área da Saúde: Enfermagem pela Fundação Oswaldo Cruz (Fiocruz).

Maira Cristhiane Bogado da Silva
Enfermeira. Especialista em Urgência e Emergência pela Universidade de Guarulhos (UNG).

Márcia de Souza Rocha
Enfermeira. Especialista em UTI pelo Centro Universitário São Camilo e em Emergência pela Universidade Federal de São Paulo (Unifesp). Pós-graduanda em Gestão de Serviços de Enfermagem pelas Faculdades Metropolitanas Unidas (FMU).

Maria Elisa Diniz Nassar
Enfermeira obstetra. Licenciatura em Enfermagem pela Pontifícia Universidade Católica de Minas Gerais (PUC Minas). Especialista em Educação Corporativa pela Universidade Gama Filho (UGF). Instrutora em Atendimento Pré-Hospitalar (SAMU 192) na Prefeitura Municipal de São Paulo.

Meire Bruna Ramos
Enfermeira. Especialista em Cardiologia pelo Instituto do Coração (InCor) do Hospital das Clínicas da Faculdade de Medicina da Universidade de São Paulo (HC-FMUSP), em Emergências pela Universidade Federal de São Paulo (Unifesp) e em Gerenciamento em Enfermagem pelo Centro Universitário São Camilo. Instrutora de Suporte Avançado de Vida em Cardiologia pelo Laboratório de Treinamento e Simulação em Emergências Cardiovasculares do InCor. Enfermeira da Unidade Clínica de Emergência do InCor.

Miriam de Araujo Campos
Enfermeira. Especialista em Enfermagem em Neurologia pelo Centro de Aprimoramento de Pessoa, Fundação do Desenvolvimento Administrativo e Hospital das Clínicas da Faculdade de Medicina da Universidade de São Paulo (CAP-FUNDAP-HC-FMUSP). Especialista em Vigilância em Saúde Ambiental pelas Universidade Federal do Rio de Janeiro e Universidade Aberta do Sistema Único de Saúde (UFRJ-UNA-SUS). Especialista em Saúde do Trabalhador e Ecologia Humana pela Escola Nacional de Saúde Pública Sergio Arouca da Fundação Oswaldo Cruz (ENSP-Fiocruz) e pelo Ministério da Saúde. Mestre em Saúde do Adulto pela Escola de Enfermagem da Universidade de São Paulo (EEUSP). Analista de Saúde na Coordenação de Vigilância em Saúde da Secretaria Municipal de Saúde da Prefeitura de São Paulo.

Simone Valentim Teodoro
Enfermeira. Especialista em Urgência e Emergência pelo Centro Universitário São Camilo.

Thatiane Facholi Polastri
Enfermeira. Especialista em Enfermagem em Cardiologia pelo Instituto do Coração (InCor) do Hospital das Clínicas da Faculdade de Medicina da Universidade de São Paulo (HC-FMUSP).

Vagner Urias
Enfermeiro e advogado. Especialista em Urgência e Emergência pela Universidade Bandeirante de São Paulo (Uniban) e em Saúde Coletiva pela Universidade de São Paulo (USP).

Viviane Del Franco
Enfermeira e psicóloga. Especialista em Psicologia Organizacional pela Universidade de Santo Amaro (Unisa).

Dedicatória

Gosto de ser gente porque, inacabado, sei que sou um ser condicionado
mas, consciente do inacabamento, sei que posso ir mais além dele. (Paulo Freire)

Dedicamos esta obra aos estudantes e profissionais que se empenham no ensino,
na pesquisa, na assistência e na gestão da atenção às urgências e áreas correlatas,
ao integrar saberes na atuação interprofissional, intersetorial e interinstitucional,
colaborando, assim, para a excelência no desenvolvimento das práticas e qualificando
o cuidado em saúde em defesa da segurança do paciente e da sociedade.

Agradecimentos

Esta obra, resultado de esforços e do compromisso coletivo com o desenvolvimento da nossa profissão, não foi tecida somente por nós. Agradecemos a cada um que nos apoiou nesse percurso, especialmente familiares e amigos que nos ofereceram o suporte necessário para nos dedicarmos a ele. Graças a vocês, podemos continuar contribuindo para a formação do estudante e a educação permanente do profissional da saúde, incluindo o desenvolvimento de gestores, instituições de saúde e comunidade no âmbito da urgência e emergência.

Em especial, agradecemos a Osvaldo Tsuyoshi Horita, pela valiosa contribuição na estruturação dos algoritmos e nos recursos de imagem.

Prefácio

No contexto atual do cuidado à saúde, a contribuição da formação e capacitação dos profissionais para os resultados satisfatórios dos serviços oferecidos às populações é cada vez mais reconhecida. Para que tais resultados sejam positivos e favoreçam o bem-estar e a qualidade de vida dos usuários, bem como a gestão eficiente dos serviços, é necessário que os profissionais tenham conhecimentos, habilidades e atitudes que os tornem competentes para atender às necessidades do paciente.

O rápido avanço das tecnologias na área da saúde e o perfil epidemiológico dos grandes centros demandam maiores investimentos na formação do profissional de saúde, principalmente em decorrência da necessidade crescente de serviços de urgência e emergência. Cursos de capacitação em saúde dependem da disponibilidade de materiais didáticos de boa qualidade, atualizados e adequados ao contexto local para o sucesso de seus programas. Este livro cumpre esse papel para a formação e educação permanente dos profissionais da área.

Urgências e Emergências em Enfermagem é abrangente e trata das principais emergências traumáticas e não traumáticas, sendo proveitoso não apenas para o estudante iniciante de qualquer segmento da saúde, mas também para profissionais que se deparam com situações de urgência ou emergência – às vezes, pouco frequentes – em sua prática. O leitor tem neste livro um recurso fundamental para consulta. O reconhecimento da importância da prática multiprofissional na área de urgência e emergência proporcionou a produção de um conteúdo que pode, sim, servir para todos os profissionais que atuam nesse campo. Os capítulos sobre ética, humanização e tecnologias na atenção às urgências representam outra preocupação das organizadoras: a de oferecer aos leitores um convite para reflexões por vezes ignoradas, mas fundamentais para a qualidade do cuidado em saúde.

As organizadoras da obra e os colaboradores que as auxiliaram têm experiências variadas nas áreas relacionadas às urgências e emergências e, por esse motivo, são enormes conhecedores do sistema brasileiro de saúde. Esse conhecimento permitiu que recomendações internacionais de boas práticas fossem incorporadas ao material, levando em consideração o contexto do cuidado à saúde no Brasil.

Esta obra é uma contribuição especial para os serviços de urgência e emergência brasileiros. E usá-la para desenvolver conhecimentos, habilidades e atitudes capazes de favorecer as práticas no setor é a maior contribuição de cada leitor para com os usuários dos serviços no Brasil. Às organizadoras e aos colaboradores, parabéns por essa ideia – e, especialmente, por sua execução.

Agradeço às organizadoras pelo honroso convite para escrever este prefácio, o qual foi elaborado com grande satisfação.

Diná Monteiro da Cruz
Enfermeira Livre-docente pela Universidade de São Paulo (USP),
com Pós-doutorado na School of Nursing, Boston College (EUA).
Professora Titular da Escola de Enfermagem da Universidade de São Paulo (USP).
Diretora do Centro Brasileiro para o Cuidado à Saúde Informado por
Evidências: Centro de Excelência do Instituto Joanna Briggs.

Apresentação

Na área da saúde, o impacto dos avanços tecnológicos é crescente, e sua evolução influencia significativamente no processo de trabalho e na demanda dos serviços de saúde. A estrutura geral dos serviços nos atendimentos de baixa, média e alta complexidade requer inúmeras transformações, principalmente no que diz respeito às equipes multiprofissionais e ao desenvolvimento de novas competências.

A atuação coletiva, a flexibilidade, a criatividade e a capacidade de tomar decisões frente a situações imprevistas constituem os elementos essenciais para a sinergia no desempenho dos profissionais nos serviços de atendimento às urgências e emergências. Esse perfil associa a necessidade de capacitação da equipe multiprofissional, objetivando a eficácia e a eficiência na prática segura, baseada em evidências para o atendimento, otimizando o tempo, o espaço e os recursos disponíveis.

Os protocolos de trabalho estabelecidos pelos serviços de saúde permitem a união de agilidade e habilidades, aliadas ao conhecimento, por uma assistência qualificada, ética e humanizada. E é com o intuito de valorizar os preceitos fundamentais no atendimento ao cliente em prol da promoção e recuperação da saúde, da minimização do sofrimento e da redução dos agravos na luta contra o tempo em favor da vida, que apresentamos esta obra, para que ela seja uma contribuição aos profissionais e estudantes da área da saúde no aprimoramento dos fundamentos técnico-científicos. Este livro foi organizado de maneira simples, prática e objetiva acerca dos temas mais frequentes em urgência e emergência clínica e no trauma, além de abordar as respectivas ações no âmbito do atendimento extra-hospitalar e na sala de emergência hospitalar. Os capítulos apresentam os procedimentos para o cuidado no formato de algoritmo, propiciando rápida compreensão, visualização sequencial em diversas situações e abordagem ao indivíduo em todo o ciclo vital. Desse modo, integram-se as ações na atenção à criança, ao adulto, ao idoso e aos portadores de necessidades especiais e com dificuldade de mobilidade.

Cada capítulo traz um núcleo introdutório descritivo, apresentando, de maneira sintética, as bases conceituais, epidemiológicas e preventivas, a fim de aproximar o leitor do assunto. Em seguida, são apresentados os algoritmos, descrevendo as ações essenciais em cada abordagem. Ao fim, são expostos os principais diagnósticos de enfermagem e a bibliografia consultada na formulação do capítulo, que poderá servir ao leitor como fonte complementar de consulta.

Considerando que várias ações são padronizadas e se repetem no atendimento em urgência e emergência, descreve-se no Capítulo 3 – Sistematização do Atendimento em Urgências a sequência pormenorizada dos padrões de atendimento, relacionando cada ação a ser cumprida. Esse embasamento prévio permite a compreensão das descrições específicas nos algoritmos de cada tema, nos capítulos subsequentes, e evita repetições das mesmas orientações, facilitando o entendimento das ações propostas em cada situação.

As orientações descritas nesta obra estão em conformidade com as diretrizes da American Heart Association (AHA) para o Suporte Básico de Vida (SBV) e Suporte Avançado de Vida em Cardiologia (ATLS, do inglês *Advanced Trauma Life Support*). A atenção à vítima de trauma foi delineada segundo as orientações do Atendimento Pré-Hospitalar no Trauma (PHTLS, do inglês *Prehospital Trauma Life Support*), Suporte Avançado de Vida no Trauma (SAVT) e Cuidados Avançados no Trauma para Enfermeiros (ATCN, do inglês *Advanced Trauma Care for Nurses*). Em razão das constantes atualizações das informações científicas, por vezes em intervalos de tempo muito curtos, julgamos recomendável sempre verificar, além destas, a divulgação de novas orientações pelas organizações e sociedades da área especializada.

Em razão dos diferentes conceitos existentes, a Coordenação Geral de Urgência e Emergência do Ministério da Saúde propôs a utilização do termo "urgência" para todos os casos em que há necessidade de cuidados agudos, sem ênfase na diferenciação da terminologia urgência e emergência, no Sistema de Atenção às Urgências. Nas descrições da presente obra, esse sentido é adotado por meio da expressão "atenção às urgências".

As organizadoras e os demais colaboradores, sem os quais esta obra não teria se concretizado, estimam uma ótima leitura e um aprendizado produtivo.

Lista de Siglas

ABC: *airway, breathing, circulation*

ABP: Associação Brasileira de Psiquiatria

AC: apresentação córmica

ACLS: Advanced Cardiac Life Support

AESP: atividade elétrica sem pulso

AHA: American Heart Association

AIT: ataque isquêmico transitório

ALT: alanina aminotransferase

AMA: Assistência Médica Ambulatorial

AME: Ambulatório Médico de Especialidades

AMIU: aspiração manual intrauterina

AMPLA: alergia, medicamento, passado médico, líquido e alimento ingerido, ambiente e acontecimento do evento

Anvisa: Agência Nacional de Vigilância Sanitária

AP: apresentação pélvica

APH: Atendimento pré-hospitalar

ASIA: American Spinal Injury Association

AST: aspartato aminotransferase

ATCN: Advanced Trauma Care for Nurses

ATLS: Advanced Trauma Life Support

AVC: acidente vascular cerebral

AVCH: acidente vascular cerebral hemorrágico

AVCI: acidente vascular cerebral isquêmico

BAV: bloqueio atrioventricular

BCF: batimentos cardíacos fetais

Beta-HCG: beta-gonadotrofina coriônica humana

BIPAP: *bilevel positive airway pressure*

BLS: *Basic Life Support*

CAD: Cetoacidose diabética

CAPS: centros de Atenção Psicossocial

CC: centro cirúrgico

CFM: Conselho Federal de Medicina

CIAT: Centro de Informação e Assistência Toxicológica

CK-MB: isoenzima MB da creatina quinase

CO: Monóxido de carbono

Cofen: Conselho Federal de Enfermagem

Coren: Conselho Regional de Enfermagem

CPAP: *continuous positive airway pressure*

CPK: creatinofosfoquinase

CRAMP: circulação, respiração, abdome, motricidade, palavra

CT: Tomografia computadorizada

CTE: compressão torácica externa

DDH: decúbito dorsal horizontal

DEA: desfibrilador externo automático

DHEG: doença hipertensiva específica da gestação

DLE: decúbito lateral esquerdo

DM: diabetes melito

DPOC: doença pulmonar obstrutiva crônica

DPP: descolamento prematuro da placenta

EAP: edema agudo do pulmão

ECG: eletrocardiografia

EEG: eletroencefalografia

EHH: estado hiperosmolar hiperglicêmico

ERC: European Research Council

ESF: Estratégia Saúde da Família

FA: fibrilação atrial

FAST: *focused assessment with sonography for trauma*

FC: frequência cardíaca

FiO$_2$: fração inspirada de oxigênio

FR: frequência respiratória

FV: fibrilação ventricular

HAS: hipertensão arterial sistêmica

HELLP: H: *hemolysis*; EL: *elevated liver enzyme*; LP: *low platelets*

IAM: infarto agudo do miocárdio

IAMCSST: infarto agudo do miocárdio com supradesnivelamento do segmento ST

IAMSSST: infarto agudo do miocárdio sem supradesnivelamento do segmento ST

ICC: insuficiência cardíaca congestiva

IECA: inibidores da enzima de conversão da angiotensina

ILCOR: International Liaison Committee on Resuscitation

IM: intramuscular

INR: Razão Normalizada Internacional

IO: intraóssea

IR: insuficiência respiratória

IV: intravenosa

J: Joule

JCAHO: Joint Commission on Accreditation of Healthcare Organizations

LAPSS: Los Angeles Prehospital Stroke Screen

LDH: desidrogenase láctica

LPD: lavado peritoneal diagnóstico

NAEMT: National Association of Emergency Medical Technicians

NASF: Núcleo de Apoio à Saúde da Família

NHF: heparina não fracionada

NIHSS: National Institutes of Health Stroke Scale

OMS: Organização Mundial de Saúde

OVACE: obstrução das vias aéreas por corpo estranho

PA: Pressão arterial

PACS: Programa de Agentes Comunitários de Saúde

PAD: pressão arterial diastólica

PALS: *Pediatric Advanced Life Support*

PAM: pressão arterial média

PaO_2: pressão parcial de oxigênio alveolar

PAS: pressão arterial sistólica

PASG: *Pneumatic antishock garment*

PCR: parada cardiorrespiratória

PCREH: parada cardiorrespiratória extra-hospitalar

PCRIH: Parada cardiorrespiratória intra-hospitalar

PEEP: Pressão expiratória final positiva

$PetCO_2$: Pressão parcial do dióxido de carbono exalado

PHTLS: *Prehospital trauma life support*

PIC: pressão intracraniana

PMA: posto médico avançado

PP: placenta prévia

PPC: pressão de perfusão coronariana

PR: parada respiratória

RC: reenchimento capilar

RCE: retorno da circulação espontânea

RCP: reanimação cardiopulmonar

Renaciat: Rede Nacional de Centros de Informação e Assistência Toxicológica

RN: recém-nascido

RTS: escala revisada do trauma

s/n: se necessário

SALatr: soro antilatrodético

SAMU: Serviço de Atendimento Móvel de Urgência

SARA: síndrome da angústia respiratória aguda

$SatO_2$: saturação de oxigênio

SAV: Suporte Avançado de Vida

SBD: Sociedade Brasileira de Diabetes

SBV: Suporte Básico de Vida

SC: subcutânea

SCA: síndrome coronariana aguda

SCQ: superfície corporal queimada

SF: soro fisiológico

Sinitox: Sistema Nacional de Informações Tóxico-Farmacológicas

SK: estreptoquinase

SNC: sistema nervoso central

SNG: sonda nasogástrica

SRT: serviço residencial terapêutico

START: *Simple Triage and Rapid Treatment*

SUS: Sistema Único de Saúde

SVD: sonda vesical de demora

TARM: telefonista auxiliar da regulação médica

TCE: trauma craniencefálico

TEP: tromboembolismo pulmomar

TGO: transaminase glutâmica oxalacética

TGP: transaminase glutâmica pirúvica

TNK: tenecteplase

tPA: ativador do plasminogênio tecidual

TRM: trauma raquimedular

UBS: Unidade Básica de Saúde

UPA: Unidade de Pronto Atendimento

USG: ultrassonografia

UTI: unidade de terapia intensiva

VO: via oral

VPP: ventilação com pressão positiva

WPW: Wolff-Parkinson-White

Sumário

Parte 1 Atendimento em Urgência e Emergência......01
1 Considerações Gerais no Atendimento em Urgência e Emergência 03
2 Ética e Humanização na Atenção às Urgências 13
3 Sistematização do Atendimento em Urgências 21
4 Parada Cardiorrespiratória e Manobras de Reanimação...... 29

Parte 2 Emergências Traumáticas 45
5 Princípios do Atendimento no Trauma 47
6 Trauma Cranioencefálico 55
7 Trauma Vertebromedular 63
8 Trauma Ocular 71
9 Trauma de Face 77
10 Trauma de Tórax 83
11 Trauma de Abdome e de Pelve 89
12 Trauma Musculoesquelético 95
13 Queimadura...... 103
14 Afogamento 113

Parte 3 Emergências Não Traumáticas 119
15 Emergências Cardiocirculatórias...... 121
16 Emergências Respiratórias...... 135
17 Emergências Metabólicas por Alterações Glicêmicas...... 143
18 Emergências Neurológicas 149
19 Abdome Agudo...... 159
20 Emergências Obstétricas...... 165
21 Emergências Psiquiátricas 179
22 Acidentes por Intoxicação, Envenenamento e Agressões de Animais...... 187
23 Eventos com Múltiplas Vítimas 199
24 Tecnologias na Atenção às Urgências 207

Índice Alfabético 215

Parte 1

Atendimento em Urgência e Emergência

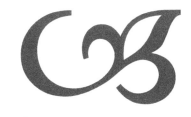

1 ☙ Considerações Gerais no Atendimento em Urgência e Emergência

Lucia Tobase, Leia Magna Leite, Maria Elisa Diniz Nassar, Maira Cristhiane Bogado da Silva e Márcia de Souza Rocha

INTRODUÇÃO

No Brasil, os dados epidemiológicos do Data-SUS[1] indicam que doenças cardiovasculares, neoplasias, causas externas e doenças respiratórias são as principais causas de mortalidade na população em geral. Identificar esse perfil possibilita definir ações mais efetivas no acompanhamento das condições de vida e de saúde da sociedade. Consequentemente, contribui também na estimativa do impacto da redução e da eliminação dessas causas, que competem com a vida como fatores de risco de morte. Estudos da tábua da vida propiciam ganhos, em anos, na esperança de vida, permitindo estabelecer melhorias no padrão de saúde da população.

Acidentes e situações de violência são considerados problemas de saúde pública. Embora evitáveis em sua maioria, especificamente os originados por causas externas, são responsáveis pelos altos índices de morbidade e de mortalidade. Pela maior vulnerabilidade, acometem com frequência adultos jovens do sexo masculino, vitimados por circunstâncias de origem ambiental, acidentes de trânsito, homicídios, suicídios, em situações de violência, interpessoal ou intrapessoal, ocasionados de maneira acidental ou intencional. Por serem mais jovens, esses indivíduos têm curiosidade mais aguçada, arriscando-se no uso abusivo de substâncias lícitas e ilícitas, espírito aventureiro e coragem excessiva. Além disso, deve-se levar em conta fatores como ambiente familiar desestruturado e desigualdade social. São fatores sociais, culturais, econômicos e políticos de ampla abrangência que requerem planejamento e (re)organização, articulando múltiplas ações que envolvem definição de políticas públicas em esferas governamentais, industriais e corporativas, organizações sociais, com a participação da comunidade e da sociedade em geral.

O esforço conjunto entre os setores público e privado e a população pode evitar mortes precoces, reduzir o impacto econômico de gastos em saúde e de anos potenciais de vida perdidos, além das consequências emocionais e psicológicas dos sujeitos, de seus familiares e da sociedade como um todo. No âmbito do monitoramento, as situações de violência interpessoal e autoprovocada passaram a figurar na Lista Nacional de Notificação Compulsória.

Com o objetivo de definir critérios e diretrizes para estruturação e funcionamento de sistemas locorregionais de atenção às urgências, regulação médica, atendimento pré-hospitalar (APH) fixo, APH móvel e atendimento hospitalar, o Ministério da Saúde implantou o Regulamento Técnico dos Sistemas Estaduais de Urgência e Emergência, por meio da Portaria n. 2.048/2002. Face à realidade, é fundamental que os envolvidos na atenção em urgência e emergência conheçam as políticas públicas relacionadas ao tema e se articulem na proposição das mudanças necessárias, considerando, obviamente, as diversidades locorregionais do panorama brasileiro.

Segundo a Resolução do Conselho Federal de Medicina (CFM) n. 1.451/95, entende-se por *urgência* a condição "imprevista de agravo da saúde com ou sem risco potencial de vida", com necessidade de assistência de saúde imediata ou em até 24 h, e *emergência* como a condição imprevista de agravo da saúde, com "risco iminente de vida ou sofrimento intenso, exigindo portanto tratamento médico imediato".

No entanto, para a população em geral, esses conceitos têm diferentes interpretações, como algo que não existia ou não era percebido e que passa a existir ou se manifestar. Na perspectiva do paciente ou de seus familiares, os acontecimentos imprevistos que alteram o curso de sua vida se configuram como motivos emergenciais nas suas necessidades de atendimento. O indivíduo, então, tende a buscar assistência em lugares de fácil acesso e rápida resolução, como o pronto-socorro, de maneira orientada ou não, segundo conhecimento prévio sobre os recursos disponíveis na comunidade para atenção nas urgências.

Essa demanda, por vezes alocada inadequadamente, revela fragilidades no sistema de saúde, sobrecarregando ainda mais os serviços de urgência e emergência. Responsáveis pelo atendimento de indivíduos em real condição de emergência acabam recebendo também aqueles em situações de menor gravidade – não caracterizadas como urgência ou emergência –, o que ocasiona aumento significativo da demanda de serviço, tempo de espera para atendimento e risco de agravamento da condição do paciente, comprometendo a qualidade e a eficácia da assistência.

Em situações extremas como essa é que reside a necessidade de bom senso e compreensão: equacionar esforços e recursos no acolhimento e orientação, na classificação de risco e tomada de decisão, no atendimento seguro, resolutivo e qualificado torna-se fundamental.

Portanto, urge a necessidade de reordenar o atendimento em saúde. Quando iniciado na atenção primária, com eficiência e qualidade, na promoção da saúde e prevenção de agravos, reflete diretamente na redução da demanda do serviço de emergência e nas internações hospitalares. Por outro lado, essas práticas requerem dimensionamento adequado da complexa estrutura física, disponibilidade de insumos, aporte tecnológico e profissionais especializados para intervir nas situações de emergência e na gestão do trabalho.

O perfil do profissional e da equipe multiprofissional que atuam na atenção às urgências está relacionado à característica de cada unidade.

No entanto, são requisitos gerais indispensáveis: liderança, agilidade, observação, competência, embasamento científico e habilidade técnica, além do comprometimento com o trabalho e a equipe. As ações com elevado grau de responsabilidade – para realizar as atividades com atenção, senso de planejamento e organização – têm como objetivo comum somar os esforços para maximizar as chances de prevenção de danos, recuperação da saúde e sobrevida do paciente.

A estrutura para atendimento em situações de urgência e emergência, fundamentada em políticas de saúde e linhas estratégicas interligadas, também se relaciona à (re)organização das redes assistenciais, humanização no atendimento e operacionalização da central de regulação médica de urgências. Envolve, ainda, a formação continuada dos profissionais, a fim de contribuir para o acompanhamento do desempenho, aprimoramento das competências, fortalecimento da tomada de decisão e habilidade para trabalhar em equipe, na assistência segura amparada pela Agência Nacional de Vigilância Sanitária (Anvisa), por meio da Resolução da Diretoria Colegiada (RDC) n. 36/2013 e pelo Ministério da Saúde, por meio do Programa Nacional de Segurança do Paciente, instituído pela Portaria n. 529/2013.

COMPONENTES DO SISTEMA DE ATENÇÃO ÀS URGÊNCIAS

Considerando que o sistema de atenção ao paciente crítico/potencialmente crítico exige a conformação de uma rede assistencial hospitalar e extra-hospitalar que atue de maneira organizada, por meio da Portaria n. 1.863/2003, o Ministério da Saúde instituiu a Política Nacional de Atendimento às Urgências, especificando quatro componentes:

- Pré-hospitalar fixo
- Pré-hospitalar móvel
- Hospitalar
- Pós-hospitalar.

Em 2011, essa portaria foi reformulada com a instituição da Portaria n. 1.600, apresentando o conceito de Rede de Atenção às Urgências, com a finalidade de articular e integrar os serviços de saúde disponíveis para ampliar o atendimento em situações de urgência e emergência, principalmente as relacionadas aos cuidados cardiovasculares, cerebrovasculares e traumas. De maneira abrangente, estabelece que a Rede de Atenção às Urgências seja constituída por oito componentes:

- Promoção, prevenção e vigilância à saúde
- Atenção básica em saúde
- Serviço de Atendimento Móvel de Urgência (SAMU) e suas centrais de regulação médica das urgências
- Sala de estabilização
- Força Nacional de Saúde do Sitema Único de Saúde (SUS)
- Unidades de Pronto Atendimento (UPA) e o conjunto de serviços de urgência 24 horas
- Hospitalar
- Atenção domiciliar.

Nessa concepção de rede, depreende-se a tentativa de desvincular o modelo hospitalocêntrico de atenção à saúde, não mais utilizando o hospital como referência central no atendimento – nos anteriormente denominados pré e pós-hospitalar –, mas agora assumindo especificamente o papel de componente que lhe é peculiar, ou seja, como parte da rede de atenção às urgências. A intersetorialidade entre os componentes envolve as interfaces e as responsabilidades assistenciais e de gestão de todos para, de maneira articulada, oferecer atenção qualificada e humanizada ao usuário, nas diferentes fases do ciclo vital. Incorporando o princípio da complexidade progressiva e da integralidade no cuidar, essa premissa conduz à reflexão sobre o papel do cliente, do profissional, da instituição e da sociedade como agentes transformadores da realidade.

Promoção, prevenção e vigilância à saúde

São áreas com ações de maior abrangência e, na perspectiva de atenção a urgências, têm por objetivo estimular e fomentar o desenvolvimento de ações de saúde e educação permanente, relacionadas à vigilância e prevenção das violências e acidentes, das lesões e mortes no trânsito e das doenças crônicas não transmissíveis, por intermédio de ações intersetoriais, de participação e mobilização da sociedade, visando à promoção da saúde, prevenção de agravos e vigilância à saúde.

Atenção básica em saúde

Consiste na assistência prestada, em primeiro nível de atenção, ao paciente portador de quadros agudos, de natureza clínica, traumática ou psiquiátrica, que possam causar sofrimento, sequelas ou morte, provendo atendimento e/ou transporte adequado ao serviço de saúde (Figura 1.1). Tem por finalidade ampliar o acesso à saúde, fortalecer o vínculo do paciente e seus familiares com o profissional, responsabilizar a equipe e prestar o primeiro cuidado às urgências e emergências, em ambiente adequado, até a transferência ou encaminhamento a outros locais de atenção, quando necessário, com práticas de acolhimento e avaliação de riscos e vulnerabilidades.

A atenção básica em saúde pode ser prestada em Unidades Não Hospitalares de atendimento, como: Unidades Básicas de Saúde (UBS), unidades de Estratégia de Saúde da Família (ESF), Programa de Agentes Comunitários de Saúde (PACS), Ambulatório Médico de Especialidades (AME), unidades de Assistência Médica Ambulatorial (AMA), Consultórios na Rua e Núcleos de Apoio à Saúde da Família (NASF).

Visando a contribuir para a diminuição da demanda de clientes nos prontos-socorros, garantir equidade, universalidade e integralidade no atendimento a todas as urgências, essas unidades:

- Realizam atendimentos médicos
- Possibilitam a identificação da situação real do usuário por meio da Avaliação de Risco, prestando assistência imediata nos agravos de baixa e média complexidade, compatível com o suporte da Atenção Básica, garantindo continuidade no tratamento das doenças – conforme o agendamento em UBS
- Favorecem o reconhecimento precoce das emergências, priorizando o atendimento e encaminhamento às unidades hospitalares para intervenções de maior complexidade.

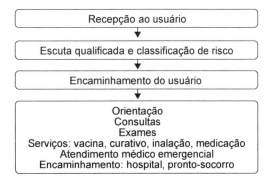

Figura 1.1 Acolhimento e encaminhamento do usuário.

Ainda, para atender as necessidades da população, requer o acesso a serviços de saúde eficientes e de boa qualidade, por meio de unidades organizadas, no atendimento humanizado.

Serviço de Atendimento Móvel de Urgência e centrais de regulação médica das urgências

Em 29/09/2003, por meio da Portaria n. 1.864, o Ministério da Saúde criou o Serviço de Atendimento Móvel de Urgência – SAMU, em municípios e regiões de todo o território nacional. O objetivo do SAMU é chegar precocemente à vítima de agravo à saúde – seja de natureza clínica, cirúrgica, traumática, obstétrica, pediátrica, psiquiátrica, entre outras – que possa levar a sofrimento, sequelas ou mesmo à morte, o que exige a garantia de atendimento e/ou transporte adequado para o serviço de saúde.

A assistência iniciada no local da ocorrência é de caráter temporário, realizada por equipes de profissionais oriundos e não oriundos da área de saúde, bombeiro militar, nas modalidades de:

- Suporte Básico de Vida (SBV): constituída por auxiliar ou técnico de enfermagem e condutor de veículos de emergência
- Suporte Avançado de Vida (SAV): constituída por enfermeiro, médico e condutor de veículos de emergência.

As equipes multiprofissionais tripulam diferentes tipos de veículos, equipados também de modos distintos, conforme a modalidade de atendimento e intervenções permitidas, segundo as respectivas atribuições profissionais, asseguradas por órgãos competentes e respaldadas por protocolo institucional (Tabela 1.1).

Tabela 1.1 Características do veículo, da equipe multiprofissional e intervenções para o atendimento móvel de urgências.

Tipo de veículo	Equipe multiprofissional	Tipo de intervenção
Tipo A: ambulância de transporte	Condutor de veículo Auxiliar ou técnico de enfermagem	Remoção simples em transporte de caráter eletivo
Tipo B: ambulância de suporte básico de vida (SBV)	Condutor de veículo Auxiliar ou técnico de enfermagem	APH com risco para vida não conhecido Transporte inter-hospitalar com risco para vida conhecido Intervenções não invasivas
Tipo C: ambulância de resgate (SBV)	Três profissionais militares (rodoviário, bombeiro): 1 condutor e 2 profissionais capacitados em SBV, salvamento e resgate	APH com risco de vida não conhecido Intervenções não invasivas Resgate e salvamento de vítimas de acidentes e em locais de difícil acesso
Tipo D: ambulância de suporte avançado de vida (SAV)	Condutor de veículo Enfermeiro Médico	APH com intervenções invasivas, de alta complexidade, ao paciente com alta gravidade Transporte inter-hospitalar do paciente de alto risco
Tipo E: aeronave* de transporte médico	Piloto e copiloto Enfermeiro Médico	Asa rotativa: APH; asa fixa: transporte inter-hospitalar
Tipo F: ambulancha	Equipe de SBV ou SAV	Intervenções específicas, conforme a tripulação (SBV ou SAV), em embarcação fluvial ou marítima
Veículo de intervenção rápida	Condutor Enfermeiro Médico	Transporte da equipe (SAV) para iniciar atendimento ou dar suporte aos profissionais da ambulância Veículo leve, não destinado ao transporte de paciente
Motolância	Auxiliar ou Técnico de Enfermagem ou Enfermeiro	Primeiros atendimentos até a chegada da ambulância, para transportar o paciente

Nesses atendimentos, a Resolução do Conselho Federal de Enfermagem (Cofen) n. 375/2011 dispõe sobre a presença do enfermeiro no atendimento pré-hospitalar e inter-hospitalar, em situações de risco conhecido ou desconhecido, nas quais "a prestação da assistência por auxiliar ou técnico de enfermagem somente poderá ser realizada sob supervisão direta do enfermeiro". A Resolução Cofen n. 379/2011 apenas modifica o prazo disposto na resolução anterior, tendo passado a vigorar a partir de 01/01/2012. Consequentemente, essa última resolução implica, entre outros, na reformulação das configurações e denominações descritas na legislação quanto às novas características da tripulação, recursos disponíveis e qualificação da assistência.

O acionamento do SAMU, pelo número 192, é gratuito. A ligação é recebida pela Central de Regulação, formada por telefonistas auxiliares da regulação médica (TARM), médicos, rádio-operadores, enfermeiros, entre outros profissionais. A solicitação é avaliada pelo médico regulador, responsável por classificar o nível de urgência e definir os recursos necessários para o atendimento adequado. Em seguida, é feito o despacho das equipes, segundo a gravidade do caso e o grau de complexidade das intervenções a serem realizadas, com indicação do destino ao serviço de saúde para o tratamento definitivo.

Conhecer o fluxo das informações (Figura 1.2) contribui para o acesso e a utilização correta do serviço, bem como para as ações educativas à comunidade.

A fim de garantir resposta efetiva às especificidades das demandas de urgência, as grades de referência devem ser suficientemente detalhadas, explicitando quem são as unidades e os recursos disponíveis, para a identificação entre as necessidades dos pacientes atendidos pelo SAMU e a oferta dos serviços de saúde que poderão receber essas pessoas.

Nesse contexto, tecnologia e mecanismos informatizados suficientemente ágeis possibilitam atualizar informação e comunicação em tempo real. A alteração de oferta implicará em novas pactuações temporárias/alternativas, reduzindo prejuízos no atendimento à população.

Atribuições da Central de Regulação Médica das Urgências

- Regulação do fluxo de pacientes vítimas de agravos urgentes à saúde, desde o local onde sofreram tal agravo até os diferentes serviços

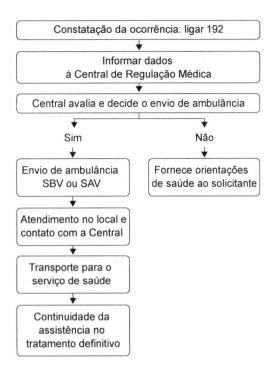

Figura 1.2 Fluxo das informações no atendimento emergencial. Os dados mínimos a serem informados para a solicitação do serviço são: nome do paciente, sexo, idade aproximada, descrição do que aconteceu, endereço do local, ponto de referência e telefone para contato.

da rede regionalizada e hierarquizada, bem como dos fluxos entre os serviços existentes nos âmbitos municipal e regional. Essa tarefa exige a apropriação dinâmica da situação real de todos os serviços de urgência do município, de modo a permitir uma distribuição proporcional dos pacientes e, além disso, a permuta entre os diferentes níveis de atenção, para sanar eventuais lacunas
- Cobertura em eventos de risco, atividades esportivas, sociais e culturais diversas, por meio de apoio direto com equipe no local ou à distância, garantindo canal prioritário de comunicação
- Cobertura em acidentes com múltiplas vítimas, destinando os recursos para o atendimento local em situações de desastres, catástrofes ou acidentes com múltiplas vítimas de diferentes portes
- Participação na elaboração de planos de atendimento e realização de simulados com a Defesa Civil, os Bombeiros, a Infraero e demais parceiros

- Participação na capacitação de recursos humanos por intermédio dos Polos de Educação Permanente e da estruturação dos Núcleos de Educação em Urgência a eles integrados
- Ações educativas com participação ativa na estruturação de palestras sobre primeiro atendimento a urgências para empresas, escolas, creches, Conselhos de Saúde, instituições diversas e comunidade em geral; participação no desenvolvimento de estratégias promocionais também junto à comunidade e setores da Segurança Pública, Departamento de Trânsito, Educação, Cultura, entre outros; produção de estudos epidemiológicos e massa crítica capacitada para contribuir e intervir positivamente na incidência de agravos à saúde.

Sala de estabilização

Este componente, que não se caracteriza especificamente como novo equipamento de saúde, consiste no ambiente destinado à estabilização de pacientes críticos e/ou graves. Deve dispor de condições para garantir a assistência 24 horas, vinculada ao serviço de saúde e articulada e conectada aos outros níveis de atenção, para posterior encaminhamento, pela Central de Regulação das Urgências, à rede de atenção à saúde para tratamento definitivo.

Considerando a grande demanda de pessoas em situações de urgência que necessitam de atenção imediata, a carência de ofertas de unidades e serviços de emergência, o Ministério da Saúde propõe a otimização na utilização do recurso nos serviços existentes, ainda que sua finalidade principal não seja o atendimento às urgências. Entretanto, o serviço deverá preparar-se para a assistência da demanda espontânea e garantir a disponibilidade de atendimento inicial para estabilização dos acometidos por agravos críticos até a alta ou decisão pela transferência ao serviço de saúde mais adequado.

Essa nova condição pode implicar na readequação da área física, dos recursos materiais, mas, principalmente, exige a capacitação dos profissionais para o atendimento às urgências nas unidades de saúde que implantarem a sala de estabilização.

Força Nacional de Saúde do SUS

Criada pelo Decreto Presidencial n. 7.616/2011, foi regulamentada pela Portaria Ministerial n. 2.952/2011, que dispõe sobre a declaração de Emergência em Saúde Pública de Importância Nacional, quanto às demandas urgentes de medidas de prevenção, controle e contenção de riscos, danos e agravos à saúde.

A Força Nacional de Saúde do SUS objetiva promover a sinergia dos esforços para garantir a integralidade na assistência em situações de risco ou emergência para populações com vulnerabilidades específicas e/ou em regiões de difícil acesso, pautando-se pela equidade na atenção, conforme os riscos relacionados, em cada situação.

É acionada em situações de catástrofe, em eventos de grandes proporções, nacionais ou internacionais, para envio de ajuda profissional e humanitária, e em situações de outra natureza que envolva aglomerações de pessoas, como celebrações internacionais e Olimpíadas, cuja dimensão necessita da estruturação de um plano preventivo de danos e orientador da organização, para eventual atendimento emergencial.

Considerando as características geográficas e a dimensão continental do Brasil, a interlocução entre as esferas governamentais, os órgãos e as instituições representativas de diferentes áreas facilita o diálogo e a tomada de decisões no enfrentamento das emergências que podem atingir o país.

UPA e o conjunto de serviços de urgência 24 horas

As UPA são estruturas que funcionam 24 h, definidas como estabelecimentos de saúde de complexidade intermediária entre as UBS, Unidades de Saúde da Família e a Rede Hospitalar, devendo com estas compor uma rede organizada de atenção às urgências.

Podem ser classificadas em Porte I, II ou III, conforme a abrangência do contingente populacional na região de cobertura; segundo a capacidade instalada, em relação à área física, número de leitos disponíveis e recursos humanos; e quanto à capacidade diária de realizar atendimentos médicos, por pediatra e clínico geral.

Essas unidades atuam na atenção intermediária, em casos de alterações clínicas (febre alta, hipertensão, infarto) e traumas (cortes, fraturas), evitando encaminhamentos indiscriminados ao pronto-socorro hospitalar. Dispõem, ainda, de estrutura e recursos para diagnóstico por imagem, eletrocardiografia, laboratório de análises clínicas e leitos de observação.

Mediante implantação de protocolos e processo de acolhimento com classificação de risco, têm por atribuição prestar atendimento resolutivo e qualificado aos pacientes acometidos por quadros agudos ou agudizados de natureza clínica; prestar primeiro atendimento aos casos de natureza cirúrgica ou de trauma; estabilizar os pacientes e realizar a investigação diagnóstica inicial, definindo, em todos os casos, a necessidade ou não de encaminhamento a serviços hospitalares de maior complexidade.

Para tanto, realiza consulta médica em regime de pronto atendimento aos casos de menor gravidade; presta atendimentos e procedimentos médicos e de enfermagem em casos críticos ou de maior gravidade; fornece retaguarda às urgências atendidas pela Atenção Básica; e funciona como local de estabilização de pacientes atendidos pelo SAMU.

Se necessário, permite manter pacientes em observação, pelo período de até 24 horas, para elucidação diagnóstica e/ou estabilização clínica.

A assistência inicial é prestada na própria UPA e, conforme o caso, é previsto o encaminhamento ao hospital para seguimento dos cuidados em saúde.

Componente hospitalar

Na Rede de Atenção às Urgências, o componente hospitalar é constituído pelas Portas Hospitalares de Urgência, pelas enfermarias de retaguarda, pelos leitos de cuidados intensivos, pelos serviços de diagnóstico por imagem, laboratório e pelas linhas de cuidados prioritárias.

Quanto à estrutura e ao funcionamento, o serviço de emergência do pronto-socorro deve respeitar os critérios e normas estabelecidas pela legislação em vigor e estar permanentemente preparado para receber e atender adequadamente o cliente, em razão da demanda espontânea, sem agendamento prévio. Geralmente, está localizado no andar térreo do prédio, em área de fácil acesso para pessoas e veículos. O dimensionamento da área física, com ambientes amplos, bem ventilados e iluminados, com portas largas, pisos e revestimentos claros e laváveis, segue a legislação vigente, de acordo com o tamanho, complexidade e perfil assistencial da unidade.

No ambiente hospitalar, o cliente em situação de urgência pode ser encaminhado à sala de triagem e classificação de risco no pronto-socorro; ou, quando necessário, diretamente à Sala de Emergência ou ao Centro Obstétrico.

Considerando a grande diversidade de profissionais que atuam nesses serviços, é essencial que cada um conheça as atribuições e a hierarquia das respectivas categorias.

A boa integração entre as equipes de atendimento móvel e hospitalar é fundamental para assegurar a continuidade da assistência – desde a recepção cordial na identificação profissional, seguida pela apresentação do paciente e familiar até o fornecimento das informações sobre o caso, os procedimentos realizados e a evolução. Tudo deve estar devidamente registrado na ficha de atendimento, impressa ou eletrônica, compondo o prontuário do paciente.

Da mesma maneira, requer a integração entre os diversos profissionais e setores envolvidos na sequência do atendimento em urgências no âmbito hospitalar. Desenvolvida adequadamente, a agilidade nos processos de trabalho em determinado setor influencia positivamente a otimização de outra área correlata. Por exemplo: a liberação e organização rápida de um leito na unidade de internação permitem, consequentemente, o encaminhamento mais rápido do paciente que está no pronto-socorro esperando pela transferência.

Nesse contexto, os protocolos de atendimento facilitam o desenvolvimento das ações, já que possibilitam padronizar e sistematizar a assistência prestada desde a triagem inicial, que envolve a classificação do grau de complexidade de cada paciente.

Segundo o Ministério da Saúde, o sistema de classificação de prioridade é uma estratégia que contribui para reduzir o tempo de espera e melhorar a qualidade da assistência.

No contexto da Política Nacional de Humanização, o termo *triagem* foi substituído por *classificação de risco*, realizada por meio de instrumentos e escalas de seleção – como a canadense, a australiana, a americana e o sistema de classificação de Manchester – para destinar a cada cliente os recursos e tempo necessários ao atendimento, de acordo com cada grau de gravidade. Ainda que a classificação de risco, por si só, não garanta a efetividade do serviço de urgência, a ausência de critérios para o atendimento pode implicar prejuízos e piora do paciente.

No Sistema Manchester (Tabela 1.2), a classificação é estabelecida segundo a prioridade, identificada por número, nome, cor e tempo para atendimento.

Tabela 1.2 Sistema Manchester de classificação de risco.

Prioridade	Cor	Tempo (min)
1: emergente	Vermelho	0
2: muito urgente	Laranja	10
3: urgente	Amarelo	60
4: pouco urgente	Verde	120
5: não urgente	Azul	240

Com o sistema de cores, o Protocolo Manchester facilita o encaminhamento do paciente para a área mais adequada às suas necessidades. Permite ao enfermeiro ou médico, em 1 a 3 min, identificar o grau de urgência e ordenar o atendimento imediato das alterações, priorizando desde as que colocam a vida em risco iminente até os casos menos graves, que podem aguardar um pouco mais pelo atendimento. Esse método pode ser aplicado no cotidiano das unidades de emergência e em eventos com múltiplas vítimas (ver Capítulo 23).

ℭ Atenção

O método não visa estabelecer diagnóstico médico. Segundo a Resolução Cofen n. 423/2012, em relação à equipe de enfermagem, a classificação de risco é atribuição do enfermeiro.

Atenção domiciliar

Esse componente consiste no conjunto de ações integradas e articuladas de promoção à saúde, prevenção e tratamento de doenças e reabilitação, que ocorrem no domicílio e na atenção à saúde que acontece no território; além de reorganizar o processo de trabalho das equipes que realizam o cuidado domiciliar na atenção primária, ambulatorial e hospitalar.

Em geral, ao final do período de internação, o cliente é avaliado pela equipe multiprofissional, que identifica as possibilidades de autocuidado, as necessidades de acompanhamento e de auxílio no ambiente domiciliar e de encaminhamento aos serviços de reabilitação. Um planejamento sistematizado previamente à alta hospitalar estima as condições do paciente, da família ou do cuidador para o acompanhamento do plano terapêutico delineado, oferecendo as orientações necessárias, o treinamento prévio e ações educativas para realização de procedimentos específicos em domicílio.

A continuidade da assistência, constituída nesse componente por modalidades de Atenção Domiciliar, auxiliará o paciente no acompanhamento do tratamento, seja pela equipe do Programa Saúde da Família, em Hospital-Dia, indicado para administração de terapêutica medicamentosa, realização de curativos e trocas de drenos; ou acompanhamento psicológico em Projetos de Reabilitação Integral, com reabilitação de base comunitária e especializada, como fisioterapia e terapia ocupacional, visando à reintegração do indivíduo à sociedade.

CONSIDERAÇÕES FINAIS

Os componentes que constituem a Rede de Atenção às Urgências são estruturados em diferentes níveis de atenção para atender a demanda da população de acordo com suas necessidades e complexidades.

É fundamental que cada componente se reconheça como parte integrante dessa rede de modo que possa contribuir na articulação de ações e projetos que resultem em melhorias no âmbito da saúde, e que os princípios de humanização, acolhimento, ética e respeito ao outro permeiem esse processo. Quando o atendimento prestado à população em todos os níveis é adequado, evita-se a sobrecarga dos demais serviços.

BIBLIOGRAFIA

Brasil. DataSUS. Informações de saúde: estatísticas vitais. [Acesso em 11 de março de 2016] Disponível em: http://www2.datasus.gov.br/DATASUS/index.php?area=0205&id=6940&VObj=http://tabnet.datasus.gov.br/cgi/deftohtm.exe?sim/cnv/ext10.

Brasil. Ministério da Saúde. Secretaria de Atenção à Saúde, Departamento de Atenção Básica. Acolhimento à demanda espontânea: queixas mais comuns na Atenção Básica. Brasília: Ministério da Saúde; 2012.

Brasil. Ministério da Saúde. Secretaria de Atenção à Saúde, Política Nacional de Humanização da Atenção e Gestão do SUS. Acolhimento e classificação de risco nos serviços de urgência. Brasília: Ministério da Saúde; 2009.

Brasil. Ministério da Saúde. Agência Nacional de Vigilância Sanitária. RDC n. 36, de 25 de julho de 2013. Institui ações para a segurança do paciente em serviços de saúde e dá outras providências. [Acesso em 22 set 2016] Disponível em: http://bvsms.saude.gov.br/bvs/saudelegis/anvisa/2013/rdc0036_25_07_2013.html

Brasil. Ministério da Saúde. Secretaria de Atenção à Saúde, Departamento de Atenção Especializada. Manual Instrutivo da Rede de Atenção às Urgências e Emergências no Sistema Único de Saúde (SUS). Brasília: Ministério da Saúde; 2013.

Brasil. Ministério da Saúde. Política Nacional de Atenção às Urgências. 3. ed. ampl. Brasília: Ministério da Saúde; 2006.

Brasil. Ministério da Saúde. Secretaria de Atenção à Saúde. Departamento de Atenção Básica. Política Nacional de Atenção Básica. Brasília: Ministério da Saúde; 2012.

Brasil. Ministério da Saúde. Portaria n. 1.010, de 21/05/2012. Redefine as diretrizes para a implantação do Serviço de Atendimento Móvel de Urgência (SAMU) e a Central de Regulação das Urgências.

Brasil. Ministério da Saúde. Portaria n. 1.600, de 7 de julho de 2011. Reformula a Política Nacional de Atenção às Urgências e institui a Rede de Atenção às Urgências no Sistema Único de Saúde (SUS).

Brasil. Ministério da Saúde. Portaria n. 1.864, de 29 de setembro de 2003. Institui o componente pré-hospitalar móvel da Política Nacional de Atenção às Urgências, com implantação de Serviços de Atendimento Móvel de Urgência (SAMU) no território brasileiro.

Brasil. Ministério da Saúde. Portaria n. 2.029, de 24 de agosto de 2011. Institui a Atenção Domiciliar no âmbito do Sistema Único de Saúde.

Brasil. Ministério da Saúde. Portaria n. 2.048, de 5 de novembro de 2002. Aprova o regulamento técnico dos sistemas estaduais de urgência e emergência. [Acesso em 22 set 2016] Disponível em: http://bvsms.saude.gov.br/bvs/saudelegis/gm/2002/prt2048_05_11_2002.html.

Brasil. Ministério da Saúde. Portaria n. 2.809, de 7 de dezembro de 2012. Estabelece a organização dos cuidados prolongados para retaguarda à Rede de Atenção às Urgências e Emergências e às demais Redes Temáticas de Atenção à Saúde no SUS.

Brasil. Ministério da Saúde. Portaria n. 2.971, de 8 de dezembro de 2008. Institui o veículo motocicleta – motolância como integrante da frota de intervenção do Serviço de Atendimento Móvel de Urgência em toda a Rede SAMU e define critérios técnicos para sua utilização.

Brasil. Ministério da Saúde. Portaria n. 3.125, de 7 de dezembro de 2006. Institui o Programa de Qualificação da Atenção Hospitalar de Urgência no Sistema Único de Saúde – Programa QualiSUS e define competências.

Brasil. Ministério da Saúde. Portaria n. 396, de 4 de março de 2011. Institui o Projeto de Formação e Melhoria da Qualidade de Rede de Saúde (Quali-SUS-Rede) e suas diretrizes operacionais gerais.

Brasil. Ministério da Saúde. Portaria n. 529, de 1º de abril de 2013. Institui o Programa Nacional de Segurança do Paciente.

Brasil. Ministério da Saúde. Secretaria de Atenção à Saúde. Departamento de Atenção Especializada. Regulação médica das urgências. Brasília: Ministério da Saúde; 2006.

Conselho Federal de Enfermagem. Resolução n. 379/2011. Altera o prazo para readequação dos serviços quanto à presença do enfermeiro no Atendimento Pré-Hospitalar e Inter-Hospitalar.

Conselho Federal de Enfermagem. Resolução n. 423/2012. Normatiza a participação do enfermeiro na atividade de Classificação de Riscos.

Conselho Federal de Medicina. Resolução n. 1.451/95. Brasília: Diário Oficial da União, 1995.

Gonsaga RAT, Rimoli CF, Pires EA, Zogheib FS, Fujino MVT, Cunha MB. Evaluation of the mortality due to external causes. Rev Col Bras Cir. 2012;39(4):263-7.

Instituto Brasileiro de Geografia e Estatística. Tábua de mortalidade do Brasil para 2014. Disponível em: http://www.ibge.gov.br/home/disseminacao/destaques/2015_11_05_tabua_de_mortalidade.shtm. [Acesso em 11 mar 2016]

2
Ética e Humanização na Atenção às Urgências

Anísio Baldessin, Vagner Urias, Fabíola de Campos Braga Mattozinho e Lucia Tobase

INTRODUÇÃO

Na atenção às urgências, é inevitável deparar-se com realidades paradoxais: vida e morte, tristeza e alegria, esperança e desespero, sorriso e lágrima, cuidado e descaso, perdão e culpa. No serviço de emergência, o atendimento prestado, quase sempre em intervalo de tempo muito curto, remete à reflexão sobre a relação entre paciente, família, equipe multiprofissional e instituição. Por vezes, nessa realidade, não é possível informar previamente ao paciente, familiares ou acompanhantes sobre as intervenções, em geral invasivas, a serem realizadas e, nesses casos, sem o devido consentimento, uma vez que o profissional precisa tomar decisões rápidas em prol da vida do paciente.

Esse contexto envolve diferentes tipos de responsabilização e ética – administrativa, civil e penal –, influenciando as relações entre as pessoas. Mas, nem por isso, a conduta ética pode ser relegada a segundo plano, pois norteia as ações e está atrelada às nossas atitudes.

A ética é requisito essencial para a convivência, sendo fundamento básico para a humanização da assistência na saúde e a atenção às urgências. Enquanto ciência da moral, norteia a vida em sociedade e acompanha o juízo de valor, desde o início da civilização.

A ética profissional, por sua vez, além de regras de convivência social, abrange o conjunto de princípios e normas que regem o exercício da profissão. É definida por Boff (2006) como uma reflexão crítica das atividades profissionais e da ação pautada nos valores da categoria profissional. Na área da saúde, os códigos de ética remetem ao conjunto de normas, direitos, deveres e responsabilidades direcionados a assistência livre de riscos e danos relacionados a negligência, imperícia e imprudência. Configura não somente o direito ético, mas também o direito legal dos profissionais de saúde em participar da prática multiprofissional e interdisciplinar com responsabilidade, autonomia e liberdade.

Tomar uma decisão ética depende de fatores como conhecimento técnico-científico, sensibilidade e raciocínio moral, considerados a partir de princípios como autonomia, beneficência, não maleficência, fidelidade, justiça, veracidade e confidencialidade. Desse modo, os conselhos de classe profissional atuam como fiscalizadores, a fim de atender aos interesses e necessidades dos respectivos profissionais e também da sociedade.

Assim, diversos aspectos éticos requerem análise na reflexão cotidiana de atenção às urgências, como os que serão tratados a seguir.

ASPECTOS PRÁTICOS DA ÉTICA E DA SEGURANÇA DO PACIENTE NO COTIDIANO

A conduta profissional exige postura ética, pois a evolução de seus princípios retroalimenta o progresso da humanidade, orienta o ser humano e, consequentemente, ordena o agir profissional sobre o que é bom e correto, sobre o que assumir em relação aos semelhantes em benefício do bem comum. Assim, a ética no trabalho, principalmente nas situações de urgência e emergência, orienta em relação ao teor das decisões, sobretudo o que se deve fazer, bem como no processo de tomada de decisão, ou seja, como se deve fazer. Ademais, a prática fundamentada em princípios éticos e comportamentais reflete o tipo de organização da qual fazemos parte e nossa conduta pessoal. Logo, refletir torna-se uma ação imperativa, uma vez que deve compatibilizar os valores individuais com os valores expressos nos princípios éticos.

No cotidiano dos profissionais de saúde, principalmente no atendimento às urgências, é comum ocorrerem conflitos relacionados à assistência e ao trabalho em equipe, envolvendo a instituição, pacientes e seus familiares e a equipe multiprofissional. Assim, a ética profissional é analisada a partir da ótica normativa, das competências atribuídas por lei e, principalmente, da análise do caso concreto e da aplicabilidade dos princípios da ética e da bioética.

Nos serviços de urgência e de emergência, a grande demanda de clientes provoca um dilema para o profissional responsável pela classificação do grau de risco segundo a complexidade do estado de cada paciente. Em geral, as pessoas que procuram o serviço tendem a acreditar que seu problema é mais importante que o das demais e, consequentemente, o mais urgente, o que pode gerar tensão e atitudes impacientes e intempestivas por parte dos envolvidos – a exemplo dos crescentes casos de agressões de toda ordem contra os profissionais de saúde, amplamente divulgados pela mídia. Entretanto, o paciente não escolhe "estar doente", qual profissional irá atendê-lo, nem o horário para "ficar doente". Os integrantes da equipe multiprofissional de saúde devem compreender que o paciente tende a fragilizar-se, tanto em seu estado físico quanto em sua dimensão psíquica.

E, nessas condições, é compreensível que lhe seja concedido até o direito ao mau humor, a um maior nível de exigências, visto que isso funciona como "uma forma de compensação". Ele sente necessidade de atenção especial. Já os profissionais habilitados e regularizados decidem sobre sua profissão, escolhem trabalhar na saúde, cuidar de pessoas, atendê-las em momentos de necessidade e fragilidade; e sabem que isso pode acontecer em qualquer período da vida. Da mesma maneira, a instituição de saúde deve prestar o socorro imediato à pessoa em situações emergenciais, independentemente de questões financeiras e cobertura de prestação de serviço por operadoras de planos de saúde.

Analisar o potencial de sobrevivência do indivíduo não implica retirar o aparelho de quem já o está utilizando ou substituir o equipamento mais sofisticado por outro mais simples em função do prognóstico; ou antecipar alta de um paciente ainda sem plenas condições para liberar o leito a outro paciente. Cabe à instituição prover recursos para a manutenção da vida dos pacientes, não transferir essa responsabilidade ao profissional que os assiste ou à família. No âmbito da gestão, também constitui responsabilidade ética, por parte do gestor, assegurar a qualidade do trabalho e o acesso à capacitação profissional e o aprimoramento científico da equipe de atendimento, para fundamentar rotinas e protocolos assistenciais, previamente aprovados e regularmente revisados.

Nessa direção, se faz presente o princípio da justiça, uma vez que deverão ser atendidos prioritariamente os mais graves, mas todos devem ser atendidos. Ou seja, pacientes mais angustiados ou mais ansiosos também podem ter prioridade no atendimento.

Algumas situações se apresentam no cotidiano dos profissionais de saúde: "O que fazer na ausência do profissional médico?"; "O que fazer em dois atendimentos simultâneos de urgência?"; "Quem atender primeiro?"; "Devo realizar um procedimento para o qual não possuo competência legal, mas tenho conhecimento técnico-científico com resposta na prática baseada em evidência?"; "Como atuar com recursos escassos?". A resposta só poderá ser dada após análise de todos os pressupostos e motivos que levam a determinada conduta, partindo da premissa de que é a mais prudente e respeita os princípios éticos, como decisão compartilhada quando possível, respeitando a dignidade do outro.

Ao profissional, compete o bom desempenho e conduta alicerçada em bases éticas e morais, para evitar danos causados por imperícia, imprudência ou negligência.

Mesmo nas situações de urgência e emergência, os profissionais de saúde executam ações de promoção, prevenção, recuperação e reabilitação, com autonomia e em consonância com os preceitos éticos e legais de sua profissão. A atitude inadequada e não fundamentada do profissional pode acarretar sua responsabilização, com eventuais penalidades, nos âmbitos ético-disciplinar, funcional, cível e penal, além do envolvimento da equipe e da instituição.

ℭ Conceitos

- Imperícia: incapacidade, falta de conhecimento para o exercício de determinada função ou atividade; falta de prática ou conhecimento técnico da profissão
- Imprudência: agir precipitadamente, com insensatez, sem a devida cautela, sem atender às circunstâncias ou à razão
- Negligência: ato omissivo, não fazer. Quando pode ou deve agir de determinado modo e, por indolência, descuido, desleixo, menosprezo ou preguiça mental, não age.

Alinhadas aos direitos do paciente, as ações também são pautadas: no direito ao acolhimento e escuta resolutiva, tratamento isento de discriminação, preservação da identidade, sigilo das informações, orientações claras e objetivas sobre a situação de saúde e procedimentos a serem realizados, consentimento ou recusa da intervenção e se está em condições de tomar uma decisão. Esses direitos estão expressos em dispositivos legais e, não obstante as penalidades éticas, se comprovado o dolo ou alguma modalidade de culpa, os profissionais envolvidos estarão sujeitos à ação penal.

ℭ Legislação

- Código de Defesa do Consumidor, Lei n. 8.078/90: dispõe sobre proteção do consumidor, dever de reparação dos danos causados por defeitos relativos à prestação de serviços, informações insuficientes ou inadequadas sobre sua fruição e riscos
- Código Civil Brasileiro, Art. 186: "aquele que, por ação ou omissão voluntária, negligência ou imprudência, violar direito e causar dano a outrem, ainda que exclusivamente moral, comete ato ilícito". Aplica-se também na assistência que agravar o estado de saúde do paciente, causar lesão ou incapacidade, ou levá-lo à morte.

A Constituição brasileira, no art. 5º, inciso XIII, assegura o livre exercício de qualquer trabalho, ofício ou profissão, atendidas as qualificações profissionais que a lei estabelecer. É importante que se respeitem tais condições de qualificação para cada categoria ou profissão. Desse modo, observa-se que a liberdade de atuação possui fatores limitantes, cujos objetivos são proteger os profissionais e zelar pela segurança da sociedade contra possíveis danos advindos do não cumprimento dos preceitos legais vigentes. A ilegalidade no exercício de profissão regulamentada, conforme a Lei das Contravenções Penais, no art. 47 (exercer profissão ou atividade econômica, ou anunciar que a exerce, sem preencher os requisitos legais), constitui contravenção penal sujeita à pena de prisão simples ou multa.

Os códigos de ética dos profissionais de saúde e demais legislações consideram a necessidade e o direito de assistência à saúde da população, os interesses dos profissionais e da organização. Estão centrados na pessoa, família e coletividade e pressupõem que estejam aliados aos usuários na luta por uma assistência livre de riscos e danos, e que seja acessível a toda a população – principalmente nas situações de urgência e emergência. Em síntese, tratam dos direitos dos profissionais de saúde, das responsabilidades e deveres e das proibições, nas seguintes relações: com os profissionais da categoria e as demais, com a pessoa, família e coletividade, com as organizações de sua categoria (conselhos de classe, sindicatos), com as organizações empregadoras (públicas ou privadas); e também quanto ao sigilo profissional, ao ensino, à pesquisa e à produção técnico-científica, à publicidade, às infrações e penalidades e às aplicações das penalidades éticas.

ÉTICA NA ATENÇÃO ÀS URGÊNCIAS DOS PORTADORES DE NECESSIDADES ESPECIAIS

A Lei n. 13.146, de 6 de julho de 2015, considera "pessoa com deficiência aquela que tem impedimento de longo prazo de natureza física, mental, intelectual ou sensorial, o qual, em interação com uma ou mais barreiras, pode obstruir sua participação plena e efetiva na sociedade em igualdade de condições com as demais pessoas". Com o intuito de atender todas as pessoas de forma equânime e humanizada, foi instituído, em 1989, o regulamento que dispõe sobre o apoio à pessoa portadora de deficiência no Brasil. A uniformidade para compreender essa condição foi favorecida pela Política Nacional para a Integração da Pessoa Portadora de Deficiência, que objetiva assegurar o pleno exercício dos direitos individuais e sociais dessas pessoas.

Além do conceito exposto no parágrafo anterior, essa política considera deficiência permanente "aquela que ocorreu ou se estabilizou durante um período de tempo suficiente para não permitir recuperação ou ter probabilidade de que se altere, apesar de novos tratamentos"; e define incapacidade como "uma redução efetiva e acentuada da capacidade de integração social, com necessidade de equipamentos, adaptações, meios ou recursos especiais para que a pessoa portadora de deficiência possa receber ou transmitir informações necessárias ao seu bem-estar pessoal e ao desempenho de função ou atividade a ser exercida".

A partir de 2004, com o Decreto n. 5.296, a deficiência foi classificada como:

* Deficiência física: "alteração completa ou parcial de um ou mais segmentos do corpo humano, acarretando o comprometimento da função física, apresentando-se sob a forma de paraplegia, paraparesia, monoplegia, monoparesia, tetraplegia, tetraparesia, triplegia, triparesia, hemiplegia, hemiparesia, ostomia, amputação ou ausência de membro, paralisia cerebral, nanismo, membros com deformidade congênita ou adquirida – exceto as deformidades estéticas e as que não produzam dificuldades para o desempenho de funções"
* Deficiência mental: acomete aquele cujo funcionamento intelectual é significativamente inferior à média, sendo esta manifestação presente desde antes dos 18 anos de idade e associada a limitações em duas ou mais áreas de habilidades adaptativas (comunicação, cuidado pessoal, habilidades sociais, utilização da comunidade, saúde e segurança, habilidades acadêmicas, lazer e trabalho)
* Deficiência sensorial: pode ser auditiva, quando há "perda bilateral, parcial ou total" de 41 decibéis (dB) ou mais, "aferida por audiograma nas frequências de 500 Hz, 1.000 Hz, 2.000 Hz e 3.000 Hz", e visual naquele que possui diminuição da acuidade visual e redução do campo visual
* Considera-se deficiência múltipla quando ocorrem associações de duas ou mais deficiências. Mesmo a pessoa com mobilidade reduzida – a qual, não se enquadrando no conceito de pessoa portadora de deficiência tenha, por outro motivo, dificuldade de movimentar-se, permanente ou temporariamente, com redução efetiva da mobilidade, flexibilidade, coordenação motora e percepção – foi incluída nessa Política Nacional.

Desde então, prioriza-se o atendimento na atenção aos portadores de necessidades especiais, contemplando a construção de projetos arquitetônicos e edificações acessíveis, a inclusão social e de conceitos como acessibilidade, comunicação e informação, inclusive na assistência à saúde. Esses pacientes requerem atenção específica, conforme as limitações que apresentam.

As regras gerais básicas a serem adotadas pelos profissionais de saúde na abordagem aos portadores de necessidades especiais incluem: identificar-se; solicitar a presença de familiar ou responsável durante o atendimento; explicar ao paciente e aos familiares sobre os procedimentos propostos; transmitir segurança; utilizar expressões simples e de fácil compreensão, evitando termos técnicos e informações desnecessárias; repetir as informações quantas vezes forem necessárias; falar compassada e calmamente; e procurar manter o controle do diálogo, pois o paciente ou acompanhante estará ansioso para resolver o seu problema. Ajude-o a se expressar, procurando obter sua colaboração. No transporte, deve-se promover conforto, segurança e tranquilidade, permitindo a presença do familiar ou solicitando a colaboração de intérprete, no caso de comunicação por linguagem de sinais ou Libras.

As empresas concessionárias de serviços públicos e os órgãos da administração pública federal, direta e indireta, devem garantir tratamento diferenciado ao deficiente auditivo, por meio do uso e difusão de Libras e da tradução e interpretação de Libras, realizados por servidores e empregados capacitados. Essas instituições devem dispor de, pelo menos, 5% de servidores, funcionários e empregados habilitados para esse tipo de comunicação. De acordo com a legislação, a capacitação deve ser prevista no orçamento anual de órgãos e concessionárias da administração pública municipal, estadual e federal.

Ao atender a pessoa com limitação auditiva, posicionar-se frente a frente e falar pausadamente, olhando diretamente para os olhos da vítima, pois a leitura labial e a linguagem gestual favorecem uma melhor compreensão; se necessário, utilizar a comunicação escrita.

Àquela com deficiência visual, orientar sobre as ações e procedimentos a serem realizados; utilizar constantemente contato físico com o braço da vítima para dirigir os atos solicitados e transmitir segurança.

Em caso de limitação física ou de mobilidade, ficar atento ao conduzir e transportar a pessoa, protegendo o membro debilitado de impactos acidentais, na impossibilidade de o paciente controlar os movimentos voluntariamente. Aos portadores de doenças mentais, crianças e idosos, manter o acompanhante próximo, sempre que possível.

A legislação protetora, tanto constitucional quanto profissional, referente aos portadores de necessidades especiais fundamenta-se no princípio da dignidade humana.

Considera-se ainda nesse universo o menor ou idoso desacompanhado, com capacidade de julgamento e decisão prejudicada. Inclui-se também a pessoa encontrada sozinha ou levada aos serviços de urgência inconsciente, alcoolizada, com intoxicação por drogas ou portadora de deficiência mental, entre outras condições, que necessita de especial atenção no atendimento e seus desdobramentos.

Na atenção a esse grupo de pessoas, em caso de ausência de acompanhante ou sem condições de decidir, cabe ao profissional de saúde responsável no âmbito do atendimento pré-hospitalar, comunicar-se com a regulação médica sobre o atendimento e informar aos vizinhos sobre o hospital de destino para, se possível, avisarem aos familiares. No serviço de destino, é preciso informar à equipe, a fim de avaliar decisões sobre o acionamento do Conselho Tutelar para menores de 18 anos e localização de familiares, no caso de pessoas desprovidas de capacidade de julgamento e decisão. O registro do atendimento, com todos os dados obtidos, procedimentos realizados e contatos efetuados asseguram o acompanhamento da assistência e provém respaldo à equipe multiprofissional e à instituição.

ℭ Atenção

O "deficiente" pode dar a falsa e negativa impressão de insuficiência. A expressão *pessoa com deficiência* ou *portador de deficiência* pode ser preferível a referir-se ao outro como deficiente.

ÉTICA E REANIMAÇÃO CARDIOPULMONAR

No serviço de emergência, a maioria dos profissionais pressupõe que todo paciente em parada cardiorrespiratória deve ser reanimado.

Mas, considerando o princípio da autonomia do paciente, tal procedimento pode ser questionado; e, nessa situação, o profissional dispõe de pouco ou nenhum tempo ou condições para discutir com o familiar sobre qual é a vontade do paciente. Inclusive, em circunstâncias emergenciais, na percepção dos profissionais, pacientes, familiares e sociedade, algum procedimento precisa ser realizado. Diante desse quadro, o que se deve fazer? Respeitar a autonomia do paciente, a vontade da família ou agir tecnicamente, desconsiderando a dignidade do paciente?

Por isso, a escolha conduz à reflexão ética ao considerar a possibilidade da responsabilidade compartilhada, nessa circunstância, com o protagonista na tomada de decisão. Em alguns países, o paciente oficializa, previamente, a sua decisão individual quanto à realização ou não das manobras de reanimação. Esse direito legalmente constituído deve ser respeitado pela equipe multiprofissional, sendo, então, judicialmente amparada pela decisão expressa da pessoa.

ÉTICA, CUIDADOS PALIATIVOS E O POTENCIAL DOADOR

O crescente aumento da expectativa de vida do ser humano possibilita novas conquistas e alegrias na vitória ante os desafios; contudo, ao mesmo tempo, esse mesmo indivíduo estará suscetível ao risco de doenças crônicas. Diante da natureza de alguns agravos que acometem o indivíduo longevo e da impossibilidade do restabelecimento definitivo de sua saúde, os cuidados paliativos cumprem o papel de aliviar os sintomas, além de prestar atendimento à família e esclarecimento sobre a condição de terminalidade. Nesse contexto, a maioria das pessoas que enfrentam esse processo requer acompanhamento específico da equipe multiprofissional. No entanto, a falta de orientação motiva pacientes e familiares a buscar os serviços de emergência.

Em 2002, a Organização Mundial de Saúde (OMS) redefiniu o conceito de Cuidados Paliativos, com ênfase na prevenção do sofrimento: "cuidados paliativos são abordagens que aprimoram a qualidade de vida, dos pacientes e famílias que enfrentam problemas associados com doenças ameaçadoras de vida, por meio da prevenção e alívio do sofrimento, de identificação precoce, avaliação correta e tratamento da dor e outros problemas de ordem física, psicossocial e espiritual". Desde 1998, a OMS também definiu cuidados paliativos para crianças e suas famílias, como o

> cuidado ativo total para o corpo, mente e espírito, e envolve também o apoio para a família; é iniciado desde o diagnóstico da doença, e continua independente do tratamento ou não da doença; os profissionais da saúde devem avaliar e aliviar o sofrimento físico, psíquico e social da criança. Essa abordagem multidisciplinar inclui a família e a utilização dos recursos disponíveis na comunidade, ainda que sejam limitados; esse cuidado pode ser realizado em centros comunitários de saúde e mesmo nas casas das crianças.

Na atenção às urgências, a qualificação da equipe multiprofissional de saúde permite desenvolver o trabalho multidisciplinar para promover assistência integrada aos indivíduos e famílias – respeitando a diversidade, crenças, modos de enfrentamento e decisões – nesse momento da vida. Compartilhar conhecimento, analisar condutas possíveis e esclarecer sobre as possibilidades terapêuticas disponíveis amenizam o sofrimento e desgaste dos envolvidos, otimizando a qualidade e a segurança no atendimento às urgências.

Os profissionais de saúde que atuam nas diferentes realidades de urgência e emergência podem contribuir muito na identificação de potenciais doadores. A partir do diagnóstico de morte encefálica, deve-se estimular o suporte adequado na articulação com familiares, comissões intra-hospitalares de transplantes, central de notificação, captação de distribuição de órgãos, para fins de obtenção de órgãos e tecidos para transplante.

Atualmente, a retirada de órgãos e tecidos de pessoas falecidas depende da autorização da família. Assim, é muito importante a identificação do desejo do possível doador e o preenchimento dos requisitos necessários para que seja considerado como tal. A abordagem cuidadosa e respeitosa junto aos familiares sobre a doação é um momento bastante delicado, requer conhecimentos técnicos, mas também relacionados aos valores e cultura do núcleo familiar.

Os fatores que facilitam ou dificultam a entrevista familiar estão relacionados ao local da entrevista, à assistência prestada ao potencial doador e aos familiares e aos esclarecimentos fornecidos à família. Logo, esses problemas podem ser convertidos em potenciais estratégias para melhorar o serviço de obtenção de órgãos e tecidos para transplantes.

ÉTICA E AS QUESTÕES RELIGIOSAS

Segundo a ética profissional, não é permitido efetuar qualquer procedimento sem o consentimento do paciente e/ou responsável direto, exceto diante do risco iminente de morte, quando a legislação em vigor entende como sendo criminosa a não prestação de assistência às pessoas nessa situação.

Isso se aplica também às questões relacionadas à religião, o que requer da equipe multiprofissional compreensão e respeito para evitar confronto com as convicções religiosas do paciente. A equipe deve prestar assistência à saúde sem cometer qualquer ato de discriminação, fundamentando suas ações e relações no direito, na prudência, no respeito, na solidariedade e na diversidade de opiniões e posições ideológicas. Em situações emergenciais, a transfusão de sangue, por exemplo, pode tornar-se um dilema em relação aos pacientes de determinada religião; por isso, recomenda-se ponderar sobre a possibilidade de utilizar outros recursos que não sejam a transfusão propriamente dita, para amenizar o conflito.

Contudo, segundo a ordem jurídica brasileira contida na Constituição Federal de 1988, a vida é um bem indisponível. Assim, entre a vida e a religião, o bem maior, no caso, a vida, deve ser ponderado em todas as circunstâncias.

CONSIDERAÇÕES FINAIS

Percebe-se que a ética não é uma simples questão de certo ou errado e o grande desafio enfrentado no atendimento, principalmente nas situações de emergência, reside em como atender o paciente de maneira competente, considerando, sem exceção, os aspectos humanos, éticos e legais.

A assistência dentro dos princípios éticos e humanos na área da saúde e principalmente no atendimento de emergência remete a reflexões importantes, como ser flexível, porque convivemos com pessoas muito diferentes umas das outras. Portanto, faz-se necessário aprender a conviver e a trabalhar em grupo, porque a diversidade de especialidades e a atuação das equipes multiprofissionais exigem uma atuação conjunta.

BIBLIOGRAFIA

Academia Nacional de Cuidados Paliativos. [Acesso em 20 jun 2016] Disponível em: http://www.paliativo.org.br/ancp.php?p=oqueecuidados

Associação Nacional de Cuidados Paliativos. Organização de serviços em cuidados paliativos. 2006. [Acesso em 20 jun 2016] Disponível em: http://www.apcp.com.pt/uploads/Recomendacoes_Organizacao_de_Servicos.pdf.

Basch P. Cuidados paliativos na emergência. Revista Brasileira de Cuidados Paliativos. 2009;2(3):21-7.

Boff L. Virtudes para um outro mundo possível. Petrópolis: Vozes; 2006.

Brasil. Constituição Federal do Brasil. [Acesso em 4 jan 2017] Disponível em: www.planalto.gov.br/ccivil_03/constituicao.constituicao.htm.

Brasil. Decreto n. 3.298, de 20 de dezembro de 1999. Regulamenta a Lei n. 7.853, de 24 de outubro de 1989, dispõe sobre a Política Nacional para a Integração da Pessoa Portadora de Deficiência, consolida as normas de proteção, e dá outras providências. [Acesso em 22 set 2016] Disponível em: http://www.planalto.gov.br/ccivil_03/decreto/d3298.htm.

Brasil. Decreto n. 5.296, de 2 de dezembro de 2004. Regulamenta as Leis n. 10.048, de 8 de novembro de 2000, que dá prioridade de atendimento às pessoas que especifica, e n. 10.098, de 19 de dezembro de 2000, que estabelece normas gerais e critérios básicos para a promoção da acessibilidade das pessoas portadoras de deficiência ou com mobilidade reduzida, e dá outras providências. [Acesso em 22 set 2016] Disponível em: http://www.planalto.gov.br/ccivil_03/_ato2004-2006/2004/decreto/d5296.htm

Brasil. Decreto n. 5.626, de 22 de dezembro de 2005. Regulamenta a Lei n. 10.436, de 24 de abril de 2002, que dispõe sobre a Língua Brasileira de Sinais – Libras, e o art. 18 da Lei n. 10.098, de 19 de dezembro de 2000.

Brasil. Lei n. 10.406, de 10 de janeiro de 2002. Institui o Código Civil. [Acesso em 22 set 2016] Disponível em: http://www.planalto.gov.br/ccivil_03/leis/2002/L10406.htm.

Brasil. Lei n. 13.146, de 6 de julho de 2015. Institui a Lei Brasileira de Inclusão da Pessoa com Deficiência (Estatuto da Pessoa com Deficiência). [Acesso em 27 de novembro de 2016]. Disponível em: http://www.planalto.gov.br/ccivil_03/_ato2015-2018/2015/lei/l13146.htm.

Brasil. Lei n. 7.853, de 24 de outubro de 1989. Dispõe sobre o apoio às pessoas portadoras de deficiência, sua integração social, sobre a Coordenadoria Nacional para Integração da Pessoa Portadora de Deficiência – Corde. Institui a tutela jurisdicional de interesses coletivos ou difusos dessas pessoas, disciplina a atuação do Ministério Público, define crimes, e dá outras providências.

Brasil. Lei n. 8.078, de 11 de setembro de 1990. Dispõe sobre a proteção do consumidor e dá outras providências. [Acesso em 22 set 2016] Disponível em: http://www.planalto.gov.br/ccivil_03/leis/l8078.htm.

Brasil. Ministério da Saúde. Protocolos de Suporte Avançado de Vida, 2014. [Acesso em 14 out 2016] Disponível em: http://u.saude.gov.br/images/pdf/2015/novembro/03/NProtocolo--SAV.pdf.

Brasil. Ministério da Saúde. Protocolos de Suporte Básico de Vida, 2014. [Acesso em 14 out 2016] Disponível em: http://u.saude.gov.br/images/pdf/2015/maio/26/basico-full.pdf.

Brasil. Portaria n. 793, de 24 de abril de 2012. Institui a Rede de Cuidados à Pessoa com Deficiência no âmbito do Sistema Único de Saúde. [Acesso em 20 jun 2016] Disponível em: http://bvsms.saude.gov.br/bvs/saudelegis/gm/2012/prt0793_24_04_2012.html.

Conselho Federal de Enfermagem. Resolução n. 311/2007. Aprova a Reformulação do Código de Ética dos Profissionais de Enfermagem. [Acesso em 30 jun 2016]. Disponível em: http://novo.portalcofen.gov.br/resoluo-cofen-3112007_4345.html.

Mattozinho FCB, Freitas GB. Ocorrências éticas no Estado de São Paulo: descrição fática. Acta Paul Enferm. 2015;28(6):593-600.

Mezzomo AA. Humanização Hospitalar: fundamentos antropológicos e teológicos. São Paulo: Loyola; 2010.

Oguisso T, Schimidt MJ, Freitas GF. Ética e bioética na enfermagem. In: Oguisso T, Schimidt MJ, organizadoras. O exercício da enfermagem: uma abordagem ético-legal. Rio de Janeiro: Guanabara Koogan; 2012. p. 94-101.

Pereira CMS. Instituições de direito civil: introdução ao Direito Civil. 29. ed. Rio de Janeiro: Forense; 2016.

Schirmer J. Ética profissional. In: Oguisso T, Zoboli ELCP, organizadoras. Ética e bioética: desafios para a enfermagem e a saúde. Barueri: Manole; 2006. p. 61-7.

Sociedade Brasileira de Bioética [homepage]. [Acesso em: 4 jan 2017] Disponível em: http://www.sbbioetica.org.br.

Sociedade Brasileira de Geriatria e Gerontologia. Vamos falar de cuidados paliativos. 2014. [Acesso em 21 jun 2016] Disponível em: http://sbgg.org.br/wp-content/uploads/2014/11/vamos-falar-de-cuidados-paliativos-vers–o-online.pdf.

Organização Mundial da Saúde. Palliative care. [Acesso em 20 jun 2016] Disponível em: http://www.who.int/cancer/palliative/definition/en/.

3

Sistematização do Atendimento em Urgências

Lucia Tobase e Edenir Aparecida Sartorelli Tomazini

INTRODUÇÃO

O planejamento e a organização do trabalho coletivo são essenciais para um atendimento de qualidade, ao cliente e à família. Para tanto, requer equipe multiprofissional permanentemente capacitada para o desenvolvimento de suas competências, respeitando as atribuições de cada membro, no âmbito da gestão de serviços e recursos, melhoria dos processos e métodos de trabalho e provisão de condições e tecnologia – inclusive da informação. Envolve também as habilidades de relacionamento interpessoal e comunicacional, uma vez que, durante o atendimento, as informações essenciais comunicadas sobre a natureza da ocorrência ou situação do paciente permitem que o profissional desenvolva raciocínio clínico assertivo e construa as possíveis condições e os agravos relacionados, associando os recursos necessários para a assistência qualificada.

Previamente ao início da assistência, é necessário priorizar a segurança, ao avaliar a:

- Segurança da cena: verificar o ambiente e os fatores de riscos no local, relacionados à contaminação, acidentes, queda e lesão corporal. No ambiente:
  - Extra-hospitalar: fluxo de veículos em via pública, colisão, atropelamento, proximidade de fios elétricos, desabamento, explosão e presença de animais
  - Hospitalar: piso escorregadio, mobiliário mal posicionado, iluminação e ventilação inadequada, manutenção precária de equipamentos e heteroagressão
- Segurança do profissional: certificar-se de que o local é seguro para o profissional e a equipe, para não se tornar outra vítima, ao iniciar a assistência. Respeitar as normas de legislação, biossegurança e de precauções padrão, mantendo a atenção ao realizar os procedimentos
- Segurança do paciente: certificar-se da ausência de risco para o indivíduo, inclusive das pessoas que estão próximas. Se estiver em situação perigosa, deverá ser colocado em segurança antes do início dos primeiros atendimentos. Os princípios da prática e assistência segura ao paciente devem nortear as ações da equipe multiprofissional.

Confirmada a segurança em todos os aspectos, na abordagem direta, é realizado o exame inicial para estabelecer as prioridades no atendimento, a partir das avaliações primária e secundária.

Nesse contexto, a relevância do acolhimento se dá em relação ao paciente, ao familiar e aos envolvidos no atendimento, seja pré-hospitalar ou hospitalar. Nesse sentido, destacamos nesta obra o acolhimento do ser.

☙ Acolhimento

O acolhimento faz parte da diretriz da Política Nacional de Humanização; e não tem local ou hora certa para acontecer, tampouco um profissional específico para fazê-lo: abarca todos os encontros do serviço de saúde. O acolhimento é uma postura ética que implica na escuta das queixas do usuário, no reconhecimento do seu protagonismo no processo de saúde e adoecimento, e na responsabilização pela resolução, com ativação de redes de compartilhamento de saberes. Acolher é um compromisso de resposta às necessidades dos cidadãos que buscam serviços de saúde.

Fonte: BVS/MS.

AVALIAÇÃO PRIMÁRIA

Consiste na avaliação inicial, que fornece a impressão geral do estado do indivíduo quanto aos riscos potenciais e necessidades imediatas para estabilização do quadro, visando identificar e resolver os fatores de risco iminente à vida do paciente. A avaliação primária deve ser rápida, eficiente, ter uma sequência lógica e organizada das ações, na identificação e correção imediata das alterações.

É precedida pela verificação da responsividade e associada às iniciais A, B, C – em alusão à avaliação de aspectos vitais, como condições da via respiratória, respiração e circulação.

Responsividade

Aplicar estímulos táteis e verbais no adulto ou na criança, tocando firmemente seus ombros com as mãos e chamando-o em voz alta. No caso de bebês, estimular a região plantar com a mão, acompanhado de estímulo verbal, também em voz alta.

A | Airway (vias respiratórias)

Assegurar a abertura e permeabilidade da via respiratória procedendo a:

- Manobra de inclinação da cabeça e elevação do mento (*head tilt–chin lift*): posicionar uma das mãos na testa da pessoa e a outra abaixo do queixo, fazendo ligeira hiperextensão do pescoço e elevação do mento. É indicada em situações de emergências clínicas na ausência de trauma
- Manobra de propulsão da mandíbula (*jaw-thrust*): posicionar os dedos médios e indicadores no ângulo da mandíbula, projetando-a para frente, enquanto os polegares deprimem o lábio inferior, abrindo a boca para verificar a presença de corpos estranhos, próteses dentárias, sangramento e outros, que podem obstruir as vias respiratórias superiores. É indicada em situações de trauma, para evitar lesão vertebromedular, ao manter a estabilização da cabeça e o controle da coluna cervical.

Visualizar rapidamente a cavidade oral e retirar corpos estranhos, quando visíveis e alcançáveis, manualmente ou com auxílio de pinça longa. Remover secreções, sangue, resíduos de conteúdo gástrico e restos alimentares da via respiratória com sonda de aspiração do tipo flexível, em emergências clínicas, ou de ponta rígida, principalmente em situações de trauma de face ou trauma cranioencefálico (TCE).

B | Breathing (respiração)

Assegurar boa respiração e manutenção da permeabilidade da via respiratória. Podem ser utilizados dispositivos como:

- Cânula orofaríngea (Guedel): indicada para o paciente não responsivo e contraindicada em indivíduo responsivo, por estimular o reflexo de vômito. A mensuração da cânula é realizada a partir do lóbulo da orelha até a comissura labial do mesmo lado
- Cânula nasofaríngea: indicada para o paciente responsivo, mas com nível de consciência rebaixado. O tubo lubrificado é introduzido na narina aparentemente desobstruída até a orofaringe posterior. Em caso de resistência durante a introdução, interromper o procedimento.

C | Circulation (circulação)

Avaliar rapidamente o estado circulatório, verificando a presença e a qualidade do pulso quanto à frequência, ritmo e volume:

- Em adultos e crianças (> 1 ano): verificar o pulso carotídeo ou femoral
- Em bebês (< 1 ano): localizar o pulso braquial ou femoral.

Controle de hemorragia externa

Ainda na avaliação primária, deve-se examinar o indivíduo no sentido cefalopodal para identificar hemorragia externa. Se presente, efetuar compressão manual firme no local, exceto na cabeça, onde deve ser mais suave, em razão do risco de agravamento de eventual fratura ou lesão não identificada.

Conforme a situação, na presença de sangramento abundante em extremidade, devido ao risco de choque hipovolêmico, o torniquete pode ser aplicado como último recurso, se houver sangramento não controlável por pressão direta ou curativo compressivo. Esse tipo de choque é prevenido ou corrigido com reposição volêmica criteriosa, evitando infusão excessiva de soluções que ocasionam deslocamento mecânico de coágulos, diluição de fatores de coagulação, aumento do sangramento e piora do quadro.

Considerando que o aumento de volume evita acúmulo de ácido láctico e melhora o aproveitamento de O_2 existente, e que, embora o sangue possa ser o melhor fluido de reanimação, mas nem sempre está disponível, recomenda-se, principalmente no atendimento pré-hospitalar (APH), a infusão de solução cristaloide em acesso venoso calibroso, preferencialmente em região antecubital. Na dificuldade de venopunção, considerar a punção intraóssea. Na equipe de enfermagem, esse procedimento é exclusividade do enfermeiro treinado.

Posição de recuperação

O indivíduo responsivo ou não responsivo com respiração presente pode ser colocado em decúbito lateral esquerdo para evitar obstrução da via respiratória pela língua, por vômito, refluxo de secreções e para minimizar o risco de broncoaspiração (Figura 3.1). Essa posição é indicada em casos de desmaio, mal-estar e pós-convulsão, mas contraindicada em situações de trauma e suspeita de lesão na coluna.

Após efetuar a avaliação primária e o tratamento imediato das alterações que colocam a vida em risco, realizar a avaliação secundária.

AVALIAÇÃO SECUNDÁRIA

Consiste no processo organizado e sistematizado para identificar outras lesões que não foram visualizadas na avaliação primária e tratar as condições que não ameaçam a vida. É realizado o exame físico minucioso, no sentido cefalopodal, e a aferição dos sinais vitais, além de outros parâmetros obtidos por monitoramento. O tempo de realização da avaliação secundária varia conforme a situação. Em APH, pacientes graves devem ser transportados rapidamente para o hospital e, nessas situações, para não retardar a saída do local da ocorrência, a avaliação secundária poderá ser realizada na ambulância ou no hospital.

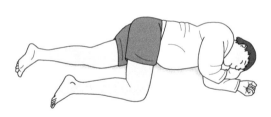

Figura 3.1 Indivíduo em decúbito lateral esquerdo.

Na avaliação secundária, há diferença entre o exame físico e a entrevista, de acordo com cada situação. No trauma, o exame físico fornece mais subsídios para identificação das alterações no paciente, por isso, maior parte do tempo e atenção é dispensada nesse exame. Na emergência clínica, em geral, as lesões externas não são predominantes. Por isso, a avaliação secundária é direcionada pelos relatos obtidos por meio da entrevista, com o paciente ou familiar, para identificação das alterações atuais.

Histórico

São informações obtidas rapidamente com a vítima, familiares e/ou testemunhas por meio do método mnemônico SAMPLA:

- S – sintomas: "O que está sentindo?" ou "Como se sente?"
- A – alergias: "Tem alergia a algum medicamento ou substância?"
- M – medicamentos: "Faz uso de algum medicamento?"
- P – passado médico: "Tem alguma doença? Cirurgias pregressas? Gravidez?"
- L – líquidos e alimentos ingeridos: "Em qual horário se alimentou pela última vez?"
- A – ambiente e acontecimentos do evento: "Lembra-se do que aconteceu?"

Exame físico

Proceder à exposição parcial de cada segmento corporal para identificar lesões, prevenindo a hipotermia e preservando a privacidade do paciente. A Tabela 3.1 indica o tipo de avaliação que deve ser feita para cada área do corpo do acidentado.

Aferição quantitativa e qualitativa dos sinais vitais

Os parâmetros vitais variam rapidamente e, por isso, requerem avaliação contínua (Tabela 3.2). São aferidos manualmente ou por monitoramento quanto a:

- Pulso: verificar frequência, ritmo e amplitude
- Respiração: verificar frequência, ritmo, amplitude, simetria e ruídos, por meio da ausculta pulmonar. A oximetria ≥ 94% é importante indicador da patência das vias respiratórias, da boa respiração e circulação
- Pressão arterial: utilizar aparelhos com manguito adequado para faixa etária e circunfe-

rência do braço. Para aferição em posição sentada: o paciente deve recostar-se na cadeira, com as pernas descruzadas, os pés apoiados no chão, o braço desnudo e apoiado na altura do coração (ponto médio do esterno ou 4º espaço intercostal), com a palma da mão para cima e cotovelo ligeiramente fletido

• Pele: verificar temperatura, cor, perfusão e umidade. No APH é possível verificar rapidamente e estimar a temperatura relativa somente ao tocar a pele do paciente, sem utilizar o termômetro para precisar o valor, em caso de normotermia. Quanto à coloração e umidade, a pele é considerada normal

Tabela 3.1 Exame físico na avaliação secundária.

Área corporal	Avaliação
Cabeça	Inspeção: verificar contorno, tamanho, assimetria e deformidades, contusões, abrasões, lacerações, hemorragias, alterações em olhos, pálpebras, orelhas, nariz, boca, língua, dentes, mandíbula, presença de liquor, secreções, objetos, corpo estranho e ferimentos Verificar as pupilas quanto à reatividade à luz, tamanho e simetria. Avaliar acuidade e alteração visual. Analisar fala e hálito (cetônico, etílico) Palpação: palpar cuidadosamente os ossos do crânio e da face, identificar crepitação, desvios, depressão, abaulamento e área de mobilidade anormal
Pescoço	Inspeção: procurar contusões, abrasões, lacerações, assimetria, deformidades e estase venosa que alertem sobre lesões adjacentes Palpação: procurar enfisema subcutâneo, crepitação e fratura da laringe (crepitação de laringe, rouquidão e enfisema subcutâneo), desvio e fratura da traqueia e alteração na coluna cervical (dor, deformidade; relacionar com paresia, parestesia em membros)
Tórax	O tórax é forte, flexível, elástico e absorve muita energia no trauma. Atentar para tosse, frequência, esforço e padrão respiratório Inspeção: avaliar contusões, abrasões, ferimentos, dor, fratura, deformidade, abaulamento, ritmo respiratório, movimento paradoxal e retração ou tiragem Palpação: procurar enfisema subcutâneo, crepitações ósseas Percussão: som claro pulmonar, maciço, timpânico Ausculta cardíaca: abafamento de bulhas (tamponamento cardíaco) Ausculta pulmonar: estridor, murmúrios vesiculares diminuídos/ausentes (pneumotórax, hemotórax), ruídos respiratórios, roncos, sibilos e atrito pleural
Abdome	Inspeção: procurar contusões, abrasões, equimoses, abaulamento, retração, lacerações, evisceração e hematoma. Verificar "sinal do cinto de segurança": equimose, contusão transversal próxima ao umbigo, lesões de vísceras ocas e fratura de coluna lombar Ausculta: presença, abafamento, ausência de ruídos hidroaéreos Palpação de cada quadrante: dor, rigidez, posição de defesa e massas Percussão: som timpânico, maciço
Pelve	Inspeção: procurar contusões, abrasões, equimoses, lacerações e fraturas expostas. Observar postura, simetria e mobilidade Palpação da pelve: efetuar pressão anteroposterior e lateromedial nas cristas ilíacas, identificar dor, crepitação e deformidade
Extremidades	Seguir pelos membros inferiores e depois verificar membros superiores Inspeção: identificar equimoses, lacerações, hematomas, hemorragias, entorse, contusão, luxação, fratura, deformidades, alinhamento, edema, vascularização e sinais inflamatórios Palpação: identificar dor, deformidade, crepitação Verificar sensibilidade e motricidade Avaliar circulação: pulso distal, perfusão periférica, coloração e temperatura
Dorso	Avaliar o dorso, com mobilização em bloco, se trauma Inspeção: procurar sinais de lesões, sangramento, objeto encravado e ponto de entrada/saída de projétil Palpação: pressionar a coluna com cuidado, avaliando dor, crepitação, fratura, luxação e deformidade

Tabela 3.2 Parâmetros vitais, segundo a fase do ciclo vital e idade aproximada.

Fase do ciclo vital	Pulso (bpm)	Respiração (rpm)	Pressão arterial (mmHg)
Adulto ou adolescente	60 a 100	12 a 20	120/70 a 130/80
Criança (> 1 ano)	80 a 120	20 a 30	90/50 a 100/70
Bebê (28 dias a 1 ano)	80 a 140	30 a 40	80/50 a 90/60
Recém-nascido (0 a 28 dias)	120 a 160	40 a 60	70/50 a 100/60

Fonte: PHTLS/Naemt, 2011.

se rosada e seca; palidez, cianose e umidade podem indicar má circulação/oxigenação. Considera-se boa perfusão se o tempo de reenchimento capilar for < 2 s e hipoperfusão, se > 2 s
- Dor: aplicar a escala adequada à condição da pessoa, para orientar indicação de analgesia e sedação, quando possível, conforme protocolo institucional.

Exame neurológico

A escala de coma de Glasgow (Tabelas 3.3 e 3.4) é utilizada frequentemente para avaliação do estado neurológico, baseada em três parâmetros:

- Melhor abertura ocular: 1 a 4 pontos
- Melhor resposta verbal: 1 a 5 pontos
- Melhor resposta motora: 1 a 6 pontos

A somatória dos parâmetros varia de 3 a 15 pontos, onde a maior pontuação indica melhor integridade neurológica e o decréscimo, gradativa deterioração. Com base na somatória da pontuação, a alteração neurológica é considerada:

- Leve: de 13 a 15 pontos
- Moderada: de 9 a 12 pontos
- Grave: de 3 a 8 pontos.

Estimativa do peso de crianças para direcionamento das condutas

O atendimento em emergências pediátricas requer guias de referência para estimar o peso das crianças, conforme indicado na Tabela 3.5.

O modelo de fita métrica de reanimação pediátrica codificada em cores, como a fita de emergência pediátrica de Broselow, é recomendada para estimar o peso da criança de até 12 anos de idade e com peso máximo de 36 kg. Baseia-se no comprimento do corpo (altura) para determinar volume e dosagem de medicamentos, da corrente elétrica na desfibrilação,

Tabela 3.3 Escala de coma de Glasgow (preferencialmente aplicada para maiores de 5 anos).

Aspecto a ser avaliado	Melhor resposta do paciente	Pontuação
Abertura ocular	Espontânea	4
	Estímulo verbal	3
	Estímulo doloroso	2
	Nenhuma	1
Resposta verbal	Orientado	5
	Confuso	4
	Palavras inapropriadas	3
	Sons ou gemidos	2
	Nenhuma	1
Resposta motora	Obedece a comandos	6
	Localiza a dor	5
	Retirada do membro	4
	Flexão (decorticação)	3
	Extensão (descerebração)	2
	Nenhuma	1

Fonte: PHTLS/Naemt, 2011.

tamanho de dispositivos e informações sobre vias respiratórias.

A Figura 3.2 demonstra como deve ser feita a medição. Com uma das mãos, coloca-se a extremidade vermelha sobre a cabeça da criança, estendendo a fita até o calcanhar, com a outra mão. A cor da zona do calcanhar é a que indicará o peso aproximado da criança (Tabela 3.6).

CONSIDERAÇÕES FINAIS

O atendimento de urgências requer sistematização, planejamento e organização articulado

Tabela 3.4 Escala de coma de Glasgow (modificada para uso pediátrico).

Aspecto a ser avaliado	Melhor resposta do paciente	Pontuação
Abertura ocular	Espontânea	4
	À voz	3
	À dor	2
	Sem resposta	1
Resposta verbal	Balbucia, sorri ou fixa o olhar e acompanha o movimento	5
	Choro consolável	4
	Persistentemente irritável	3
	Inquieto, agitado	2
	Sem resposta	1
Resposta motora	Espontânea	6
	Retirada ao toque	5
	Retirada à dor	4
	Reage em flexão	3
	Reage em extensão	2
	Sem resposta	1

Fonte: PHTLS/NAEMT, 2011.

Tabela 3.5 Estimativa de peso com base na idade.

Idade	Peso (kg)
Nascimento	3 a 4
6 meses	6 a 8 (duplica o peso ao nascer)
12 meses	9 a 12 (triplica o peso ao nascer)
Após 1 ano de idade	Calcula-se a partir da fórmula: [Idade (anos) × 2] + 8 = peso aproximado em kg

Adaptada de STN, 2013.

Tabela 3.6 Cores da fita de Broselow para estimativa de peso da criança.

Cor	Peso estimado (kg)
Rosa	6 a 7
Vermelho	8 a 9
Roxo	10 a 11
Amarelo	12 a 14
Branco	15 a 18
Azul	19 a 23
Laranja	24 a 29
Verde	30 a 36

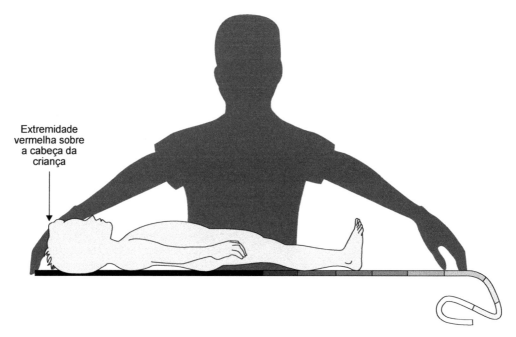

Figura 3.2 Fita de Broselow para correlação de peso e altura, segundo cores.

ao trabalho da equipe multidisciplinar devidamente capacitada para o desenvolvimento de suas competências.

A segurança da cena, do profissional e do paciente constitui-se como ação prioritária no atendimento. O exame inicial do paciente permite determinar as prioridades no atendimento. A avaliação primária inclui a verificação de responsividade, abertura e permeabilidade da via respiratória, boa respiração e circulação com controle de hemorragia externa.

Na avaliação secundária, realiza-se o histórico, o exame físico e neurológico e a aferição dos sinais vitais e pode ser postergada mediante identificação na avaliação primária de alterações que colocam a vida em risco.

BIBLIOGRAFIA

Biblioteca Virtual em Saúde. Acolhimento. [Acesso em 23 set 2016] Disponível em: http://bvsms.saude.gov.br/bvs/dicas/167acolhimento.html.

Brasil. Ministério da Saúde. Secretaria de Atenção à Saúde, Política Nacional de Humanização da Atenção e Gestão do SUS. Acolhimento e classificação de risco nos serviços de urgência. Brasília: Ministério da Saúde; 2009.

Brasil. Ministério da Saúde. Portaria n. 1.863, de 29 de setembro de 2003. Política Nacional de Atenção às Urgências. 3. ed. Brasília: Ministério da Saúde; 2006.

Brasil. Ministério da Saúde. Portaria n. 1.864, de 29 de setembro de 2003. Institui o componente pré-hospitalar móvel da Política Nacional de Atenção às Urgências, por intermédio da implantação de Serviços de Atendimento Móvel de Urgência em municípios e regiões de todo o território brasileiro: SAMU-192. Brasília: Diário Oficial da União; 2003.

Brasil. Ministério da Saúde. Portaria n. 2.048, de 5 de novembro de 2002. Aprova o regulamento técnico dos sistemas estaduais de urgência e emergência. Brasília: Diário Oficial da União; 2002.

Brasil. Ministério da Saúde. Protocolos de Suporte Avançado de Vida, 2014. [Acesso em 14 out 2016] Disponível em: http://u.saude.gov.br/images/pdf/2015/novembro/03/NProtocolo--SAV.pdf

Brasil. Ministério da Saúde. Protocolos de Suporte Básico de Vida, 2014. [Acesso em 4 jan 2017] Disponível em: http://u.saude.gov.br/images/pdf/2015/maio/26/basico-full.pdf.

Calil AM, Paranhos WY. O enfermeiro e as situações de emergência. 2. ed. São Paulo: Atheneu; 2010.

Conselho Federal de Enfermagem. Classificação de risco por cores: uma ferramenta de avaliação em emergência. [Acesso em 30 mar 2016] Disponível em: http://proficiencia.cofen.gov.br/site/index.php?option=com_content&view=article&id=354:classificacao-de-risco-por-cores-uma-ferramenta-de-avaliacao-em-emergencia&catid=39:blog&Itemid=65

Colégio Americano de Cirurgiões. Advanced Trauma Life Support (ATLS). Comitê de Trauma: suporte avançado de vida no trauma. Manual do curso de alunos. 9. ed. Chicago: Elsevier; 2012.

Comitê do PHTLS da National Association of Emergency Medical Technicians (NAEMT). Atendimento pré-hospitalar ao traumatizado, PHTLS/NAEMT. 7. ed. Rio de Janeiro: Elsevier; 2011.

Fortes JI, Gomes SCGR, Oliveira SC, Matsui T, coordenadoras. Curso de especialização profissional de nível técnico em enfermagem: livro do aluno: urgência e emergência. São Paulo: Fundap; 2010.

Society of Trauma Nurses (STN). Advanced Trauma Care for Nurses (ATCN) Manual. Lexington: STN; 2013.

Souza RMC, Calil AM, Paranhos WY, Malvestio MAA. Atuação no Trauma: uma abordagem para enfermagem. São Paulo: Atheneu; 2009.

Young KD, Korotzer NC. Weight Estimation Methods in Children: a Systematic Review. Ann Emerg Med. 2016;68(4):441-51.

4
Parada Cardiorrespiratória e Manobras de Reanimação

Edenir Aparecida Sartorelli Tomazini, Lucia Tobase e Simone Valentim Teodoro

INTRODUÇÃO

O crescimento populacional, as mudanças nos hábitos alimentares e no estilo de vida, o surgimento de novas doenças, o uso abusivo de substâncias e a violência têm contribuído para o aumento do número de casos de parada cardiorrespiratória (PCR) súbita. Frente a essas condições, verificam-se avanços significativos na atenção e tratamento no âmbito da saúde, com ênfase no atendimento à parada cardiorrespiratória, que consiste na interrupção das funções cardíacas e respiratórias do indivíduo com expectativa de restauração dessas funções.

Entretanto, apesar da evolução e de inúmeros estudos sobre os agravos cardiológicos, reconhecidos como a principal causa de morte da população em geral, admite-se que a assistência ainda não é tão eficaz. Logo, urge a necessidade de novas ações que modifiquem esse cenário, como o estabelecimento e a disseminação de diretrizes sobre as manobras de reanimação cardiopulmonar (RCP) para as pessoas envolvidas nesses atendimentos, realizados tanto por profissionais da área da saúde quanto por leigos (considerados pessoas não oriundas da área da saúde).

Com esse propósito, o International Liaison Committee on Resuscitation (Ilcor) reúne especialistas de diversas sociedades internacionais para discussão e elaboração de diretrizes baseadas em estudos e evidências científicas que norteiam e sistematizam as intervenções, a fim de aumentar as chances de sobrevivência de pessoas em PCR. Periodicamente, em conjunto com várias entidades internacionais, como American Heart Association (AHA) e European Research Council (ERC), são publicadas diretrizes atualizadas, com revisões previstas a cada 5 anos.

FISIOPATOLOGIA

Fases da parada cardiorrespiratória

- 1ª fase – elétrica: ocorre nos primeiros 5 min após o início da PCR, período em que a terapia elétrica é o tratamento mais indicado. Cerca de 80 a 85% das PCR em adultos ocorrem em fibrilação ventricular (FV). Com o início imediato da RCP e a desfibrilação realizada em até 5 min, a taxa de sobrevida poderá ser de até 50%. Se revertida no 1º minuto, aumenta para 80%. Segundo o Ilcor, a cada minuto sem atendimento, há 10% de perda na chance de sobrevida. Considerando que somente a desfibrilação poderá reverter o ritmo de FV, a realização das compressões mantém esse ritmo por mais tempo, adia a evolução para assistolia ou atividade elétrica sem pulso (AESP), fornece substratos e energia ao miocárdio, favorecendo a reanimação
- 2ª fase – circulatória ou hemodinâmica: corresponde ao período de 5 a 10 min após a PCR; ocorre depleção da reserva energética e o coração não tem energia suficiente para manter a contração do músculo cardíaco

- 3ª fase – metabólica: ocorre após cerca de 10 min da PCR; as manobras de RCP e desfibrilação, gradativamente, se tornam pouco efetivas.

Causas da parada cardiorrespiratória

As principais causas de PCR em adultos podem ser de origem:

- Cardíaca: doenças coronarianas, miocardiopatias, doenças cardíacas congênitas, doenças valvares, hipertensão arterial sistêmica, arritmias, choque cardiogênico
- Não cardíaca: doenças cerebrovasculares, intoxicação, traumas, distúrbios metabólicos e hidreletrolíticos, tromboembolismo pulmonar, acidente com animais peçonhentos, choque hipovolêmico e distributivo, obstrução de vias respiratórias por corpos estranhos e asfixia.

Em crianças, a causa principal de PCR é a hipoxia por falência respiratória. As causas de origem cardíaca são menos frequentes, geralmente relacionadas à doença cardíaca congênita. Os distúrbios hidreletrolítico e acidobásico são comuns. Em crianças com menos de 1 ano, os traumatismos ocasionam índices significativamente elevados de PCR.

A Tabela 4.1 apresenta as causas mais comuns de PCR, conhecidas por 5 H e 5 T.

Reconhecimento da parada cardiorrespiratória

O reconhecimento precoce dos sinais que precedem a PCR e a alteração do ritmo cardíaco são importantes para o atendimento imediato. Na avaliação primária, é identificada por:

Tabela 4.1 Causas mais comuns e reversíveis de PCR.

H	T
Hipovolemia	Tensão do tórax
Hipoxia	Tamponamento cardíaco
Hidrogênio (acidose)	Toxinas
Hipo/hiperpotassemia (K)	Trombose pulmonar
Hipotermia	Trombose coronariana
Hipoglicemia (casos pediátricos)	

- Não responsividade
- Ausência de movimentos respiratórios ou respiração agônica (*gasping*)
- Pulso central não perceptível.

INTERVENÇÃO

Manobras de reanimação cardiopulmonar

Para a restauração das funções cardíacas e respiratórias, é realizada a RCP, definida como um conjunto de ações aplicadas ao indivíduo em PCR para manter artificialmente a circulação de sangue no encéfalo e em outros órgãos vitais, até o retorno da circulação espontânea (RCE). Essas manobras são baseadas na cadeia de sobrevivência da AHA, a fim de agilizar e sistematizar o atendimento.

O início precoce e eficiente da RCP é imprescindível para manter a pressão de perfusão coronariana (PPC) e cerebral adequadas. Durante a RCP, a fase de compressão torácica externa (CTE) corresponde à sístole cardíaca e o intervalo entre as compressões equivale à diástole ou à fase de relaxamento do coração. Ao efetuar as compressões, a PPC é mantida pelo fluxo sanguíneo que irriga o miocárdio, essencial para o sucesso da reanimação. Considerando que CTE efetivas e contínuas favorecem o fluxo coronariano e miocárdico, restabelecendo cerca de 25% do débito cardíaco, as interrupções na RCP para verificação de ritmo, pulso, obtenção de acesso venoso, ventilação ou outros procedimentos devem ser minimizadas, pois resultam em prejuízo circulatório e à sobrevida da vítima.

Em 2015, a AHA apresentou duas cadeias de sobrevivência do adulto: uma para sistemas de atendimento intra-hospitalar (PCRIH), com inclusão importante no primeiro elo – relacionado à vigilância e à prevenção –, e a outra para ambiente extra-hospitalar (PCREH), para nortear o cuidado ao paciente em PCR de acordo com o local onde se encontra, conforme mostra a Figura 4.1.

Na cadeia de sobrevivência de PCRIH, destacam-se as principais ações para cada elo:

- Sistema de alerta imediato ou resposta rápida para prevenir a PCR
- Reconhecimento rápido dos sinais de PCR, solicitação de ajuda e do desfibrilador externo automático (DEA)
- Rápida e efetiva realização das manobras de RCP, com ênfase nas compressões

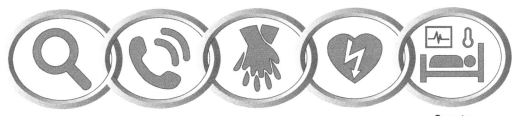

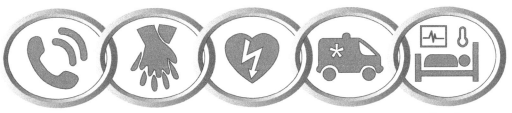

Figura 4.1 Cadeia de sobrevivência de atendimento em PCR intra (A) e extra-hospitalar (B). Fonte: AHA, 2015. SME: serviço médico de emergência.

- Desfibrilação rápida, após identificação de fibrilação ventricular (FV) ou taquicardia ventricular (TV) sem pulso
- Manobras imediatas de Suporte Avançado de Vida e cuidados pós-PCR.

Na cadeia de sobrevivência de PCREH, as ações são:

- Reconhecimento rápido dos sinais de PCR, solicitação de ajuda e do DEA
- Rápida e efetiva realização das manobras de RCP, com ênfase nas compressões
- Desfibrilação rápida, após identificação de FV ou TV sem pulso
- Atendimento por equipe habilitada do suporte básico e avançado de emergência
- Manobras imediatas de Suporte Avançado de Vida e cuidados pós-PCR.

As diretrizes da AHA/2015 não apresentaram alterações na cadeia de sobrevivência pediátrica, sendo mantidas como na publicação de 2010, conforme Figura 4.2. Na cadeia de sobrevivência pediátrica, há diferenças em relação à cadeia do adulto. O primeiro elo indica que a atenção ao infante se inicia desde a prevenção, principalmente em situações de trauma. Ao detectar a PCR, recomenda-se que as manobras de RCP sejam efetuadas precocemente, para só então proceder ao acionamento do serviço de emergência. Desse modo, cada elo corresponde a:

- Prevenção
- Reanimação cardiopulmonar precoce e efetiva
- Acesso imediato ao sistema de resposta de emergência

- Manobras de Suporte Avançado à Vida em pediatria imediatamente (PALS, do inglês *pediatric advanced life support*)
- Cuidados integrados pós-PCR.

Considerando que as manobras de RCP realizadas no Suporte Básico de Vida (SBV) são fundamentais para o retorno da circulação e a sobrevida do paciente, treinamento e capacitação são essenciais. As diretrizes AHA/2015 reforçam essas competências e enfatizam a importância de melhores práticas de ensino e aprendizagem, aplicando tecnologias, como utilização de vídeos, cursos *on-line* e dispositivos de *feedback* (ver Capítulo 24).

Sistematização da assistência na reanimação cardiopulmonar

Durante a RCP, é imprescindível que a equipe multiprofissional esteja integrada e que a comunicação seja clara e objetiva, fundamentando-se no conhecimento técnico-científico e na habilidade técnica, a fim de manter o controle emocional e o foco no atendimento eficiente. Os materiais e equipamentos disponíveis, em bom funcionamento e associados à estrutura física adequada, contribuem para o sucesso da intervenção.

A equipe mínima para reanimação é composta por um médico, um enfermeiro e um ou dois técnicos de enfermagem. A definição prévia das atribuições de cada profissional proporcionará rapidez e sincronia às ações no manejo de:

- Vias respiratórias: um profissional
- Compressões torácicas externas: um profissional, que revezará com outro, em geral, o responsável pelas vias respiratórias
- Acesso venoso e medicações: um profissional
- Monitoramento e preparo do desfibrilador: outro profissional, preferencialmente.

Geralmente, o atendimento à PCR inicia-se pelas manobras de SBV, seguidas das ações de Suporte Avançado de Vida (SAV), de acordo com as características da unidade em que o paciente se encontra e os profissionais disponíveis para realização de procedimentos invasivos, utilização de dispositivos para oxigenação e ventilação, administração de medicamentos e investigação das causas da PCR.

Segundo as diretrizes AHA/2015, o atendimento à PCR mantém a sequência mnemônica C, A, B; no entanto, houve mudança na avaliação da respiração e do pulso, passando da maneira sequencial para a maneira simultânea.

A avaliação inicial consiste em:

- Verificar responsividade
- Se indivíduo não responsivo, comunicar a equipe ou pedir ajuda (a solicitação de ajuda pode ser adaptada de acordo com a realidade de cada situação, podendo ser realizada antes ou depois da verificação do pulso e da respiração)
- Solicitar ou obter o desfibrilador e os equipamentos de emergência
- Verificar respiração e pulso simultaneamente: se respiração ausente ou agônica, tipo *gasping* e pulso não palpável
- Colocar a vítima sobre superfície rígida
- Seguir as ações de acordo com o mnemônico C, A, B.

C | Circulação

Avaliar rapidamente o pulso em até 10 s, quanto à presença de batimentos, à frequência e à qualidade (volume, ritmo); ou ausência de sinais de circulação. Na ausência dos sinais, no SBV, deve-se proceder a CTE e ventilações sincronizadas, com pausa a cada 2 min, para análise do ritmo ou verificação do pulso. A Tabela 4.2 apresenta os aspectos da compressão em cada tipo de vítima.

O posicionamento durante a RCP deve ser feito da seguinte maneira:

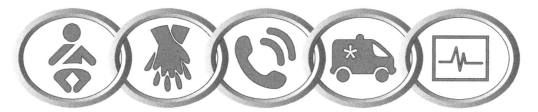

Figura 4.2 Cadeia de sobrevivência de atendimento à PCR em pediatria. Fonte: AHA, 2010.

Tabela 4.2 Compressão torácica.

Tipo de vítima	Pulso	Compressões	Relação compressão:ventilação	Profundidade das compressões	Ritmo das compressões
Adulto	Carotídeo	Iniciar se pulso não perceptível	30:2	5 a 6 cm	100 a 120/min
Criança	Carotídeo ou femoral	Iniciar se pulso não perceptível ou FC < 60 bpm com sinais de hipoperfusão	30:2 (se um profissional) 15:2 (se dois profissionais)	5 cm	
Bebê	Braquial ou femoral			4 cm	

FC: frequência cardíaca.

ℭℬ Atenção

Para compressões efetivas e de alta qualidade, comprimir "rápido e forte", em frequência de 100 a 120/min, de maneira que 30 compressões sejam efetuadas em cerca de 18 s. Permitir o retorno do tórax a cada compressão, não se apoiar no tórax após cada compressão e revezar o profissional que a realiza, a cada 2 min.

- Em adultos e crianças maiores: posicionar a região hipotenar de uma das mãos, com a outra sobreposta, na metade inferior do esterno, mantendo os dedos entrelaçados e levantados, e os cotovelos retos. O movimento do corpo é direcionado pelo quadril
- Em crianças menores: aplicar compressões com apenas uma das mãos e com força suficiente para atingir a profundidade de cerca de 5 cm no tórax
- Em bebês, podem ser empregadas duas técnicas:
  - Utilizar dois dedos da mesma mão, geralmente indicador e médio, e comprimir imediatamente abaixo da linha intermamilar, sobre o osso esterno
  - Envolver o tórax e o dorso com as duas mãos e comprimir com os dois polegares. Indicada para o atendimento com dois profissionais e nas situações nas quais as mãos do profissional circundam o dorso adequadamente. Essa técnica é preferível à primeira porque produz maior pressão de perfusão coronária.

O monitoramento cardíaco auxilia na avaliação da frequência e na visualização do traçado para acompanhar o ritmo do coração, entre outros parâmetros, conforme o tipo de equipamento utilizado. A obtenção de acesso venoso calibroso é indispensável para a administração de medicamentos e fluidos. Na impossibilidade ou insucesso na venopunção, a punção intraóssea é recomendada nas situações de emergência. A Tabela 4.3 apresenta os medicamentos mais utilizados no atendimento em PCR e as respectivas doses indicadas.

A administração das medicações em bólus deve ser seguida de *flush* de 20 mℓ de solução salina 0,9%. Quando administradas em acessos intravenosos nas extremidades, a elevação do membro por 10 s facilita a circulação do medicamento para a via central.

A | Abertura de via respiratória

Realizar a abertura da via respiratória logo após o ciclo de 30 compressões torácicas e inspecionar a cavidade oral.

Garantir a permeabilidade da via respiratória. Nessa etapa, como medida de suporte básico para mantê-la pérvia recomenda-se a cânula orofaríngea para pacientes não responsivos ou a cânula nasofaríngea quando em situações nas quais não é permitido o uso de qualquer acessório pela boca, como lesões maxilofaciais. Ambas estão disponíveis em vários tamanhos, cuja escolha depende de cada caso. No suporte avançado, é possível utilizar um dispositivo de via respiratória, como tubo endotraqueal ou cânula supraglótica, para melhorar a oxigenação e proteger a via respiratória, mesmo que parcialmente.

Contudo, não retardar a RCP e desfibrilação na tentativa de obter a via respiratória definitiva, pois a ventilação eficaz com bolsa-valva-máscara permite que esse procedimento seja postergado. O uso desses dispositivos requer treinamento contínuo e habilidade profissional, evidenciando a importância da qualificação permanente.

Tabela 4.3 Medicações mais utilizadas no atendimento em PCR.

Nome	Ação	Dose	
		Adulto	Criança/bebê
Epinefrina	Vasoconstritor: aumenta PA e FC, melhora a pressão de perfusão cardíaca e cerebral	1 mg (IV ou IO) a cada 3 a 5 min	0,01 mg/kg (0,1 ml/kg na concentração de 1:10.000)
Amiodarona	Antiarrítmico Vasodilatador coronário e periférico e bloqueador dos canais de potássio, sódio e cálcio	1ª dose: 300 mg em bólus (IV ou IO) 2ª dose: 150 mg	5 mg/kg Pode repetir por 2 vezes se FV e TV sem pulso refratária
Lidocaína	Antiarrítmico Inibidor do influxo de sódio por meio dos canais rápidos da membrana da célula miocárdica	Recomendado somente na falta da amiodarona: 1 a 1,5 mg/kg em bólus, podendo ser repetida a cada 5 a 10 min, em doses de 0,5 a 0,75 mg/kg Manutenção de 1 a 4 mg/min Dose máxima de 3 mg/kg	Inicial: 1 mg/kg Manutenção: infusão de 20 a 50 mcg/kg/min

Os procedimentos mais comuns são intubação traqueal e ventilação percutânea transtraqueal. Os dispositivos de via respiratória supraglóticos são descritos a seguir.

Intubação traqueal

Via respiratória definitiva pela inserção de um tubo na traqueia com *cuff* insuflado abaixo das cordas vocais e conectado a uma fonte de oxigênio. Permite isolar a via respiratória, prevenir a broncoaspiração e ventilar com O_2 100% sob pressão positiva.

- Intubação orotraqueal: indicada quando a vítima está em apneia e com sinais de fratura de base de crânio. É contraindicada em trauma de face com sangramento profuso, trauma raquimedular e edema de glote
- Intubação nasotraqueal: indicada em suspeita de lesão na coluna cervical, com respiração presente, porém inadequada. É contraindicada em apneia, fratura de face, fratura de base de crânio e inexperiência do profissional.

Ventilação percutânea transtraqueal

Indicada na impossibilidade de ventilação com bolsa-valva-máscara ou via intubação naso/orotraqueal, devido a sangramento profuso de face e boca, fratura de coluna cervical e edema de glote. Pode ser realizada por:

- Punção: procedimento rápido, com dispositivo venoso tipo cateter sobre agulha e ventilação na proporção de 1:4, ou seja, 1 ventilação a cada 4 s, por até 30 a 45 min
- Cirúrgica: cricotireoidostomia é indicada em trauma de face extenso, hemorragia traqueobrônquica persistente e incapacidade de controlar as vias respiratórias com manobras menos invasivas. É contraindicada em crianças menores de 12 anos e considerada um procedimento pouco seguro durante o atendimento inicial do trauma, em razão da necessidade de hiperestender o pescoço do paciente para a execução da técnica. Deve ser utilizada como último recurso no APH.

Após a inserção do dispositivo de via respiratória avançada, proceder a ausculta em 5 locais: estômago, bases e ápices pulmonares. O uso do capnógrafo para medir o valor de CO_2 expirado e monitorar a eficácia dos esforços de reanimação é recomendado pelas diretrizes da AHA/2015. As ondas de capnografia mostram a pressão parcial do dióxido de carbono exalado ($PETCO_2$), em mmHg, que varia conforme o fluxo sanguíneo. As compressões aplicadas com qualidade promovem um aumento desse fluxo e, por isso, as interrupções devem ser minimizadas.

Dispositivos de via respiratória supraglóticos

Os dispositivos supraglóticos são eficazes e de uso temporário, utilizados pelo enfermeiro ou médico devidamente treinados se a ventilação com bolsa-valva-máscara não for eficiente, em situações de via respiratória difícil ou na ausência de médico para realizar a intubação traqueal. Podem ser utilizados seguindo as orientações sobre:

- Indicação: indivíduo não responsivo ou com nível de consciência rebaixado, impossibilidade de ventilar com bolsa-valva-máscara ou insucesso na intubação traqueal
- Vantagens: dispensam laringoscopia para inserção, sendo uma técnica simples e rápida
- Desvantagens: não protegem as vias respiratórias do risco de broncoaspiração.

Os tipos de dispositivos supraglóticos são:

- Máscara laríngea (Figura 4.3): formada por um anel de silicone inflável, conectado a um tubo de silicone longo, semelhante ao tubo traqueal, de fácil inserção e posicionamento
- Cânula perilaríngea: possui tubo respiratório com diâmetro interno grande, ligeiramente curvo, flexível e macio
- Tubo laríngeo (Figura 4.4): possui tubo respiratório de silicone com diâmetro interno grande e balões proximal e distal.

B | Respiração

Aplicar 2 ventilações efetivas com pressão positiva utilizando a bolsa-valva-máscara com reservatório e oxigenação de 15 ℓ/O_2/min. Intercalar as 2 ventilações com 30 CTE de modo síncrono em PCR.

A duração de cada ventilação é de aproximadamente 1 s, o suficiente para expandir o tórax e evitar a hiperventilação, pois aumenta a pressão intratorácica, e reduz a perfusão coronariana e do miocárdio. Após estabelecer a via respiratória avançada e confirmar o posicionamento adequado do dispositivo, deve-se fixá-lo de maneira segura.

A partir de então, a relação ventilação:compressão se modifica nas manobras de RCP e passa a ser realizada de maneira assíncrona. Aplicar 1 ventilação a cada 6 s, totalizando 10 ventilações/min, efetuando as compressões continuamente, fazendo interrupções somente para verificar o ritmo ou o pulso, a cada 2 min.

D | Desfibrilação

A desfibrilação consiste na aplicação de corrente elétrica em curto período de tempo com desfibrilador para modificar o ritmo irregular do coração, seguida da atividade organizada do ritmo cardíaco. É indicada no caso de FV e TV sem pulso (Figura 4.5). É de contraindicação em assistolia e AESP (Figura 4.6).

Os desfibriladores podem ser bifásicos ou monofásicos, conforme o tipo de onda; e classificados em automático, semiautomático ou manual (Tabela 4.4).

As cargas aplicadas nos desfibriladores bifásico e monofásico são, respectivamente, 120 a 200 J e 360 J. Se o tipo de onda for desconhecido aplica-se, em adultos, a carga de 200 J. Em bebês e crianças, se possível, utilizar desfibrilador manual com 2 J/kg na carga inicial, 4 J/kg no segundo choque e ≥ 4 J/kg nos choques subsequentes, não excedendo 10 J/kg ou a carga de adulto.

Se utilizar DEA, atenuar a carga ou utilizar eletrodos pediátricos e, na impossibilidade, desfibrilar sem redutor de carga.

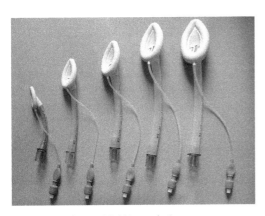

Figura 4.3 Máscara laríngea.

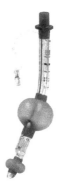

Figura 4.4 Tubo laríngeo.

Os cuidados na instalação e no uso do desfibrilador consistem em:

- Antes da colocação das pás/eletrodos: remover o excesso de pelo; retirar adesivo de medicamento aderido ao tórax e limpar o local; se o paciente estiver na água, retirá-lo e secar o tórax. Em caso de dispositivo implantado, como marca-passo, colocar as pás cerca de 8 cm distante do dispositivo. Aplicar gel con-

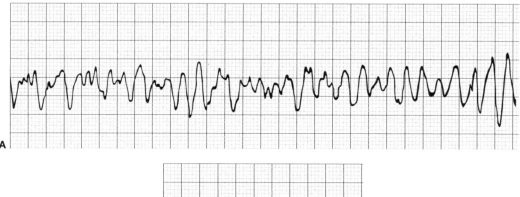

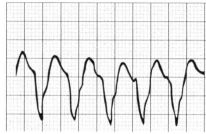

Figura 4.5 A. Fibrilação ventricular. B. Taquicardia ventricular sem pulso.

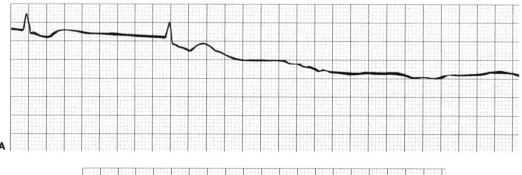

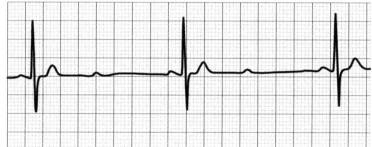

Figura 4.6 A. Assistolia. B. Atividade elétrica sem pulso.

Tabela 4.4 Características do desfibrilador.

Tipo de desfibrilador	Bifásico/monofásico
Automático e semiautomático	O próprio equipamento faz a leitura do ritmo e indica o choque, se FV ou TV sem pulso. Pode ser utilizado por profissionais da saúde habilitados, e por pessoas leigas – preferencialmente treinadas
Manual	Pode ser utilizado por profissionais da saúde e a descarga elétrica é efetuada pelo médico

dutor nas pás manuais, mas evitar seu excesso, porque pode provocar queimaduras
- Posicionamento das pás/eletrodos no tórax: se DEA, pode ser anterolateral, anteroposterior, anteroesquerda infraescapular e anterodireita infraescapular. Se pás manuais, em região infraclavicular direita e abaixo do mamilo esquerdo
- Aplicação do choque: no momento da descarga, desconectar o reanimador manual e a extensão de oxigênio. Se desfibrilador manual, aplicar pressão, cerca de 13 kg em cada pá sobre o tórax do paciente, para assegurar o contato e diminuir a impedância. Em geral, os eletrodos do monitor cardíaco não precisam ser desconectados, pois os equipamentos modernos possuem proteção contra choques. Antes de aplicar o choque, certificar-se de que todos estão afastados.

As Figuras 4.7 e 4.8 descrevem resumidamente os procedimentos para identificação da PCR e início do SBV em adultos e em crianças e bebês, respectivamente. Confirmada a PCR, as condutas no atendimento pré-hospitalar e hospitalar são semelhantes. As ações de SBV e durante o atendimento de crianças e bebês em PCR foram separadas nas diretrizes da AHA/2015, de acordo com o número de profissionais que estão realizando a assistência (Figura 4.8).

A Figura 4.9 descreve resumidamente os procedimentos de SAV em PCR de paciente adulto e pediátrico, conforme as diretrizes da AHA/2015. A Figura 4.10 aborda o atendimento ao bebê que acaba de nascer, conforme as orientações para reanimação neonatal da AHA/2015 e da Sociedade Brasileira de Pediatria (SBP/2016).

Na assistência ao recém-nascido (RN) que não melhora a saturação de oxigênio (SatO$_2$) com ventilação com pressão positiva (VPP) em ar ambiente, recomenda-se verificar e corrigir a técnica da ventilação antes de oferecer oxigênio suplementar; se persistir, indica-se a aplicação da mistura O$_2$/ar, ajustando-se a concentração de oxigênio para atingir a SatO$_2$ desejável. Sugere-se fazer incrementos de 20% e aguardar cerca de 30 s para verificar a SatO$_2$ e avaliar a necessidade de novos ajustes na concentração de O$_2$.

Em RN ≥ 34 semanas, a oferta de altas concentrações de oxigênio associa-se ao retardo para iniciar a respiração espontânea após o nascimento e à maior mortalidade, em comparação aos neonatos nos quais a VPP foi iniciada com ar ambiente.

Nesse contexto, destaca-se a importância do monitoramento contínuo do RN por meio do oxímetro de pulso e do monitor cardíaco.

Na assistência ao RN em PCR, imediatamente ao nascer ainda no Centro Obstétrico, as ventilações e as compressões torácicas são realizadas de modo sincronizado, mantendo a relação de 3:1, ou seja, 3 compressões torácicas para 1 ventilação. Entretanto, na situação em que o RN já estiver internado em unidade neonatal ou em domicílio e apresentar bradicardia devido à cardiopatia congênita, arritmias cardíacas ou em PCR, pode-se considerar a aplicação de 15 compressões torácicas, intercaladas com 2 ventilações nas manobras de RCP.

PARADA RESPIRATÓRIA

É a ausência de respiração ou respiração ineficaz no paciente com pulso central. O atendimento consiste em aplicação de ventilações efetivas durante 2 min (Tabela 4.5), seguidas de reavaliação do pulso.

CUIDADOS SISTEMATIZADOS PÓS-PCR

Relacionam-se à manutenção do paciente em unidade de terapia intensiva (UTI), com tratamento multidisciplinar especializado e integrado para favorecer a perfusão de órgãos vitais, otimizar as funções cardiopulmonar e encefálica, a fim de melhorar a sobrevivência e a qualidade de vida pós-PCR.

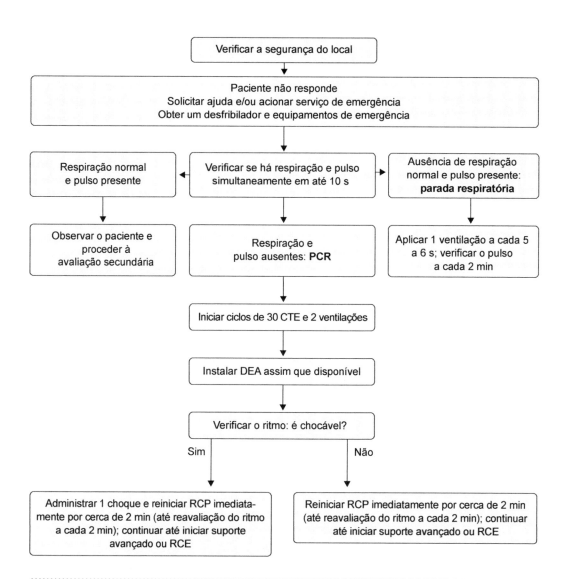

Figura 4.7 SBV em adultos. Adaptada das diretrizes da AHA, 2015.

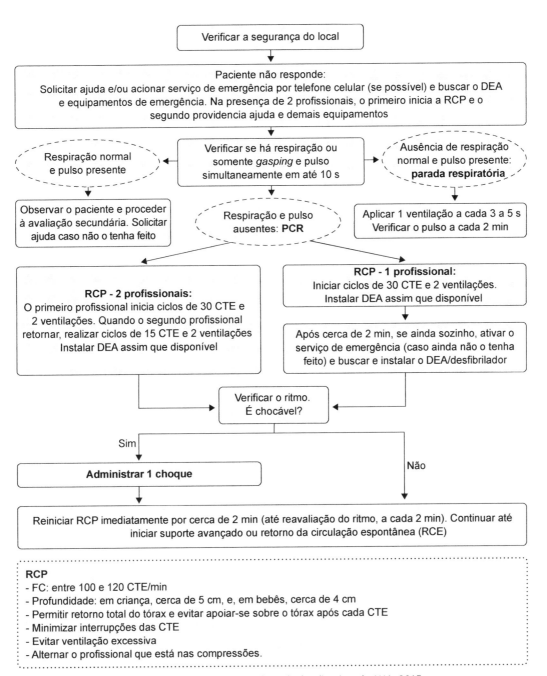

Figura 4.8 SBV pediátrico. Adaptada das diretrizes da AHA, 2015.

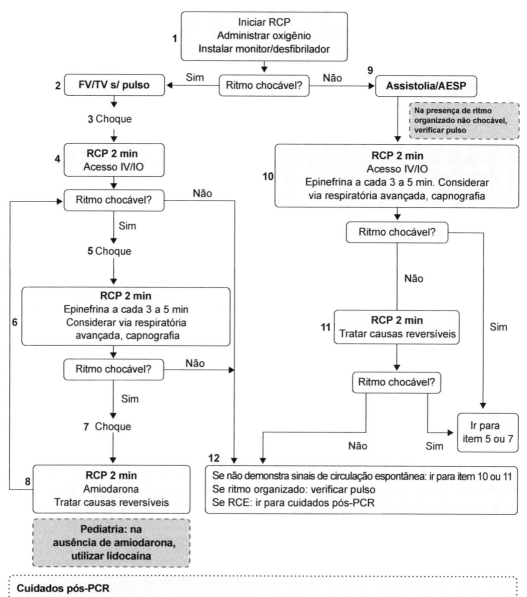

Figura 4.9 SAV em PCR de paciente adulto e pediátrico. Adaptada das diretrizes da AHA, 2015.

Capítulo 4 | Parada Cardiorrespiratória e Manobras de Reanimação

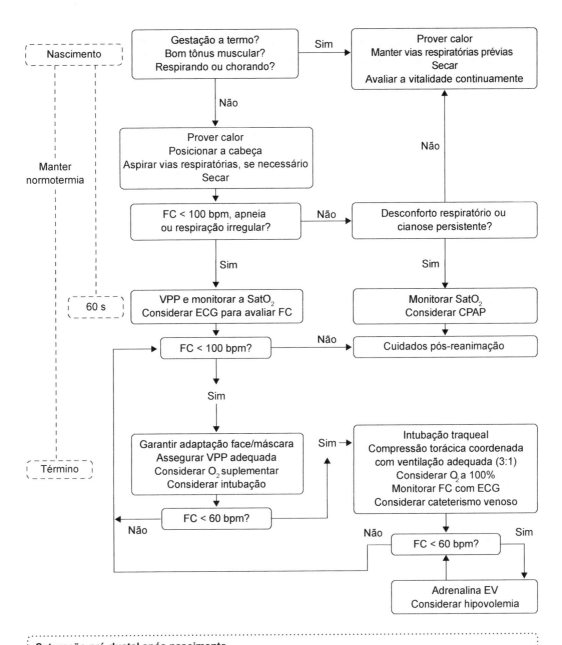

Saturação pré-ductal após nascimento
1 min: 60 a 65%; 2 min: 60 a 65%; 3 min: 70 a 75%; 4 min: 75 a 80%; 5 min: 80 a 85%; 10 min: 85 a 95%

Figura 4.10 Atendimento do recém-nascido (RN) que acaba de nascer. Adaptada das diretrizes da AHA (2015) e das recomendações para reanimação neonatal da SBP (2016). ECG: eletrocardiografia; CPAP: *continuous positive airway pressure* (pressão positiva contínua das vias respiratórias).

42 Parte 1 | Atendimento em Urgência e Emergência

Tabela 4.5 Ventilação em adultos, crianças e bebês.

Técnica	Adulto	Bebê e criança
Ventilação com bolsa-valva-máscara	1 ventilação a cada 5 a 6 s	1 ventilação a cada 3 a 5 s
Ventilação em dispositivo de via respiratória avançada	1 ventilação a cada 6 s	

Conforme a situação, priorizar:

1. Transporte para hospital apropriado e transferência para UTI.
2. Identificação e tratamento das causas de PCR.
3. Intervenções coronárias percutâneas nos pacientes com supradesnivelamento do segmento ST ou suspeita de lesões cardiovasculares.
4. Identificação e correção de hipovolemia e hipotensão.
5. Controle da glicemia capilar e da temperatura para prevenção de lesões neurológicas. O controle direcionado da temperatura (CDT) é aconselhável para os pacientes comatosos, em ambiente hospitalar. Pode-se utilizar soro gelado, compressas frias, gelo e colchões térmicos para manter a temperatura-alvo, entre 32°C e 36°C, pelo menos durante 24 h, e normotermia (36°C e 37,5°C) nos primeiros 5 dias em crianças. Após esse período, controlar a normotermia e prevenir hipertermia. Em atendimento pré-hospitalar, evitar o resfriamento.

6. Monitoramento da oximetria, mantida entre 94 e 99%, pois a saturação em 100% poderá resultar em efeitos nocivos após RCE. Os ajustes da oferta de oxigênio e o monitoramento constante desses valores são fundamentais.
7. Convulsões pós-PCR são frequentes; por isso, recomenda-se o eletroencefalograma em paciente comatoso, para diagnóstico e monitoramento contínuo.
8. Doação de órgãos: são possíveis doadores os pacientes que evoluem para morte ou morte cerebral após RCE ou aqueles nos quais a RCP foi interrompida antes do RCE.

DIAGNÓSTICO DE ENFERMAGEM

Os principais diagnósticos e intervenções de enfermagem envolvendo a parada cardiorrespiratória estão relacionados a alterações respiratórias e cardiocirculatórias, perfusão tissular periférica prejudicada, débito cardíaco diminuído, desequilíbrio acidobásico e escassez de líquidos. Os resultados esperados para o paciente por meio das condutas propostas podem ser vistos na Tabela 4.6.

Tabela 4.6 Diagnósticos de enfermagem.

Diagnóstico de enfermagem	Resultados esperados	Intervenções principais
Troca de gases prejudicada	Equilíbrio acidobásico e eletrolítico adequado	Controle acidobásico Controle de eletrólitos Interpretação de dados laboratoriais
	Manutenção da troca gasosa e ventilação	Oxigenoterapia e monitoramento respiratório
	Perfusão tissular pulmonar eficaz	Controle acidobásico: acidose e alcalose respiratória Cuidados na embolia Regulação hemodinâmica
Volume de líquidos deficiente	Equilíbrio da água nos compartimentos intracelulares e extracelulares do organismo	Controle da hipovolemia Controle hídrico Monitoramento hídrico Controle do choque hipovolêmico Terapia intravenosa Controle de eletrólitos

(continua)

Tabela 4.6 (*Continuação*) Diagnósticos de enfermagem.

Diagnóstico de enfermagem	Resultados esperados	Intervenções principais
Perfusão tissular periférica ineficaz	Adequação do fluxo sanguíneo pelos pequenos vasos das extremidades para manter a função tissular	Cuidados circulatórios Controle do choque cardiogênico, distributivo e hipovolêmico Reanimação cardiopulmonar
Débito cardíaco diminuído	Adequação do volume de sangue ejetado do ventrículo esquerdo para manter a pressão de perfusão sistêmica	Controle do choque cardiogênico Regulação hemodinâmica Controle acidobásico

Fonte: Johnson *et al.*, 2009.

CONSIDERAÇÕES FINAIS

A PCR consiste em situação crítica no atendimento de emergência, que requer agilidade e sincronia da equipe na realização das intervenções, além de princípios éticos de respeito, privacidade e humanização para com o paciente e seus familiares.

O atendimento de suporte básico e avançado de vida em PCR de adulto, criança, bebê e neonato é norteado pelas diretrizes da AHA/2015, que descrevem as manobras de RCP e os cuidados pós-PCR, com objetivos de sistematizar e otimizar as intervenções, prevenir e minimizar o dano cerebral e a lesão nos demais órgãos e aumentar as chances de sobrevivência.

As orientações para o atendimento de PCR são publicadas a cada 5 anos. Nesse sentido, a capacitação e a atualização de todos os profissionais envolvidos na assistência é fundamental para o sucesso do atendimento.

BIBLIOGRAFIA

Aehlerth B. AHA. Advanced Cardiovascular Life Support (ACLS). Emergências em cardiologia: um guia para estudo. 4. ed. Rio de Janeiro: Elsevier; 2013.

Almeida MFB, Guinsburg R. Programa de Reanimação Neonatal da Sociedade Brasileira de Pediatria: condutas 2016. [Acesso em 21 mar 2016] Disponível em http://www.sbp.com.br/reanimacao/?page_id=1040.

American Heart Association. AHA. SBV para profissionais da saúde (BLS): Manual do aluno. 2008.

American Heart Association. Destaques da American Heart Association 2015: atualização das diretrizes de RCP e ACE. Edição em português. 2015. [Acesso em 19 mar 2016]. Disponível em: https://eccguidelines.heart.org/wp-content/uploads/2015/10/2015-AHA-Guidelines-Highlights-Portuguese.pdf.

American Heart Association. Destaques das Diretrizes para RCP e ACE, 2010.

American Heart Association. Guidelines for cardiopulmonary resuscitation and emergency cardiovascular care. Part 13: Pediatric Basic Life Support. [Internet]. 2010. [Acesso em 18 mar 2016] Disponível em: http://circ.ahajournals.org/content/122/18_suppl_3/S862.

American Heart Association. Guidelines update for cardiopulmonary resuscitation and emergency cardiovascular care. Part 5: Adult Basic Life Support and Cardiopulmonary Resuscitation Quality, 2015. [Acesso em 18 mar 2016] Disponível em: https://eccguidelines.heart.org/index.php/circulation/cpr-ecc-guidelines-2/part-5-adult-basic-life-support-and-cardiopulmonary-resuscitation-quality/

American Heart Association. Guidelines update for cardiopulmonary resuscitation and emergency cardiovascular care. Part 7: Adult Advanced Cardiovascular Life Support. 2015. [Acesso em 19 mar 2016] Disponível em: https://eccguidelines.heart.org/index.php/circulation/cpr-ecc-guidelines-2/part-7-adult-advanced-cardiovascular-life-support/.

American Heart Association. Guidelines update for cardiopulmonary resuscitation and emergency cardiovascular care. Part 8: Post-Cardiac Arrest Care. 2015. [Acesso em 19 mar 2016]. Disponível em: https://eccguidelines.heart.org/index.php/ciculation/cpr-ecc-guidelines-2/part-8-post-cardiac-arrest-care/.

American Heart Association. Guidelines update for cardiopulmonary resuscitation and emergency cardiovascular care. Part 11: Pediatric Basic Life Support and Cardiopulmonary Resuscitation Quality. 2015. [Acesso em 19 mar 2016]. Disponível em: https://eccguidelines.heart.org/index.php/circulation/cpr-ecc-guidelines-2/part-11-pediatric-basic-life-support-and-cardiopulmonary-resuscitation-quality/.

American Heart Association. Guidelines update for cardiopulmonary resuscitation and emergency cardiovascular care. Part 12: Pediatric Advanced Life Support. 2015. [Acesso em 19 mar 2016]. Disponível em: https://eccguidelines.heart.org/index.php/circulation/cpr-ecc-guidelines-2/part-12-pediatric-advanced-life-support/

American Heart Association. Guidelines update for cardiopulmonary resuscitation and emergency cardiovascular care. Part 13: Neonatal Resuscitation. 2015. [Acesso em 19 mar 2016]. Disponível em: https://eccguidelines.heart.org/index.php/circulation/cpr-ecc-guidelines-2/part-13-neonatal-resuscitation/.

American Heart Association. Resuscitation Science: Guidelines for CPR & ECC 2015. [Acesso em 18 mar 2016]. Disponível em: https://eccguidelines.heart.org/index.php/circulation/cpr-ecc-guidelines-2/.

American Heart Association. Suporte Avançado de Vida em Cardiologia: livro do profissional de saúde. São Paulo: Prous Science; 2008.

Brasil. Ministério da Saúde. DataSUS. Informações de saúde (TABNET). [Acesso em 18 mar 2016]. Disponível em: http://tabnet.datasus.gov.br/cgi/tabcgi.exe?sim/cnv/obt10uf.def

Fornazier C, Melchior SC, Buss G, Trindade E, Pereira AA, Barbieri DX, et al. Abordagem de Vigilância Sanitária de produtos para saúde comercializados no Brasil: desfibrilador externo. Boletim Informativo de Tecnovigilância. 2011. [Acesso em 14 out 2016] Disponível em: http://www.anvisa.gov.br/boletim_tecno/boletim_tecno_fev2011/PDF/matriz_desfibri_que_temos04fev2011.pdf

Gonzalez MM, Timerman S, Gianotto-Oliveira R, Polastri TF, Canesin MF, Schimidt A, et al. I Diretriz de Ressuscitação Cardiopulmonar e Cuidados Cardiovasculares de Emergência da Sociedade Brasileira de Cardiologia: resumo executivo. Arq Bras Cardiol. 2013;100(2):103-13.

Grassia RCF. Reanimação cardiopulmonar cerebral. In: Calil AM, Paranhos WY. O enfermeiro e as situações de emergência. 2. ed. São Paulo: Atheneu; 2010. p. 525-41.

Johnson M, Bulechek G, Butcher H, Dochterman JM, Maas M. Ligações NANDA, NOC e NIC: diagnósticos, resultados e intervenções de enfermagem. 2. ed. Porto Alegre: Artmed; 2009.

National Association of Emergency Medical Technicians. American College of Surgeons. Committee on Trauma. Atendimento pré-hospitalar ao traumatizado, PHTLS/NAEMT. 7. ed. Rio de Janeiro: Elsevier; 2011.

Sociedade Brasileira de Pediatria (SBP). Programa de reanimação neonatal: diretrizes da SBP 2016. [Acesso em 19 mar 2016]. Disponível em: http://www.sbp.com.br/reanimacao/?p=1067.

Parte 2

Emergências Traumáticas

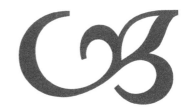

5

Princípios do Atendimento no Trauma

Lucia Tobase, Edenir Aparecida Sartorelli Tomazini, Maria Elisa Diniz Nassar, Luciana Vannucci, Elaine Cristina Rodrigues Gesteira e Miriam de Araujo Campos

INTRODUÇÃO

Segundo a National Association of Emergency Medical Technicians (NAEMT), trauma é definido como "um evento nocivo que advém da liberação de formas específicas de energia ou de barreiras físicas ao fluxo normal de energia". Aqui é importante destacar que a exposição aos diferentes tipos de energia – mecânica, química, térmica, elétrica ou por irradiação – é decorrente de ação intencional ou não intencional.

Precedido por doenças cardiovasculares e neoplasias, o trauma corresponde à terceira causa de morte, em âmbito internacional e nacional. Nesse contexto, o Ministério da Saúde instituiu a Linha de Cuidado ao Trauma na Rede de Atenção às Urgências e Emergências no Sistema Único de Saúde para reduzir a morbimortalidade pelo trauma, por meio de ações de vigilância, prevenção e promoção da saúde, com acesso humanizado, hierarquizado, estruturado, referenciado e integral ao paciente, desde a ocorrência do evento até a fase de reabilitação.

Aos altos índices de morbimortalidade decorrente do trauma associa-se o perfil dos acometidos, predominantemente do sexo masculino e de faixa etária correspondente à fase economicamente produtiva da vida. Isso acarreta alto custo em assistência e reabilitação e ocasiona danos sociais graves, por vezes irreversíveis, com impacto significativo na redução do número de anos de vida potencial perdida, gerando elevado ônus global. A vulnerabilidade das vítimas de trauma, principalmente em regiões mais industrializadas, está relacionada a padrões socioculturais e comportamentais que expõem essas pessoas a acidentes, agressões e eventos também associados ao uso abusivo de substâncias como álcool e drogas.

Na infância, o trauma é a causa mais frequente de morte e invalidez, ultrapassando as principais doenças em crianças. Os acidentes com veículos automotores vitimam pedestres, ciclistas ou passageiros. Afogamentos, incêndios domiciliares, homicídios e quedas também acarretam sérios danos. Homicídios, agressões e abusos físicos acometem as crianças nos primeiros anos de vida; em crianças maiores e adolescentes, os ferimentos por arma de fogo também são prevalentes.

Em crianças, principalmente as menores, a cabeça relativamente maior em relação ao corpo aumenta o risco de lesão craniana em situação de trauma, assim como a manifestação à perda volêmica pode ser tardia, sem alterações imediatas dos sinais vitais. Por isso, a pressão arterial não é bom indicador para avaliar a resposta cardiovascular, diferentemente da perfusão cutânea, na avaliação do tempo de enchimento capilar.

Nos idosos, o trauma é a sétima causa de morte, precedido de doenças cardíacas, neoplasias, doença pulmonar obstrutiva crônica (DPOC), acidente vascular cerebral (AVC), diabetes e pneumonia. Embora tenham menor chance de sofrerem um trauma, se comparado aos adultos jovens e crianças, o índice de óbito em idosos é elevado, em geral, pela gravidade das lesões, características fisiológicas no envelhecimento, comorbidades, uso de diversas medicações no tratamento de doenças crônicas e falta de compreensão quanto às necessidades e especificidades por parte de muitos profissionais que os atendem. No idoso, o risco de mortalidade é maior para o homem em relação à mulher, segundo o Injury Severity Score (ISS). O envelhecimento reduz a reserva fisiológica do idoso, influenciando na lentidão da progressão, da evolução e prognóstico do quadro.

Ao atender uma vítima do sexo feminino, é necessário considerar a possibilidade de gravidez. Investigar aspectos específicos, como data da última menstruação e resultados de exames laboratoriais, auxilia na avaliação. Nas gestantes, o trauma implica na atenção às duas vidas, no binômio mãe-filho. Contudo, há tendência em priorizar a condição materna, até para garantir a sobrevivência da criança, conforme a situação.

A variação da posição do útero nas diferentes idades gestacionais acarreta alterações na compressão de órgãos. O aumento uterino ocasiona lentidão no esvaziamento gástrico, risco de refluxo e broncoaspiração. A compressão do diafragma dificulta o posicionamento corporal e ocasiona hiperventilação. O aumento do volume circulante e a anemia fisiológica retardam as manifestações na hipovolemia.

Considerado uma doença, o trauma apresenta distribuição característica, com três picos distintos, em relação à mortalidade. No primeiro, as mortes imediatas se sucedem logo após o trauma, com reduzidas possibilidades de intervenção, por graves lesões cerebrais, medulares ou de grandes vasos. No segundo, as mortes, em minutos ou horas após o trauma, são frequentemente causadas por lesões e hematomas cranianos, rupturas de vísceras e hemorragia significativa. Nesse período, a atenção ao atendimento se traduz em importantes resultados na sobrevivência do indivíduo. No terceiro período, as mortes tardias podem ocorrer após dias ou semanas, em consequência de infecções e falência de órgãos. Nessa distribuição, desde o início, a atenção qualificada influencia nos bons resultados e maiores chances de sobrevivência, posteriormente.

Nesse sentido, o trauma como doença é passível de prevenção, evitando mortes principalmente no primeiro período, sendo alvo de atenção dos órgãos de Saúde Pública, em perspectiva educativa. Segundo a Matriz de Haddon, inúmeros aspectos colaboram no estudo do mecanismo de trauma para instituir medidas preventivas nas fases pré-evento, durante o evento e pós-evento. Estratégias ativas e passivas, relacionadas às ações educativas em saúde, adoção de dispositivos legais na área da segurança e medidas de engenharia – na concepção de produtos e atenção ao meio ambiente –, colaboram para a redução do trauma por acidentes de trânsito, consumo de álcool e drogas, violência interpessoal, entre outros.

CLASSIFICAÇÃO DO TRAUMA

O trauma pode ser classificado em dois tipos:

- Fechado: originado por impacto direto em determinada região. A energia é propagada no interior do corpo humano, provocando danos internos nem sempre evidentes, como compressão, cisalhamento, rompimento de órgãos e vísceras. Esse tipo de trauma requer muita atenção e avaliação criteriosa, pois a ausência de lesões externas dificulta a identificação rápida e imediata. Por isso, não dispensa a suspeição de lesões e hemorragias internas
- Penetrante ou aberto: facilmente identificável, evidenciado pela presença de lesão que, em geral, estabelece a comunicação entre os meios externo e interno, originando uma cavidade temporária ou permanente que afasta os tecidos da posição original. O risco de infecção é maior e, às vezes, exige antibioticoterapia e profilaxia com imunobiológicos. A comunicação entre órgãos e cavidades com o meio externo promove o desequilíbrio das pressões internas e intracavitárias, influencia no posicionamento e/ou funcionamento dos órgãos afetados e requer intervenções imediatas para a prevenção de alterações sistêmicas.

CINEMÁTICA E BIOMECÂNICA DO TRAUMA

A avaliação das lesões decorrentes dos vários tipos de trauma, seja do tipo aberto ou fechado, depende do conhecimento e interpretação das forças relacionadas à cinemática no evento e ação biomecânica no indivíduo. Consiste na compreensão dos princípios gerais e ação das leis da física que regem o movimento na aplicação da energia e os efeitos nas estruturas corporais, durante as circunstâncias do evento.

Compreender a direção e a velocidade, bem como estimar a quantidade de energia transferida sobre o corpo humano permite avaliar as lesões externas e suspeitar de possíveis danos internos. O estudo da cinemática do trauma colabora na estimativa da suspeição da gravidade das lesões e direciona o profissional na tomada de decisão, atentando-se às lesões não evidentes que poderiam passar despercebidas, prevenindo, assim, danos posteriores.

Ao estruturar o processo de raciocínio e interpretação, conforme o evento, deve-se analisar:

- O que aconteceu: qual o tipo de ambiente, natureza do evento, o mecanismo de trauma envolvido, se acidente de trânsito, esportivo, agressão interpessoal, queda, explosão, desabamento, entre outros
- Tamanho e massa: características do veículo, do objeto utilizado na agressão, tipo e área de impacto, armas de alta ou baixa energia, calibre e trajetória do projétil, avaliação do ponto de entrada e saída, comprimento, largura e trajetória da lâmina
- Velocidade e distância: relacionadas com aceleração/desaceleração, deformidade do veículo, trajetória estimada, altura do local e ação da gravidade, características do solo ao impacto – principalmente em caso de queda de altura superior a 3 vezes a altura da vítima. Se ejeção, estimar a distância do deslocamento
- Características das vítimas: número de pessoas, idade, sexo, compleição física, posição ocupada no interior do veículo ou na via pública, área corporal atingida, padrão de lesão
- Dispositivos de proteção: uso de cinto de segurança, *airbag,* capacete, cadeira ou assento infantil, maca ou cama com grades elevadas.

Diante do perfil epidemiológico alarmante do trauma, a atenção às urgências e orientações na organização de serviços de emergência é fundamental para implementação de ações qualificadoras da assistência. Como importantes observatórios na saúde em urgência e emergência, sistemas de atendimento pré-hospitalar e hospitalar bem estruturados podem reduzir o número de sequelas e óbitos em cerca de 20 a 50%. Nesse cenário, o tempo é essencial nas medidas de avaliação e intervenção rápida no suporte à vida.

SISTEMATIZAÇÃO NO ATENDIMENTO AO TRAUMA

Previamente ao início do atendimento, avaliar as condições da segurança no local, do profissional, do paciente e demais presentes é funda-

mental. Respeitar as normas de biossegurança, precauções-padrão e prevenir riscos ocupacionais são medidas que compõem o rol de ações no ambiente de trabalho.

No ambiente extra-hospitalar, os profissionais iniciam a assistência, de caráter temporário, no âmbito do serviço de atendimento móvel. Envidam esforços para reduzir a permanência na cena da ocorrência, pois os cuidados prestados no ambiente hospitalar influenciam definitivamente em maiores chances e qualidade na sobrevida.

No atendimento hospitalar, a organização prévia da área de recepção desse paciente é primordial, com equipe profissional, materiais e equipamentos prontamente disponíveis para o atendimento rápido e eficiente.

Tanto para o atendimento pré-hospitalar quanto hospitalar, os protocolos norteadores das ações são fundamentais na padronização da assistência, das intervenções e do tratamento, implicando na redução do tempo, do custo e maior efetividade no cuidado.

✂ Atenção

Nesses cenários, equipes treinadas e capacitadas são fundamentais. A integração dos profissionais de ambos os serviços (pré-hospitalar e hospitalar) deve servir ao benefício do paciente e à continuidade da assistência.

Avaliação primária no trauma

A avaliação inicial e as prioridades são estabelecidas conforme as características do paciente, o mecanismo do trauma, as lesões apresentadas e a análise dos relatos e dos parâmetros vitais.

No trauma, a avaliação primária obedece à sequência de ações para identificar os fatores de risco à vida, que, após avaliação da responsividade, é realizada na sequência A, B, C, D, E (Quadro 5.1).

As lesões identificadas na avaliação primária devem ser imediatamente tratadas, para prevenir complicações e evitar morte instantânea ou tardia. Portanto, esse trabalho requer uma equipe mínima, com profissionais que possam assumir funções desde a liderança do atendimento até o manejo da via respiratória e desempenho de ações necessárias à assistência, de maneira organizada e planejada, visando os melhores resultados. Essa eficiência favorece a qualidade do atendimento e a redução de danos.

50 Parte 2 | Emergências Traumáticas

Quadro 5.1 Sequência para avaliação no trauma.

A (*airways*)	Avaliar via respiratória com proteção da coluna cervical
B (*breathing*)	Boa respiração/ventilação
C (*circulation*)	Circulação e controle da hemorragia externa
D (*disability*)	Disfunção neurológica
E (*exposure*)	Exposição/controle do ambiente, prevenção de hipotermia

Avaliação secundária no trauma

Após as medidas de controle e estabilização inicial, procede-se a avaliação secundária, efetuando:

- Exame físico cefalopodal
- Entrevista para coleta de informações específicas e dados sobre a sequência dos acontecimentos, obtidos rapidamente com a vítima, familiares e/ou testemunhas por meio do método mnemônico SAMPLA:
  - S – sintomas: "O que está sentindo; tem dor, dificuldade para respirar, dormência?"
  - A – alergias: "Tem alergia a algum medicamento ou substância?"
  - M – medicamentos: "Faz uso de algum medicamento?"
  - P – passado médico: "Tem alguma doença? Cirurgias pregressas? Gravidez?"
  - L – líquidos e alimentos ingeridos: "Em qual horário se alimentou pela última vez?"
  - A – ambiente e acontecimentos do evento: "Lembra-se do que aconteceu?"
- Exame neurológico e aplicação da escala de coma de Glasgow
- Aferição dos sinais vitais e monitoramento
- Avaliação da gravidade do trauma: existem diversos métodos de medida; no atendimento pré-hospitalar (APH), pode ser estimada com a escala revisada do trauma (*revised trauma score*, RTS), por ser rápida e de fácil aplicação.

Segundo a Tabela 5.1, a soma dos três parâmetros resulta no escore do RTS, cuja pontuação varia de 0 a 12. Quanto maior o valor, menor a gravidade; quanto menor, maior a gravidade do trauma. Entretanto, essa avaliação pode ser prejudicada pela utilização de dispositivos de via

Tabela 5.1 Escala revisada do trauma (RTS).

Parâmetros	Variação dos valores	Escore
Frequência respiratória (rpm)	> 29	4
	10 a 29	3
	6 a 9	2
	1 a 5	1
	0	0
Pressão arterial sistólica (mmHg)	> 89	4
	76 a 89	3
	50 a 75	2
	1 a 49	1
	0	0
Escala de coma de Glasgow	13 a 15	4
	9 a 12	3
	6 a 8	2
	4 a 5	1
	< 4	0

Adaptada de PHTLS, 2011.

✍ Atenção

A avaliação contínua assegura a atenção permanente ao estado do paciente e suas possíveis alterações. O trabalho em grupo permite ações simultâneas, reduzindo o tempo das intervenções, para garantir uma assistência segura e de qualidade.

respiratória, como intubação traqueal, ou se o paciente estiver sob ação de substâncias, como álcool, drogas ilícitas ou medicamentos.

Abordagem geral para o atendimento do trauma

1. Iniciar a abordagem posicionando-se na frente da pessoa, quando possível
2. Promover a estabilização manual da cabeça, mantida alinhada em posição neutra
3. Realizar a avaliação primária na sequência A, B, C, D, E e avaliação secundária
4. Selecionar e fixar o colar cervical adequado, mantendo a estabilização manual da cabeça
5. Selecionar e fixar o colar cervical de tamanho adequado, mantendo a restrição do movimento da coluna vertebral

6. Movimentar o indivíduo em bloco e posicioná-lo na prancha longa rígida ou maca *scoop* ou a vácuo
7. Restringir o movimento da cabeça com protetores laterais, mantendo-a alinhada em posição neutra
8. Fixar tronco, braços e pernas na prancha rígida, restringindo, na altura do tórax, quadril e abaixo dos joelhos
9. Transportar a prancha de maneira segura; em quatro pessoas, se possível
10. Manter reavaliação contínua.

Os critérios de inclusão para a restrição de movimento da coluna vertebral (RMC) dependem do resultado da avaliação do paciente com base no exame físico cuidadoso e detalhado, no raciocínio clínico e na análise da cinemática e biomecânica do trauma.

A RMC está indicada no adulto, nas seguintes condições:

- Idade acima de 65 anos
- Nível de consciência alterado (escala de coma de Glasgow < 15 ou evidência de intoxicação)
- Cinemática do trauma sugestiva de alto risco de lesões
- Barreira de comunicação
- Lesões que causem distração (fratura de osso longo, grande laceração, trauma torácico e abdominal, queimadura grave) ou que reduzam a capacidade de o paciente colaborar para um exame confiável
- Dor e/ou sensibilidade à palpação na linha média cervical ou dorso (palpação dos processos espinhosos)
- Deformidade anatômica da coluna
- Sinais neurológicos focais (sinais e sintomas sensitivos e motores).

Na criança, além dos critérios descritos no trauma do adulto, é importante considerar:

- Envolvimento em colisão de veículo motorizado ou lesão por mergulho com risco de alto impacto ou lesão significativa no tronco
- Contratura muscular cervical

A RMC não está indicada no trauma penetrante adulto ou pediátrico.

É necessário ponderar a confiabilidade dos relatos e das queixas, principalmente se o indivíduo apresentar alteração do nível de consciência, de comportamento ou se estiver sob efeito de substâncias, como álcool e drogas ilícitas. Segundo o PHTLS/2017, após exame físico cuidadoso e raciocínio clínico, conforme a situação, a RMC nem sempre é necessária, mesmo no ambiente extra-hospitalar, pois o uso de prancha rígida pode causar lesão por pressão, dor e desconforto no posicionamento, com prejuízo na estabilização do quadro geral. Por esse motivo, enfatiza-se que, em situações de transporte prolongado, o paciente seja retirado da prancha longa e colocado diretamente na maca ou no colchão tipo maca a vácuo para minimizar os danos e sofrimentos decorrentes da longa permanência no equipamento. Para a RMC, as macas do tipo *scoop* (colher) ou a vácuo são uma alternativa por serem mais flexíveis durante a extricação ou o transporte do paciente.

Diante da indicação de RMC, pelo fato de o colar cervical se apoiar sobre as regiões esternal, das clavículas, dos trapézios e da coluna torácica, antes de colocá-lo é preciso avaliar a área do pescoço e da clavícula para assegurar-se de que não existem lesões nem adornos, como correntes e brincos grandes, nessas áreas.

Em caso de fratura de clavícula ou impossibilidade de fixar o colar cervical, manter a estabilização da cabeça manualmente, com o auxílio do próprio paciente. A seleção do dispositivo adequado limita a movimentação da cabeça e da coluna cervical, mas não a restringe totalmente, portanto, requer estabilização lateral adicional, que pode ser feita manualmente ou com imobilizador lateral de cabeça, além de observação contínua. No entanto, deve-se evitar apertar o colar cervical, pelo risco de compressão das veias do pescoço e aumento da pressão intracraniana. Ao posicionar o paciente na prancha longa rígida, algumas adaptações podem ser necessárias para restrição segura dos movimentos, conforme as características ou variações anatômicas individuais. Em crianças, poderá ser utilizado um apoio tipo coxim, sob os ombros até a região do quadril, para diminuir a possibilidade de flexão do pescoço e da região cervical, devido ao tamanho e desproporção da cabeça em relação ao corpo. Em pessoas adultas ou idosas com curvatura anormal da coluna (cifose) e/ou obesos, o apoio poderá ser colocado sob a cabeça para manter a posição neutra.

As Figuras 5.1 e 5.2 descrevem as ações mais frequentes durante o atendimento da vítima de trauma em ambiente extra-hospitalar e hospitalar.

52 Parte 2 | Emergências Traumáticas

Avaliar a segurança de cena
Promover o acolhimento
Realizar avaliação primária com estabilização manual da cabeça, e, se indicado, restrição do movimento da coluna, colocação do colar cervical e imobilização da coluna em DDH, na prancha rígida
Prosseguir na avaliação secundária, mantendo a privacidade
Considerar gravidez em mulheres em idade fértil
Aplicar escalas de Glasgow e RTS

Garantir via respiratória pérvia e suporte ventilatório
Controlar sangramento externo, realizar curativos e imobilizar membros lesados
Realizar punção venosa ou intraóssea
Iniciar terapia farmacológica com fluidos e medicamentos
Monitorar sinais vitais, oximetria, ECG, glicemia capilar
Avaliar responsividade, sensibilidade, motricidade, perfusão periférica; diâmetro, simetria e fotorreação pupilar; relaxamento esfincteriano; priapismo
Prevenir hipotermia

Comunicar a central de regulação
Transportar ao serviço de saúde

Figura 5.1 Atendimento pré-hospitalar. DDH: decúbito dorsal horizontal; ECG: eletrocardiografia.

Atender na sala de emergência
Obter e valorizar os dados da cena com a equipe de APH
Manter restrição de movimento da coluna com uso de colar cervical, prancha rígida e mobilização em bloco, se necessário
Avaliar responsividade, motricidade e sensibilidade
Efetuar exame físico detalhado
Considerar gravidez em mulheres em idade fértil

Garantir via respiratória pérvia e suporte ventilatório, se necessário
Monitorar sinais vitais, ritmo cardíaco, oximetria e Glasgow
Controlar glicemia capilar
Garantir acesso venoso calibroso e coletar sangue para exames
Administrar terapia farmacológica com fluidos, analgésicos, hemocomponentes
Manter aquecimento corporal

Associar mecanismo de trauma com lesões dos diversos sistemas corporais
Solicitar avaliação de especialista, se necessário
Encaminhar para radiografia dos segmentos corporais envolvidos, USG de abdome, FAST e tomografia de crânio, coluna, tórax e abdome, se necessário
Remover, o mais precoce possível, dispositivos de restrição de movimentos da coluna: colar cervical, prancha rígida ou a vácuo
Realizar mobilização em bloco e manter DDH, se lesão de coluna

Passar SVD, após toque retal e controlar diurese
Manter avaliação contínua: dor, responsividade, DDH, jejum, SNG aberta
Providenciar profilaxia antitetânica, se necessário

Documentar assistência e informar profissional responsável pela unidade receptora
Providenciar transporte e transferência (CC, UTI, unidade de internação)
Orientar familiares

Figura 5.2 Atendimento hospitalar. DDH: decúbito dorsal horizontal; USG: ultrassonografia; FAST: *focused assessment with sonography for trauma* (sonografia com foco no abdome no trauma); SVD: sonda vesical de demora; SNG: sonda nasogástrica; CC: centro cirúrgico.

CONSIDERAÇÕES FINAIS

O trauma corresponde à terceira principal causa de morte nos cenários nacional e internacional, resultando em alto índice de incapacitações, por vezes irreversíveis. Portanto, requer medidas de controle desde a prevenção à reabilitação por parte das instituições na esfera pública, assim como a conscientização de todo cidadão.

Em situações de trauma, a sistematização da assistência com priorização das condições que colocam a vida em risco, considerando as especificidades de cada faixa etária e o direcionamento adequado do paciente aos centros de trauma com capacidade de resposta aos diferentes agravos, minimizam os índices de morbimortalidade.

A leitura prévia dessa descrição permitirá a compreensão global da atuação profissional em situações de trauma, já que, nos capítulos subsequentes sobre as diferentes emergências traumáticas, os respectivos algoritmos sintetizarão apenas as ações específicas, relacionadas a cada condição, a fim de evitar repetições das ações aqui descritas.

BIBLIOGRAFIA

Aehlert B. Suporte Avançado de Vida em Pediatria – PALS. Emergências pediátricas: guia de estudo. 3. ed. Rio de Janeiro: Elsevier; 2014.

Brasil. Ministério da Saúde. Protocolos de Suporte Avançado de Vida, 2014. [Acesso em 4 jan 2017] Disponível em: http://u.saude.gov.br/images/pdf/2015/novembro/03/NProtocolo--SAV.pdf.

Brasil. Ministério da Saúde. Protocolos de Suporte Básico de Vida, 2014. [Acesso em: 4 jan 2017] Disponível em: http://u.saude.gov.br/images/pdf/2015/maio/26/basico-full.pdf.

Brasil. Portaria n. 1.365, de 8 de julho de 2013. Ministério da Saúde. Linha de Cuidado ao Trauma na Rede de Atenção às Urgências e Emergências. [Acesso em: 21 mar 2016] Disponível em: http://bvsms.saude.gov.br/bvs/saudelegis/gm/2013/prt1365_08_07_2013.html

Colégio Americano dos Cirurgiões. Advanced Trauma Life Support (ATLS). Comitê de Trauma: suporte avançado de vida no trauma. Manual do curso de alunos. 9. ed. Chicago: Elsevier; 2012.

Evans DC, Gerlach AT, Christy JM, Jarvis AM, Lindsey DE, Whitmill ML, et al. Pre-injury polypharmacy as predictor of outcomes in trauma patients. Int J Crit Illn Inj Sci. 2011;1(2):104-9.

Fischer PE, Perina DG, Delbridge TR, Fallat ME, Salomone JP, Dodd J, Bulger EM, Gestring ML. Spinal Motion Restriction in the Trauma Patient – A Joint Position Statement. Prehospital Emergency Care. 2018;22:659-61.

National Association of Emergency Medical Technicians. American College of Surgeons. Committee on Trauma. Atendimento pré-hospitalar ao traumatizado, PHTLS/NAEMT. 7. ed. Rio de Janeiro: Elsevier; 2011.

Society of Trauma Nurses. Advanced trauma care for nurses (ATCN): manual do curso de alunos. Lexington: STN; 2013.

State of Ohio State Board of Emergency Medical Services Trauma Committee. Geriatric Trauma Task Force. Report and Recommendations. 2007. [Acesso em: 20 mar 2016]. Disponível em: http://www.publicsafety.ohio.gov/links/ems_geriatric_triage.pdf

Yelon JA, Luchette FA. Geriatric trauma and critical care. New York: Springer; 2014.

6
Trauma Cranioencefálico

*Lucia Tobase, Edenir Aparecida Sartorelli Tomazini,
Simone Valentim Teodoro, Luciana Vannucci, Elaine Cristina
Rodrigues Gesteira e Miriam de Araujo Campos*

INTRODUÇÃO

O trauma cranioencefálico (TCE) é uma agressão que ocorre em curto espaço de tempo, às vezes segundos, mas que provoca consequências que podem estender-se por longos períodos ou mesmo por toda a vida, na pessoa acometida, em função do déficit – transitório ou permanente – das atividades físicas, cognitivas, emocionais, sociais ou profissionais e cujos efeitos reverberam também nos familiares e na sociedade.

É altamente prevalente em homens jovens, com significativa morbimortalidade, o que justifica as ações preventivas desse agravo.

Considerando que as políticas públicas e as medidas de prevenção são estabelecidas a partir das causas identificadas, exige-se a descrição correta da etiologia do TCE, por vezes prejudicada pela subnotificação, em geral por informação errônea. Tomemos como exemplo as quedas, frequentemente mencionadas como causa do trauma, mas que, em vários casos, são quedas de motocicletas, o que configura acidente de trânsito. Assim, a participação do profissional de saúde também é fundamental no delineamento do perfil epidemiológico real desse trauma.

Entre as regiões topográficas do corpo humano, o segmento cefálico é a terceira região anatômica mais acometida em situações de trauma, sofrendo lesões estruturais diversas:

- Lesões extracranianas são associadas a ferimentos do couro cabeludo, como os do tipo cortocontuso lacerações e requerem cuidado no controle do sangramento externo, uma vez que se trata de uma região bastante vascularizada. Já a coleção serossanguinolenta, localizada sob a aponeurose galeal, origina o hematoma subgaleal
- Lesões cranianas, como as fraturas de crânio, acometem a caixa craniana, podendo ser do tipo linear, cominutiva, com ou sem afundamento; predispondo as estruturas internas ao risco de comprometimento, principalmente em caso de trauma com afundamento, presença de fístulas liquóricas e risco para infecções
- Lesões intracranianas ocorrem no interior da caixa craniana, atingindo meninges, vasos e encéfalo; podem ser do tipo focal, como hematoma extradural, subdural e intraparenquimatoso; ou do tipo difusa, como concussão, lesão axonal difusa, edema e ingurgitação cerebral.

CLASSIFICAÇÃO DO TCE

As fases do TCE compreendem: a fase aguda, do momento do trauma até a 1ª semana; a fase subaguda, que se estende da 2ª a 3ª semana; e a fase crônica, que diz respeito ao período subsequente à 3ª semana.

Com base na escala de coma de Glasgow e alterações apresentadas, o TCE pode ser classificado, segundo a gravidade, em diferentes níveis:

- Mínima: escala de coma de Glasgow = 15, sem perda de consciência ou amnésia

- Leve: escala de coma de Glasgow = 14 ou 15, com amnésia transitória ou breve perda de consciência
- Moderada: escala de coma de Glasgow = 9 a 13, ou perda de consciência superior a 5 min / ou déficit neurológico focal
- Grave: escala de coma de Glasgow = 5 a 8
- Crítico: escala de coma de Glasgow = 3 a 4

CARACTERÍSTICAS E CUIDADOS DO TCE POR FAIXA ETÁRIA

Considerando que o cérebro está contido na caixa craniana, a capacidade de expansão é limitada diante do efeito de massa decorrente do edema, com maior risco de elevação da pressão intracraniana e herniação uncal transtentorial. Por isso, detalhes aparentemente simples, como observação das pupilas e presença de anisocoria, controle dos sinais vitais e alteração do padrão respiratório e frequência cardíaca podem indicar anormalidade silenciosa, na tentativa de o cérebro buscar espaço para acomodação. A fase inicial do efeito de massa, seja por edema ou hemorragia, é assintomática, pois, com o aumento da pressão intracraniana, ocorre redução do volume de liquor e da circulação sanguínea no cérebro. Embora o prognóstico seja pior em adultos do que em crianças menores, quando estas – quanto mais tenra a idade – possuem fontanelas abertas, tendem a apresentar sequelas mais graves e permanentes, com acometimento da mobilidade, da fala e da capacidade de comunicação, riscos de infecção e manutenção da integridade da pele, pela propensão na formação de lesões por pressão.

Ainda em relação ao trauma em crianças, a cabeça e pescoço são as áreas mais atingidas. Nos primeiros anos de vida, as quedas são frequentes e o TCE sobrevém pela desproporção da cabeça, maior em relação ao corpo e por menor habilidade motora, ainda imatura nessa fase, inclusive para perceber os riscos de exposição ao perigo. As lesões difusas são comuns pela desproporção entre a cabeça e o tronco, favorecendo o movimento pendular, além da imaturidade encefálica.

Em menores de 3 anos, o TCE também pode indicar maus tratos, em caso de lesões por impacto ou decorrente de movimentos repetidos, ao sacudir a criança – caracterizando a síndrome do "bebê sacudido ou chacoalhado" (do inglês, *shaken baby syndrome*). Os movimentos violentos provocam rompimento das veias-pontes e hematoma no espaço subdural, hemorragia na retina e edema cerebral. Em geral, os meninos são os mais acometidos, por apresentarem mais cólicas e chorarem mais. Pais ou responsáveis são frequentemente apontados como agressores, indicando situações de desestruturação familiar associadas ao uso abusivo de substâncias ou álcool. A criança pode apresentar desde mudança no comportamento, no padrão alimentar e do sono, convulsão e paralisia, até alteração visual e cegueira, além de lesões no ombro, tórax e nas extremidades.

Em crianças maiores existe a necessidade de orientação para o uso de equipamentos e dispositivos de segurança na prática esportiva em atividades de lazer com bicicleta e patins, bem como o uso de cinto de segurança enquanto passageiro de veículo.

Já no que se refere a idosos, com o avançar da idade verifica-se a diminuição da massa encefálica, o que favorece maior impacto do órgão contra a caixa craniana, agravando o quadro, mesmo quando, aparentemente, não sugestivo de grande impacto ou velocidade. Em função da ausência de manifestações clínicas correlatas, a formação de edema, o sangramento e o aumento da pressão intracraniana podem não ser identificados de imediato. O uso diário de medicamento anticoagulante ou antiagregante plaquetário pode agravar a hemorragia e é possível que a hipovolemia ocasione hipotensão e isquemia cerebral.

CINEMÁTICA E BIOMECÂNICA NO TCE

Em relação à cinemática e biomecânica do trauma, de acordo com a força agressora, o mecanismo de trauma pode ocasionar o TCE por impacto, mediante a aplicação de determinada quantidade de energia na área craniana. Essa energia é dissipada em intensidade variável ao ser transferida para as estruturas adjacentes, segundo a extensão da área atingida, o tipo de objeto causador do impacto e a força aplicada no contato com o segmento cefálico, o que resulta em contusão, laceração, fratura e hemorragia.

Outro mecanismo de trauma está ligado à inércia. Em razão das diversas estruturas possuírem diferentes densidades na região cranioencefálica, quando associadas à energia cinética, em movimentos de aceleração e desaceleração cerebral, elas respondem de maneira distinta aos movimentos aos quais são expostas. Como o cérebro possui relativa mobilidade na caixa craniana, sofre ao absorver a energia cinética do movimento, conforme a velocidade a que o corpo é submetido. Em consequência, a movimentação que provoca uma força inercial pode ser de dois tipos: translacional, passível de ocasionar a ruptura de vasos, estiramento dos axônios e lesões focais, contusões e hematomas intraparenquimatosos; e rotacional, que origina concussão e lesão axonal difusa. Não raro, pode ocorrer a associação desses dois tipos, conforme o trauma em questão. Frequentemente, o TCE é causado por agentes agressores, como acidentes no trânsito envolvendo veículos, motocicletas e quedas; além de agressão e violência interpessoal, acidente desportivo e de trabalho e ferimentos por projétil de arma de fogo.

FISIOPATOLOGIA

Na fisiopatologia do TCE, a transferência de energia decorrente de trauma pode ocasionar duas categorias de lesão cerebral. É considerada primária a lesão proveniente do trauma no momento em que ocorre a agressão, consequente do impacto direto e imediato, atingindo estruturas variadas no couro cabeludo, na parte óssea, nos envoltórios meníngeos e no encéfalo. A categoria de lesão secundária refere-se aos processos continuados decorrentes das lesões primárias, sobrevinda de alterações provocadas após a agressão, por fatores intra e extracerebrais, como edema e morte celular. Os mecanismos estão relacionados ao aumento de massa intracraniana, por hematomas e coágulos resultantes de hemorragia inicial, que provocam elevação da pressão intracraniana e alto risco de herniação transtentorial.

As manifestações clínicas variam de acordo com o tipo de lesão e o agente causal. Externamente, devem-se investigar lesões aparentes, edema, equimose, fratura craniana, laceração no couro cabeludo, sangramento nasal e auricular. A ocorrência de náuseas, vômitos, cefaleia, anisocoria, alteração do nível de consciência e do comportamento, comprometimento das funções cognitivas e sensorimotoras são frequentes, além da alteração de memória, na fase aguda, subaguda e crônica após o TCE. Na fase aguda, após TCE leve, a amnésia pós-traumática, com ou sem perda de consciência, é resultado da concussão. Pode ocorrer alteração da fala e da capacidade de comunicação.

Suspeita-se de fratura de base de crânio ao observar imediatamente a saída de liquor ou li-quorreia em cavidade oral, nasal ou auricular. Isso requer especial atenção para diferenciar a presença desse líquido, miscível com sangue, em quadro de hemorragia. Nessa condição, a aspiração de cavidade oral e vias respiratórias com sonda flexível é contraindicada, recomendando-se o cateter de ponta rígida. Mais tardiamente, manifesta-se hematoma retroauricular (sinal de batalha), hematoma periorbitário (sinal do "olho de guaxinim"). Em casos mais graves, o paciente pode evoluir com mau ajustamento psicológico, coma e morte.

Alterações do estado neurológico podem sugerir uso abusivo de substâncias e álcool e distúrbios metabólicos, assim como o mecanismo de trauma e possível lesão do sistema nervoso central. Aqui é importante identificar se a alteração decorre do trauma atual ou se era um déficit preexistente por agravo anterior, como acidente vascular encefálico, paralisia ou fratura antiga.

A respeito dos recursos diagnósticos, os exames de imagem são especialmente importantes para avaliação da integridade óssea e comprometimento encefálico, como radiografia, tomografia, ressonância magnética e tractografia. Na avaliação neurológica com base na Escala de Coma de Glasgow para análise da gravidade do TCE, o escore obtido entre 3 e 8 caracteriza quadro grave. Requer intervenções para manter a via respiratória patente, por meio de intubação traqueal, suporte ventilatório e intervenções específicas, segundo o quadro apresentado.

Entre os objetivos essenciais do tratamento dos pacientes com TCE estão prevenir lesão secundária, assegurar oxigenação e ventilação adequadas e controlar pressão arterial e intracraniana, a fim de manter e otimizar a perfusão cerebral.

ATENDIMENTO PRÉ-HOSPITALAR

No atendimento imediato no local da ocorrência, é fundamental investigar se houve perda da consciência, ainda que momentânea. Durante a entrevista, na avaliação secundária, estabelecer perguntas objetivas permitirá que o profissional avalie as repostas e possa determinar as condições de memória ou possível amnésia transitória, organização do pensamento orientado ou estado confusional. O controle da pressão arterial é importante, no esforço de manter a pressão arterial sistólica (PAS) em pelo menos 90 mmHg para assegurar o fluxo sanguíneo cerebral. A avaliação inicial requer raciocínio crítico, conforme as ações propostas no algoritmo (Figura 6.1), na compreensão do estado geral da pessoa, interpretação, associação de sinais e sintomas e intervenção requerida. Por exemplo, inquietação e agressividade podem ser traduzidas como consequência de hipoxia, inicialmente compensada com oxigenoterapia, embora também possa ter relação com uso abusivo de substâncias.

ATENDIMENTO HOSPITALAR

No tratamento definitivo no âmbito do serviço de saúde, a identificação de lesões na estrutura craniana é fundamental para determinar lesões não percebidas e prevenir outras. As dificuldades, ainda que transitórias, de fala, visão e capacidade motora oferecem indícios na associação de possíveis áreas cerebrais afetadas. Exames complementares por imagem contribuem para a precisão diagnóstica e controle do quadro, inclusive se indicação operatória. Além do efeito de massa, na formação de hematoma extradural, subdural ou intraparenquimatoso, a hipoxia e a hipotensão também são fatores que influenciam negativamente na fisiologia cerebral, uma vez que o cérebro lesado no trauma é muito sensível às alterações de oxigenação. Em contrapartida, as lesões cerebrais podem causar alteração na capacidade de sustentar a efetividade da ventilação.

Outro aspecto, muitas vezes negligenciado, é a manutenção do decúbito elevado a 30° com alinhamento do mento com o esterno, mais conhecido como posição mento esternal a 30°. Esse posicionamento favorece a boa circulação cerebral por meio do alinhamento dos vasos do pescoço e da boa ventilação, além de prevenir a formação de lesão por pressão em região sacral, ao minimizar o movimento de cisalhamento quando em decúbito dorsal. Geralmente, em estados graves com edema cerebral, há a necessidade de descompressão cerebral cirúrgica ou colocação de cateter para monitorar a pressão intracraniana (PIC). O valor de normalidade da PIC é de 10 a 20 mmHg. Valores acima disso caracterizam hipertensão intracraniana (HIC), podendo levar o indivíduo a óbito em minutos a depender da velocidade da instalação do processo expansivo intracerebral.

O cateter de PIC permite, na derivação ventricular externa, a drenagem liquórica por diferença de pressão. Deve-se atentar para a ma-

Avaliar a segurança de cena
Assegurar estabilização da cabeça, e, se indicado, restrição de movimentos da coluna com colar cervical e prancha rígida ou a vácuo
Realizar avaliação primária e secundária, promovendo o acolhimento
Avaliar diâmetro, simetria e fotorreação pupilar

↓

Iniciar oxigenoterapia
Efetuar curativo oclusivo e contenção da hemorragia externa
Aspirar vias respiratórias com dispositivo de ponta rígida, se necessário
Proceder punção venosa ou intraóssea
Verificar glicemia capilar
Iniciar a terapêutica farmacológica: fluidos, anticonvulsivantes e analgésicos
Monitorizar sinais vitais, oximetria, padrão respiratório e neurológico
Aplicar escala de Glasgow, RTS

↓

Controlar possível crise convulsiva
Observar presença de otorrinoliquorragia
Assegurar via respiratória avançada, se necessário
Prevenir hipotermia

↓

Comunicar a central de regulação
Transportar ao serviço de saúde

Figura 6.1 APH no traumatismo cranioencefálico. RTS: *revised trauma score* (escala revisada de trauma).

nipulação asséptica e a altura da bolsa coletora nessa derivação.

Cuidados específicos de enfermagem devem ser implementados a fim de minimizar a alteração de pressão intracraniana, como o correto posicionamento no leito, manutenção de vias aéreas pérvias por meio de aspiração endotraqueal, prevenção de infecção por meio de troca de curativos e observação de sinais flogísticos em punções vasculares, monitoramento da temperatura corporal, da pressão arterial, do padrão e das frequências respiratória e cardíaca (tríade de Cushing). A escala de coma de Glasgow avalia o nível de consciência e deve ser aplicada sistematicamente para acompanhar a evolução do quadro. Outros parâmetros a serem observados são o reflexo fotomotor e tamanho das pupilas – a anisocoria pode indicar aumento de processo expansivo intracerebral.

Uso de medicamentos como manitol, dexametasona, fenitoína e sedativos também é indicado para conter a PIC. Todas essas são medidas eficazes na avaliação contínua do paciente com TCE, conforme esquematizado no algoritmo (Figura 6.2).

DIAGNÓSTICOS DE ENFERMAGEM

Os principais diagnósticos e intervenções de enfermagem para o TCE estão relacionados a alterações no padrão respiratório, no controle térmico, no acompanhamento e na avaliação multiprofissional de possíveis lesões neurológicas. Os resultados esperados após as intervenções sugeridas estão apontados na Tabela 6.1.

CONSIDERAÇÕES FINAIS

Nesse tipo de trauma, o atendimento emergencial inicial é decisivo para a estabilização do indivíduo, e, a partir de então, é imperativa a atenção para evitar lesões secundárias, devido à expectativa reduzida de recuperação do tecido neural em relação à capacidade de regeneração e reparação da área lesada. No âmbito da prevenção, estabelecer políticas públicas,

Atender na sala de emergência
Obter e valorizar os dados da cena com a equipe de APH
Investigar fatores de risco: alcoolismo e uso de anticoagulante
Manter restrição de movimento da coluna e, se indicado, com uso de colar cervical, prancha rígida e mobilização em bloco
Avaliar responsividade, reatividade e reação pupilar
Avaliar segmento cefálico: ferimentos, fraturas, hematomas, otorrinorragia

Garantir permeabilidade de via respiratória e suporte ventilatório
Realizar aspiração de vias respiratórias com dispositivo de ponta rígida
Monitorar PA, FC, FR, oximetria, ECG
Puncionar acesso venoso e coletar sangue para exames
Administrar terapia farmacológica: fluidos aquecidos, analgésico, anticonvulsivante
Conter hemorragia e preparar material para curativo/sutura
Controlar glicemia capilar
Solicitar avaliação do especialista

Associar mecanismo de trauma com outras lesões
Encaminhar para radiografia e tomografia de crânio e de coluna cervical
Passar SNG e manter aberta
Manter decúbito elevado, se possível
Observar padrão respiratório, neurológico, crise convulsiva

Documentar assistência e informar profissional responsável na unidade receptora
Providenciar transporte e transferência (CC, UTI, unidade de internação)
Considerar situação de morte encefálica e potencial doador
Orientar familiares

Figura 6.2 Atendimento hospitalar no TCE. PA: pressão arterial; FC: frequência cardíaca; FR: frequência respiratória; ECG: eletrocardiografia; SNG: sonda nasogástrica; CC: centro cirúrgico; UTI: unidade de terapia intensiva.

Tabela 6.1 Diagnóstico de enfermagem e intervenção em casos de trauma cranioencefálico.

Diagnóstico de enfermagem	Resultados esperados	Intervenções principais e sugeridas
Padrão respiratório ineficaz	Passagem traqueobrônquica aberta e limpa	Aspiração de vias respiratórias; controle de vias respiratórias
	Movimento de entrada e saída de ar dos pulmões	Assistência ventilatória; controle de vias respiratórias e monitoramento respiratório
	Parâmetros vitais esperados para o indivíduo	Monitoramento
Volume de líquidos deficiente	Equilíbrio de eletrólitos e não eletrólitos nos compartimentos intra e extracelular do organismo	Controle acidobásico Monitoramento de eletrólitos Monitoramento neurológico Regulação hemodinâmica
	Quantidade de água nos compartimentos intra e extracelular do organismo	Controle hídrico Terapia intravenosa Controle do choque: hipovolêmico Reposição rápida de líquidos
Nutrição desequilibrada: menor que as necessidades corporais	Componentes dos fluidos corporais e indicadores químicos do estado nutricional	Controle hidreletrolítico
Termorregulação ineficaz	Equilíbrio entre a produção, o aumento e a perda de calor	Regulação da temperatura Administração de medicamentos Controle hídrico Monitoramento de sinais vitais
Processos do pensamento perturbados	Estado de alerta, orientação e atenção em relação ao ambiente	Controle do ambiente: segurança Monitoramento neurológico Promoção da perfusão cerebral

Fonte: Johnson *et al.*, 2009.

mecanismos regulatórios, parcerias entre serviços de trânsito, instituições de saúde e de ensino, como a implementação de programas de prevenção ao trauma, possibilita o acesso e a transformação do conhecimento em atitudes e comportamentos mais seguros, desde o indivíduo até a sociedade como um todo.

BIBLIOGRAFIA

Aehlert B. Suporte Avançado de Vida em Pediatria (PALS). Emergências pediátricas: guia de estudo. 3. ed. Rio de Janeiro: Elsevier; 2014.

Brasil. Ministério da Saúde. Secretaria de Atenção à Saúde. Departamento de Ações Programáticas Estratégicas. Diretrizes de atenção à reabilitação da pessoa com traumatismo cranioencefálico. Brasília: Ministério da Saúde; 2015.

Brasil. Ministério da Saúde. Portaria n. 1.365, de 8 de julho de 2013. Aprova e institui a Linha de Cuidado ao Trauma na Rede de Atenção às Urgências e Emergências. [Acesso em: 4 jan 2017] Disponível em: http://portalsaude.saude.gov.br/images/pdf/2014/maio/20/Trauma-Diretrizes.pdf.

Brasil. Ministério da Saúde. Secretaria de Atenção à Saúde. Protocolos de Intervenção para o SAMU 192 – Serviço de Atendimento Móvel de Urgência. 2. ed. Brasília: Ministério da Saúde; 2016. [Acesso em: 4 jan 2017] Disponível em: http://portalsaude.saude.gov.br/images/pdf/2016/outubro/26/livro-avancado-2016.pdf.

Colégio Americano de Cirurgiões. Advanced Trauma Life Support (ATLS). Comitê de Trauma: Suporte avançado de vida no trauma. Manual do curso de alunos. 9. ed. Chicago: Elsevier; 2012.

Fischer PE, Perina DG, Delbridge TR, Fallat ME, Salomone JP, Dodd J, Bulger EM, Gestring ML. Spinal Motion Restriction in the Trauma Patient – A Joint Position Statement. Prehospital Emergency Care. 2018;22:659-61.

Gentile JKA, Himuro HS, Rojas SSO, Veiga VC, Amaya LEC, Carvalho JC. Condutas no paciente com trauma cranioencefálico. Rev Bras Clin Med. 2011;9(1):74-82.

Johnson M, Bulechek G, Butcher H, Dochterman JM, Maas M. Ligações NANDA, NOC e NIC: diagnósticos, resultados e intervenções de enfermagem. 2. ed. Porto Alegre: Artmed; 2009.

Martins HS, Damasceno MCT, Awada SB. Prontosocorro: condutas do Hospital das Clínicas da Faculdade de Medicina da Universidade de São Paulo. 2. ed. Barueri: Manole; 2008.

National Association of Emergency Medical Technicians. American College of Surgeons. Committee on Trauma. Atendimento pré-hospitalar ao traumatizado – PHTLS/NAEMT. 7. ed. Rio de Janeiro: Elsevier; 2011.

National Association of Emergency Medical Technicians. PHTLS: atendimento pré-hospitalar ao traumatizado. 8. ed. Burlington, MA: Jones & Bartlett Learning; 2016.

Oliveira RG. Blackbook Pediatria. 4. ed. Belo Horizonte: Blackbook; 2011.

Society of Trauma Nurses. Advanced trauma care for nurses (ATCN). Lexington: STN; 2013.

7 Trauma Vertebromedular

Lucia Tobase, Edenir Aparecida Sartorelli Tomazini, Simone Valentim Teodoro, Luciana Vannucci, Elaine Cristina Rodrigues Gesteira e Miriam de Araujo Campos

INTRODUÇÃO

O trauma vertebromedular, também conhecido como trauma raquimedular (TRM), acontece quando a coluna vertebral é lesionada por um agente externo, geralmente ocasionando fratura ou luxação e acometendo a estrutura óssea, ligamentar, medular, discal, vascular ou radicular. Esse trauma é predominante na população masculina jovem, sendo ocasionado por atropelamento, acidente de trânsito, queda, ferimentos por projétil de arma de fogo e arma branca, atividades esportivas, mergulhos – principalmente em águas rasas – e agressão interpessoal. Em geral, não acontece isoladamente, podendo estar associado a outras lesões, no chamado trauma multissistêmico, desde lesão em face, cabeça e traumatismo cranioencefálico (TCE), até o tronco, quando atinge a coluna vertebral.

Considerando que a cabeça humana pesa cerca de 6 kg, as forças que agem sobre ela tornam a coluna mais suscetível a lesões, justificando a maior incidência de lesão vertebromedular em cerca de 50% na região cervical, além da lombossacra e, menos frequentemente, na região torácica, que resulta em sequelas temporárias ou permanentes. A gravidade desse tipo de lesão acarreta danos físicos, neurológicos e psicológicos, fazendo com que, em muitos casos, seja necessária a interrupção das atividades escolares e profissionais dos pacientes, com sérias repercussões na esfera individual, familiar e social.

Esses danos também acometem as crianças, daí a prevenção ser considerada como um dos aspectos prioritários. O alto índice de trauma vertebromedular decorrente de queda, acidente doméstico e de trânsito evidenciam a importância da supervisão de um adulto e das medidas legais sobre o uso de dispositivos de segurança e contenção em veículos, conforme a faixa etária.

O trauma vertebromedular em crianças difere do adulto pelas especificidades anatômicas e fisiológicas; as colunas cervical e torácica são mais suscetíveis à lesão. Os menores de 8 anos têm a cabeça proporcionalmente maior em relação ao corpo, o que torna o impacto mais intenso na coluna cervical, sendo comuns as lesões e fraturas nas vértebras (C1 a C4). Os corpos vertebrais têm formato de cunha, são achatados e mais cartilaginosos do que ósseos; a musculatura paravertebral ainda em desenvolvimento aumenta os riscos de lesão, principalmente nos traumas de aceleração-desaceleração e quedas. Por outro lado, a maior mobilidade e flexibilidade da coluna aumenta a capacidade de absorção de energia, contribuindo na redução de lesões ósseas.

No entanto, essas características conferem menor proteção à medula espinal, tornando os danos mais graves, com manifestações clínicas inespecíficas. Na criança, a maioria das lesões está relacionada a cartilagem e ligamentos; estes últimos não são igualmente fortes como nos adultos, o que significa lesão ligamentar e na medula espinal sem necessariamente apresentar lesão óssea. Essa condição, denominada síndrome da lesão da medula espinal sem anormalidades radiográficas, pode acarretar déficit neurológico tardio e mal prognóstico se não identificada corretamente.

Já em idosos, a lesão vertebromedular na mobilização do pescoço pode ocorrer independentemente de trauma na coluna, por exemplo, na vigência de artrite degenerativa da coluna cervical. Nessa condição, é importante empregar o colar cervical de maneira cuidadosa para não comprimir a região e prejudicar a irrigação para o cérebro, o que pode ocasionar estado de inconsciência ou acidente vascular encefálico.

Além disso, a diminuição da densidade óssea predispõe o idoso ao risco de fratura vertebral espontânea e de lesão medular, inclusive durante a imobilização e encaminhamento no transporte.

Nessa faixa etária, algumas doenças degenerativas e psiquiátricas, como Alzheimer e demência senil, podem prejudicar a qualidade das respostas e influenciar na avaliação do idoso traumatizado. Ainda, situações de maus-tratos e violência devem ser cuidadosamente observados.

CINEMÁTICA E BIOMECÂNICA DO TRAUMA VERTEBROMEDULAR

Na cinemática e biomecânica do trauma vertebromedular, os mecanismos de rotação, compressão, flexão e possíveis combinações entre eles podem resultar em lesão classificada como estável ou instável. Como a coluna vertebral tem a forma de um "S", ela sofre com a distribuição da energia proveniente de forças por compressão, como em impactos na cabeça e quedas, que provocam fraturas. Já os movimentos de aceleração e desaceleração, comuns em acidentes de trânsito, resultam em flexão, extensão, rotação ou tração excessiva, originando lesões ósseas, dilaceração dos músculos, ligamentos ou estiramento da medula espinal.

Embora o uso de dispositivos de contenção, como cinto de segurança, previna outros danos, isoladamente não evitam a lesão vertebromedular, principalmente nos movimentos de (des)aceleração. Por isso, a capacidade de locomoção da pessoa traumatizada não exclui a existência de lesão. Não raro, as vítimas encontradas andando na cena do acidente ou que chegam caminhando ao serviço de emergência podem apresentar lesões vertebromedulares instáveis.

As falhas no reconhecimento e no atendimento imediato podem resultar em lesão irreparável, pois ainda que o impacto inicial na coluna vertebral não atinja a medula, a movimentação inadequada da coluna pode provocar lesão vertebromedular ou ainda tornar comple-ta uma lesão que era incompleta, em decorrência de desatenção, menor valorização dos riscos e da gravidade, além do manejo, mobilização e/ou transporte inadequado do paciente.

FISIOPATOLOGIA

A fisiopatologia é caracterizada pela ocorrência de lesão primária quando o tecido nervoso é comprometido imediatamente o trauma, seja ele do tipo fechado ou penetrante, de natureza isquêmica ou compressiva, desde a concussão transitória até a contusão, laceração, compressão da substância medular, secção ou perda de tecido.

A concussão da medula resulta da interrupção temporária das funções da medula distal à lesão. Pode ocorrer choque medular, de duração variável e imprevisível, caracterizado pela perda temporária da função sensitiva e motora, flacidez e paralisia, com perda dos reflexos abaixo do nível da lesão.

Na lesão secundária, decorrente da primária, acontece resposta inflamatória, advém o estado de hipoperfusão se hipotensão arterial, isquemia, morte tecidual e provável dano irreversível. Por isso, a prevenção desse tipo de lesão contribui para o bom prognóstico do paciente.

As manifestações clínicas no trauma vertebromedular variam segundo a localização da lesão e podem incluir alterações na coluna, como: deformidade; crepitação; queixa de dor no pescoço ou na coluna; disfunção sensitiva, térmica e/ou motora, unilateral ou bilateral; alteração das funções fisiológicas, do controle esfincteriano; presença de priapismo e de reflexos patológicos, como Babinski e Oppenheim.

Os danos no sistema nervoso autônomo podem resultar em choque neurogênico. Com o rompimento da medula, o mecanismo de controle simpático é prejudicado, impossibilitando o controle da musculatura da parede dos vasos sanguíneos, o que provoca vasodilatação. Esse aumento do compartimento vascular e a redução da resistência vascular produz hipovolemia e reduz a pressão arterial. Associada à hipotensão arterial sistêmica, ocorre bradicardia não relacionada à perda sanguínea, por isso a pele se apresenta quente e seca, sem maiores alterações no padrão de oxigenação periférica, indicando pouca variação na oximetria.

Em consequência, pode advir insuficiência cardíaca, exigindo intervenções cardiovasculares, uso de vasopressores e marca-passo. A correção da hipotensão é requerida quando abaixo de 90 mmHg, sendo aceitáveis valores pressóricos entre 85 e 90 mmHg, na suspeita de lesão vertebromedular. Dependendo da localização da lesão pode ocorrer estase venosa, refluxo gastresofágico, insuficiência respiratória e apneia.

Ainda que o foco da atenção no atendimento à vítima de trauma vertebromedular seja a avaliação das respostas em relação à dor, preservação de reflexos, da sensibilidade e capacidade de movimentação, é preciso ponderar a confiabilidade dessas respostas.

O uso abusivo de álcool e outras substâncias pode diminuir a sensibilidade e prejudicar a avaliação da gravidade das lesões. Outras barreiras, como estado da saúde mental, dificuldade de comunicação dos profissionais com portadores de deficiência ou com pessoas que falam outro idioma, influenciam na avaliação efetiva.

Por outro lado, é necessário ponderar que a restrição de movimento da coluna, sem indicação, utilizando prancha longa rígida, principalmente por tempo prolongado, produz efeitos adversos em indivíduos saudáveis, como dor, aumento do esforço respiratório, isquemia cutânea e risco para formação de lesão por pressão.

De todo modo, é necessário realizar exame minucioso para verificar se, de fato, há indicação para restringir o movimento da coluna e, em caso positivo, quando possível, providenciar o acolchoamento prévio da prancha pode promover algum conforto ao paciente, conforme a necessidade de maior tempo de permanência sobre o equipamento.

Nesse contexto, o atendimento específico ao infante apresenta peculiaridades, em razão da eventual dificuldade de obter respostas; por isso, a empatia e a afinidade do paciente com o profissional contribuem para a aceitação da assistência orientada. Segundo as características da criança, idade, tamanho e compleição física, capacidade de comunicação e de colaboração, cabe ao profissional selecionar a técnica e os dispositivos mais adequados para a restrição dos movimentos da coluna.

É necessário, inclusive, que o profissional esteja capacitado para a retirada correta da criança contida em cadeira ou assento infantil no interior de veículo.

Entretanto, conforme a situação no atendimento, a utilização de dispositivos, como colar cervical, pode contribuir para intensificar a agitação da criança. Nesses casos, a solicitação da colaboração é imbuída não apenas da intencionalidade técnica, mas da aproximação afetiva que, favorecida pelo tom de voz adequado e toque acolhedor, pode ser mais efetiva para a aceitação e prestação da assistência, além de evitar a piora da lesão.

Quando possível, a presença de familiar ou pessoa conhecida durante a execução dos procedimentos também contribui para tranquilizar a criança, minimizar as barreiras de comunicação e aumentar a efetividade do cuidado.

CLASSIFICAÇÃO DA LESÃO MEDULAR

Ao acometer os elementos neurais da medula espinal, a lesão pode resultar em diversos graus de déficits sensorimotores e disfunção autonômica e esfincteriana. A disfunção neurológica pode ser temporária ou permanente e completa ou incompleta.

De acordo com a resposta do paciente, as lesões medulares podem ser avaliadas quanto à gravidade, com variações que expressam o grau de sensibilidade, de movimentação ativa por ato voluntário, paralisia ou condições não testadas, segundo o nível de comprometimento e escala de classificação.

O nível neurológico refere-se ao segmento mais inferior da medula, com sensibilidade e função motora normais nos lados direito e esquerdo do corpo. Conforme o nível afetado, pode resultar em tetraplegia, decorrente de lesão cervical, e ocasionar comprometimento dos 4 membros, superiores e inferiores; ao resultar em paraplegia, compromete os membros inferiores.

Uma vez estabelecido o nível da lesão, a escala da American Spinal Injury Association (ASIA), graduada de A a E (Tabela 7.1), permite identificar alterações sensitivas e motoras e o tipo de lesão, com alterações que variam desde a ausência de resposta até a condição de normalidade, mediante a aplicação de estímulos nos diferentes dermátomos e miótomos.

A zona de preservação parcial compreende os dermátomos e miótomos localizados abaixo do nível neurológico e que se mantêm parcialmente inervados; e é avaliada em lesões completas. A sensibilidade dolorosa pode ser testada com agulha descartável e toque leve com chumaço de algodão. O teste motor é feito por meio de exame muscular, sendo o grau de força

66 Parte 2 | Emergências Traumáticas

Tabela 7.1 Escala ASIA para classificação de lesão medular.

ASIA	Características da lesão
A	Lesão medular completa; ausência das funções motora e sensitiva a partir do segmento lesado
B	Lesões motoras completa e sensitiva incompleta; alguma função sensitiva e/ou motora abaixo do nível neurológico
C	Lesões sensitiva e motora incompletas; função motora preservada abaixo do nível da lesão
D	Lesão incompleta; função motora preservada abaixo do nível da lesão
E	Sem lesão; funções motora e sensitiva normais

motora determinado por escala que varia de 0 a 5, com 0 correspondendo a paralisia total e 5 ao movimento ativo normal. As gradações intermediárias avaliam a presença de contração e a capacidade de realizar movimento ativo.

O exame no orifício anal, com a introdução de um dedo para avaliar o esfíncter externo, tem por finalidade determinar se a lesão é completa ou incompleta.

ATENDIMENTO PRÉ-HOSPITALAR

No atendimento inicial, diante da impossibilidade de obter informações sobre o evento, se paciente não for responsivo ou se apresentar traumatismo acima da clavícula, há suspeita de trauma vertebromedular.

Após avaliação da cena e avaliação primária, a identificação das respostas relacionadas à manutenção de sensibilidade e motricidade na avaliação secundária é determinante no cuidado, manejo adequado e prevenção de lesões graves, como as medulares, de difícil reparação.

A restrição de movimento da coluna, desde a estabilização manual da cabeça até o alinhamento em relação ao tronco, é fundamento indispensável nos casos em que há indicação deste procedimento. No entanto, em caso de manifestação de dor ou resistência à tentativa de alinhamento, é prudente manter a cabeça na posição em que foi encontrada e solicitar auxílio ao paciente para limitar os movimentos.

Nessa condição, investigar se a limitação pode ser compatível com alterações congênitas, deformidades degenerativas ou problemas preexistentes, a fim de contribuir para a avaliação assertiva e o manejo seguro, além das medidas indicadas no algoritmo apresentado na Figura 7.1.

Avaliar a segurança de cena
Promover o acolhimento
Realizar avaliação primária com estabilização manual da cabeça e, se indicado, restrição do movimento da coluna com colocação do colar cervical e uso da prancha rígida
Prosseguir na avaliação secundária em busca de quadriplegia ou paraplegia
Manter a privacidade

Monitorar sinais vitais, oximetria
Iniciar oxigenoterapia
Realizar a punção venosa ou intraóssea
Iniciar terapia farmacológica com fluidos e analgésicos
Aplicar escalas de Glasgow e RTS
Avaliar e monitorar o nível de função motora e sensibilidade
Observar relaxamento esfincteriano
Prevenir hipotermia

Comunicar a central de regulação
Transportar ao serviço de saúde

Figura 7.1 APH no trauma vertebromedular. RTS: *revised trauma score* (escala revisada do trauma).

ATENDIMENTO HOSPITALAR

Após analisar a cinemática e a biomecânica do trauma, prioriza-se a restrição dos movimentos da cabeça e da coluna, a investigação da história, o exame físico e neurológico, complementados com estudos diagnósticos, por meio de radiografia, tomografia e ressonância magnética, além da avaliação do especialista, quando possível, como proposto no algoritmo da Figura 7.2.

Na ocorrência de choque neurogênico, com hipotensão sem taquicardia e com vasodilatação periférica, na ausência de sangramento, a reposição volêmica isolada pode não ser suficiente para restaurar a pressão arterial, o que pode ser viabilizado com medicamentos de ação vasoativa.

DIAGNÓSTICOS DE ENFERMAGEM

Os diagnósticos de enfermagem construídos para o trauma vertebromedular estão voltados para as alterações respiratórias, neurológicas e pelo risco de desenvolvimento de lesões por pressão ocasionadas pela imobilidade no leito; os resultados esperados e as intervenções propostas para seu alcance estão em destaque na Tabela 7.2.

CONSIDERAÇÕES FINAIS

Um dos principais riscos na vigência do trauma vertebromedular diz respeito à lesão medular, temporária ou permanente, como consequência grave, que acomete a capacidade de locomoção, sensibilidade, contenção esfincteriana nas eliminações, influenciando sobremaneira a independência da pessoa para realizar as mais simples atividades da vida cotidiana. A incapacidade abrupta pode resultar em sérias repercussões físicas, psíquicas, emocionais, sociais e profissionais, influenciadas pela lenta e eventual capacidade de recuperação. As primeiras respostas de melhora e recuperação são esperadas entre a 1ª semana

---

Atender na sala de emergência
Obter e valorizar os dados da cena com a equipe de APH
Manter restrição de movimento da coluna com uso de colar cervical, prancha rígida e mobilização em bloco, se indicado
Avaliar responsividade, motricidade e sensibilidade
Efetuar exame detalhado da coluna

↓

Monitorar PA, FR, temperatura, FC, ritmo cardíaco, oximetria e Glasgow
Assegurar perviabilidade de vias respiratórias e suporte ventilatório
Garantir acesso venoso calibroso e coletar sangue para exames
Administrar terapia específica: fluidos, analgésicos e medicações vasopressoras na persistência de hipovolemia após infusão de fluidos
Passar SVD, após toque retal
Manter aquecimento corporal

↓

Solicitar avaliação de especialista
Associar mecanismo de trauma com outras lesões – crânio/tórax
Realizar radiografia e tomografia de crânio e coluna vertebral; ressonância magnética de coluna, se necessário
Remover, o mais precoce possível, dispositivos de restrição de movimentos da coluna: colar cervical, prancha rígida ou a vácuo
Realizar mobilização em bloco mediante suspeita de lesão vertebromedular

↓

Documentar assistência no prontuário
Informar o profissional da unidade receptora
Providenciar transporte e encaminhar paciente (CC, UTI, unidade de internação)
Orientar familiares

Figura 7.2 Atendimento hospitalar do trauma vertebromedular. APH: atendimento pré-hospitalar; PA: pressão arterial; FR: frequência respiratória; FC: frequência cardíaca; SVD: sonda vesical de demora; CC: centro cirúrgico; UTI: unidade de terapia intensiva.

Tabela 7.2 Diagnóstico de enfermagem e intervenção em casos de trauma vertebromedular.

Diagnósticos de enfermagem	Resultados esperados	Intervenções principais e sugeridas
Padrão respiratório ineficaz	Passagem traqueobrônquica aberta e limpa	Aspiração de vias respiratórias; controle de vias respiratórias
	Movimento de entrada e saída de ar dos pulmões	Assistência ventilatória; controle de vias respiratórias e monitoramento respiratório
	Parâmetros vitais esperados para o indivíduo	Monitoramento
Mobilidade física prejudicada	Capacidade de movimentar-se propositalmente no próprio ambiente de forma independente, com ou sem acessório de ajuda	Terapia com exercícios Cuidados com tração/imobilização Prevenção de quedas Controle da dor
Risco de integridade da pele prejudicada	Diminuição do risco de gravidade do comprometimento das funções fisiológicas em função de prejuízo da mobilidade física	Controle de pressão sobre áreas do corpo Cuidados com o repouso no leito
Retenção urinária	Controle da eliminação da urina	Cuidados na retenção urinária Controle da eliminação urinária

Fonte: Johnson *et al.*, 2009.

o 6º mês; após esse período, as chances de melhora reduzem lentamente, compreendendo a fase crônica da lesão. A avaliação de biomarcadores no sangue e líquido cefalorraquidiano contribui para o acompanhamento e o tratamento das lesões, além de intensas atividades de estimulação. Nesse processo, métricas de avaliação das incapacidades e independência, boas medidas de reabilitação, atuação interprofissional integrada e assistência domiciliar favorecem positivamente na maior sobrevivência, menor morbidade e maior qualidade de vida das vítimas desse trauma. Contudo, o custo desse impacto é elevado, nas perspectivas do sujeito, da família, do trabalho e da sociedade, ratificando o valor das medidas preventivas em relação ao trauma.

BIBLIOGRAFIA

Aehlert B. Suporte Avançado de Vida em Pediatria (PALS). Emergências pediátricas: guia de estudo. 3. ed. Rio de Janeiro: Elsevier; 2014.

American Spinal Injury Association. ASIA. [Acesso em: 7 nov 2016] Disponível em: http://asia-spinalinjury.org/information/downloads/

Brasil. Ministério da Saúde. Portaria n. 1.365, de 8 de julho de 2013. Institui a Linha de Cuidado ao Trauma na Rede de Atenção às Urgências e Emergências. Disponível em: http://portalsaude.saude. gov.br/images/pdf/2014/maio/20/Trauma-Diretrizes.pdf

Brasil. Ministério da Saúde. Secretaria de Atenção à Saúde. Protocolos de Intervenção para o SAMU 192 – Serviço de Atendimento Móvel de Urgência. 2. ed. Brasília: Ministério da Saúde; 2016. Disponível em: http://portalsaude.saude. gov.br/images/pdf/2016/outubro/26/livro-avancado-2016.pdf.

Colégio Americano dos Cirurgiões. Advanced Trauma Life Support (ATLS). Comitê de Trauma: suporte avançado de vida no trauma. Manual do curso de alunos. 9. ed. Chicago: Elsevier; 2012.

Fischer PE, Perina DG, Delbridge TR, Fallat ME, Salomone JP, Dodd J, Bulger EM, Gestring ML. Spinal Motion Restriction in the Trauma Patient – A Joint Position Statement. Prehospital Emergency Care. 2018;22:659-61.

Fonseca AS, Peterlini FL, Cardoso MLAP, Lopes LLA, Diegues SRS, organizadores. Enfermagem em emergência. Rio de Janeiro: Elsevier; 2011.

Fortes JI, Cruz SCGR, Oliveira SC, Matsui T, coordenadoras. Curso de especialização profissional de nível técnico em enfermagem: livro do aluno: urgência e emergência. São Paulo: Fundap; 2010.

International Spinal Cord Society – ISCoS [homepage]. [Acesso em: 7 nov 2016] Disponível em: http://www.iscos.org.uk/

Johnson M, Bulechek G, Butcher H, Dochterman JM, Maas M. Ligações NANDA, NOC e NIC: diagnósticos, resultados e intervenções de enfermagem. 2. ed. Porto Alegre: Artmed; 2009.

Martins HS, Damasceno MCT, Awada SB. Pronto-socorro: condutas do Hospital das Clínicas da Faculdade de Medicina da Universidade de São Paulo. 2. ed. Barueri: Manole; 2008.

National Association of Emergency Medical Technicians. American College of Surgeons. Committee on Trauma. Atendimento pré-hospitalar ao traumatizado, PHTLS/NAEMT. 7. ed. Rio de Janeiro: Elsevier, 2011.

Peterlini FL, Ferreira DF, Almeida FA, Cremonin JR Jr, Silva COS, Fonseca AS et al. Emergências clínicas e cirúrgicas. Rio de Janeiro: Elsevier; 2010.

Society of Trauma Nurses. Advanced trauma care for nurses (ATCN). Lexington: STN; 2013.

Venturini DA, Decésaro MN, Marcon SS. Alterações e expectativas vivenciadas por indivíduos com lesão raquimedular e suas famílias. Rev Esc Enf. 2007;41(4):589-96.

8 Trauma Ocular

Lucia Tobase, Edenir Aparecida Sartorelli Tomazini, Simone Valentim Teodoro, Luciana Vannucci, Elaine Cristina Rodrigues Gesteira e Miriam de Araujo Campos

INTRODUÇÃO

O trauma ocular, aberto ou fechado, é aquele que acomete o globo ocular e as estruturas ligadas ao olho. É frequente entre jovens do sexo masculino, com índice de mortalidade relativamente baixo, mas uma importante causa de morbidade. Ainda que a maioria das lesões apresentem menor gravidade, complicações que ameaçam a visão, como cegueira, são frequentes, mesmo com a intervenção do especialista. O trauma ocular é uma das mais importantes causas de perda visual unilateral, justificando-se, então, a importância das medidas de prevenção, avaliação precoce e correta por profissionais da saúde e encaminhamento imediato ao especialista para cuidados oftalmológicos.

Nem sempre o trauma ocular é evento único, podendo ser decorrente de outros traumas, por exemplo, em casos de trauma facial, como lesão primária, cujas consequências acabam por comprometer estruturas oculares, requerendo a intervenção do especialista para avaliação específica e orientação junto à equipe interprofissional.

A lesão ocular pode ser causada por agressão mecânica, química, térmica, elétrica e radioativa, em diversas circunstâncias – como acidentes de trânsito, práticas esportivas, agressão e violência interpessoal ou autoinfligida, situações ocupacionais e domiciliares.

As emergências oculares mais frequentes são consequência de ferimento, queimadura, corpo estranho, hematoma, sangramento, alteração da visão e enucleação. No ambiente ocupacional, os traumas oculares estão relacionados a queimadura química por substâncias ácidas e alcalinas; presença de corpo estranho, fagulha, madeira, pó de vidro, de metal e de cimento – em trabalhadores de indústria e construção civil. Esses eventos podem ser prevenidos por meio de condições seguras de trabalho e pelo uso de equipamento de proteção individual (EPI), em especial, os óculos de proteção.

A mais frequente causa de trauma ocular em crianças são os acidentes domésticos, nos quais elas são vitimadas por objetos pontiagudos, quedas, exposição a produtos químicos, fogos de artifício e violência familiar. Medidas como supervisão, seleção dos brinquedos e promoção de ambiente seguro contribuem para a minimização dos eventos.

Em idosos, geralmente, o trauma ocular é relacionado à queda, decorrente de desequilíbrio ou condições domiciliares inseguras, como tapetes soltos, ambiente pouco iluminado, com desnível ou degrau. As medidas de prevenção incluem organização do ambiente seguro e acompanhamento do idoso, na supervisão do autocuidado diário e auxílio, quando necessário.

CINEMÁTICA E BIOMECÂNICA NO TRAUMA OCULAR

A cinemática e a biomecânica do trauma ocular variam segundo a etiologia. Com frequência, o impacto ocasiona a fratura do assoalho da órbita, manifestada por edema ocular e periorbitário, dor e diplopia, com risco variável de lesões nervosas, vasculares, estruturas adjacentes e na redução da acuidade visual. A alteração do campo visual e a perda súbita da visão também podem ser relacionadas ao descolamento da retina. Em razão do risco do agravamento, a intervenção rápida é determinante na recuperação do indivíduo e na redução de sequelas.

Em acidentes automobilísticos, os danos variam desde contusão ocular, presença de corpo estranho e partículas de vidro, laceração palpebral até enucleação, em geral associados com outros traumas.

Nos acidentes esportivos há sério risco de descolamento da retina, principalmente quando envolvem pessoas com pouco treinamento, atingidas por terceiros ou objetos como bola e taco. Esses traumas podem ser prevenidos com recursos como uso de equipamentos de proteção e comportamento seguro, ou seja, prestando atenção no ambiente durante as práticas desportivas.

TIPOS DE TRAUMA OCULAR

Os diferentes tipos de trauma ocular e as manifestações clínicas que auxiliam no diagnóstico mais rápido e preciso para o tratamento eficaz são apresentados na Tabela 8.1.

No atendimento inicial, após a avaliação primária e durante a avaliação secundária, devem-se buscar informações sobre o agente agressor do trauma ocular sobre:

• O que ou quem atingiu o olho?
• Em qual local o paciente se encontrava?
• O que estava fazendo quando foi atingido?
• Quais procedimentos foram realizados após o trauma para o tratamento imediato?

Essas questões aparentemente simples contribuem para compreender o cenário do trauma e direcionar as ações para o manejo diagnóstico e terapêutico.

O exame físico cuidadoso permite identificar a presença de outros traumas associados, fratura periorbitária, de face, em base de crânio e trauma cranioencefálico ou vertebromedular. A observação das pupilas pode indicar outros agravos neurológicos, justificando a avaliação da equipe multiprofissional.

Ao iniciar os cuidados, procurar acalmar a pessoa, orientando para evitar movimentação excessiva como piscar, abrir e fechar os olhos.

Há casos nos quais, aparentemente, a situação é pouco sugestiva da gravidade da lesão e complicações, como em ocorrências de agressão e violência interpessoal. Por exemplo, se um soco for dado por um agressor que usa anel, é possível que os danos internos sejam mais graves em relação à laceração externa, pelo risco de esmagamento da órbita.

Em caso de laceração palpebral, avaliar cuidadosamente para identificar eventual perfuração do globo ocular. Dependendo do tipo de laceração e exposição da córnea, a aplicação de curativo diretamente sobre a lesão pode ulcerar a córnea, o que requer proteção cuidadosa para evitar abrasão da estrutura. Pode ser aplicado um curativo do tipo câmara úmida, utilizando material próprio ou fazer uma adaptação com recipiente similar a um copinho descartável de café.

Mesmo em presença de sangramento externo, evitar pressão sobre o olho e efetuar a contenção do sangue de maneira cuidadosa, prevenindo maiores danos estruturais. Eventualmente, o sangramento interno pode ser identificado como hemorragia subconjuntival e hifema. Em geral, os hifemas desaparecem es-

Tabela 8.1 Classificação dos tipos de traumas, danos oculares e manifestações clínicas.

Tipo de trauma		Danos oculares	Manifestações clínicas
Mecânico	Aberto	Ruptura, laceração por objeto cortante ou perfurante: avaliar presença de corpo estranho em região intraocular	Dor, sensação ou presença de corpo estranho, diplopia, fotofobia, ardência, lacrimejamento, hiperemia ocular
	Fechado	Contusão, corpo estranho superficial, laceração lamelar e dano estrutural	
Químico	Substância ácida e alcalina	A gravidade da lesão está relacionada ao tempo de exposição, volume e concentração do produto e grau de toxicidade Substâncias alcalinas, em geral, provocam mais danos, em função de sua maior capacidade de penetração	Acometimento leve ou moderado: diminuição da acuidade visual, abertura ocular difícil, fotofobia, dor, extremidade palpebral com eritema, conjuntiva hiperemiada e edemaciada Acometimento grave: trombose dos vasos sanguíneos locais, opacificação da córnea, danos à íris e ao cristalino Acometimento gravíssimo: perda visual por ceratite necrosante

pontaneamente em uma semana, mas podem refletir complicações, como elevação da pressão intraocular, inclusive em portadores de anemia falciforme. Em razão da piora no sangramento, requer cuidado com o uso de salicilatos e anti-inflamatórios não esteroides, em analgesia e controle da dor, na decisão pela terapêutica farmacológica.

Quando a arma utilizada pelo agressor é objeto de madeira, os fragmentos podem permanecer no olho e precisam ser removidos. Em presença de corpo estranho, pode ser removido somente se estiver solto. A remoção de corpo estranho aderido ao olho, sob a pálpebra ou encravado, deve ser feita por profissional especializado.

Corpo estranho como fragmento de vidro, plástico ou pedra é considerado inerte, pois não reage com o tecido afetado. O mesmo não acontece com partículas de carvão, que se infiltram no epitélio da córnea, agravando o quadro; se fragmento de metal, como cobre, pode destruir a retina em poucos dias.

Em caso de objeto encravado, conforme o tamanho, deve ser estabilizado ao longo do comprimento para evitar mobilização e piora da lesão, antes de encaminhar o paciente ao serviço de saúde que disponha de especialista, se possível. Em lesão perfurante, o humor aquoso escoa pela perfuração, a íris adere à córnea e, com o desaparecimento da câmara anterior, a córnea se torna opaca.

O globo ocular rompido por contusão, agressão por soco ou golpe requer curativo oclusivo e encaminhamento do paciente para o serviço de saúde especializado. A ruptura pode ocorrer no ponto mais frágil do globo, não necessariamente no local do impacto.

Em queimaduras oculares por exposição ao calor ou produtos químicos, é indicada irrigação abundante no local, com água corrente ou solução salina 0,9%. Quando apenas um olho for atingido por produto químico, posicionar o paciente de maneira que, ao efetuar a irrigação – com cuidado –, do canto interno para o externo do olho afetado, o outro olho seja preservado. Se substância química em pó ou poeira, remover os resíduos previamente, antes de irrigar o local afetado. Em geral, substâncias alcalinas são mais deletérias em relação às ácidas, mas também devem ser considerados fatores como idade, tempo de exposição e contato com a substância para avaliar a gravidade do trauma.

Nos casos de enucleação, não tentar recolocar o globo ocular na órbita; cobri-lo com compressa de gaze umedecida em solução salina 0,9% e proteger o local afetado.

No trauma ocular para proteção e descanso visual, pode-se ocluir os dois olhos, evitando-se a compressão do globo ocular. Evitar aplicar colírio, pomada ou outra substância sem recomendação do especialista.

ATENDIMENTO PRÉ-HOSPITALAR

A estrutura ocular, por sua delicadeza, sensibilidade e funcionalidade requer manejo extremamente cuidadoso para evitar a piora da lesão e complicações como ulceração de córnea, glaucoma, catarata, cicatrizes e retrações – com comprometimento da aparência, da estética e da autoimagem do paciente, além da funcionalidade do órgão. No atendimento pré-hospitalar (APH), o cuidado durante as intervenções e no transporte são essenciais; além das ações que estão descritas na Figura 8.1.

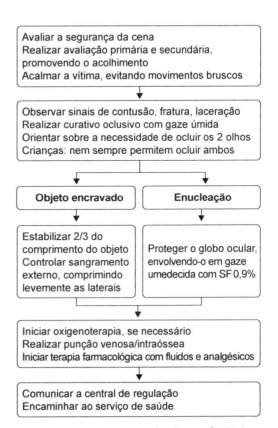

Figura 8.1 APH no trauma ocular. SF: soro fisiológico.

74 Parte 2 | Emergências Traumáticas

ATENDIMENTO HOSPITALAR

De acordo com a natureza da lesão, o raciocínio clínico é dirigido por diferentes fatores, como o agente agressor. O potencial de contaminação e infecção é maior quando o trauma é provocado por mordida humana, animal ou por objetos sujos; metais em mau estado de conservação requerem cobertura por antibioticoterapia e imunização, na profilaxia contra tétano, ao instituir a terapia farmacológica.

Após estabilização do estado geral do paciente, a avaliação especializada norteará as intervenções específicas que irão colaborar na precisão diagnóstica e terapêutica (Figura 8.2). A aplicação de colírio de fluoresceína permite verificar as lesões de córnea. Exames oftalmológicos, radiográficos, tomografia, ressonância e ultrassonografia ajudam a determinar o grau de urgência e a necessidade de reparação cirúrgica. Acompanhamentos posteriores com exames regulares são importantes, pois algumas complicações e sequelas podem aparecer tardiamente.

DIAGNÓSTICOS DE ENFERMAGEM

Os principais diagnósticos de enfermagem, resultados e intervenções esperadas para o cliente com trauma ocular estão destacados na Tabela 8.2.

CONSIDERAÇÕES FINAIS

Lesões oculares geralmente requerem intervenções de profissionais especializados; entretanto, as lesões mais superficiais, de menor gravidade, podem ser atendidas por não especialistas. Assim, manter os conhecimentos atualizados

---

Atender na sala de emergência
Obter e valorizar os dados da cena com a equipe de APH
Expor área afetada, controlar sangramento e realizar curativo

↓

Monitorar sinais vitais e alterações neurológicas
Solicitar avaliação do especialista
Puncionar acesso venoso e coletar sangue para exames
Investigar outras lesões associadas com mecanismo de trauma
Encaminhar para radiografia de face e, se indicado, tomografia computadorizada de órbitas e crânio
Administrar terapia farmacológica com fluidos, analgésicos e sedativos
Promover o aquecimento corporal

↓

Documentar assistência e informar o profissional responsável pela unidade receptora
Providenciar transporte e transferência (CC, UTI ou unidade de internação)
Orientar familiares

Figura 8.2 Atendimento hospitalar no trauma ocular. CC: centro cirúrgico; UTI: unidade de terapia intensa.

Tabela 8.2 Diagnósticos de enfermagem e intervenções em casos de trauma ocular.

Diagnósticos de enfermagem	Resultados esperados	Intervenções principais e sugeridas
Dor aguda	Nível de conforto: extensão da percepção positiva do quanto o indivíduo se sente física e psicologicamente à vontade	Prescrição de medicamentos Controle da dor Controle de medicamentos Controle da sedação e do ambiente
Percepção sensorial perturbada	Ações pessoais para compensar prejuízo visual	Melhora do déficit visual Estimulação cognitiva Prevenção de quedas Terapia com exercícios Medicamentos oftálmicos

Fonte: Johnson *et al.*, 2009.

exige, além de uma busca permanente pelo saber, treinamentos periódicos, tanto na prática competente da equipe como no trabalho interprofissional. Em razão dos variados agentes etiológicos, a reflexão sobre questões culturais, hábitos e costumes da população influenciam significativamente na epidemiologia desse tipo de trauma. Facilitar o acesso da sociedade sobre as medidas preventivas, por meio de ações educativas, programas de orientação com estratégias ativas, recursos tecnológicos criativos e atraentes para sensibilização da gravidade do evento e suas consequências contribui na educação para condutas e condições mais seguras no cotidiano, no lazer e no ambiente de trabalho. De maneira ampliada, políticas públicas e dispositivos regulatórios nas diversas instâncias constituem diretrizes para normatizar e regular a produção de bens e serviços que contribuam na prevenção desse trauma.

BIBLIOGRAFIA

Brasil. Ministério da Saúde, Secretaria de Atenção à Saúde. Departamento de Atenção Especializada. Cartilha para tratamento de emergência das queimaduras. Brasília: Ministério da Saúde; 2012.

Brasil. Ministério da Saúde. Secretaria de Atenção à Saúde. Protocolos de Intervenção para o SAMU 192 – Serviço de Atendimento Móvel de Urgência. 2. ed. Brasília: Ministério da Saúde; 2016. [Acesso em 4 jan 2017] Disponível em: http://portalsaude. saude.gov.br/images/pdf/2016/outubro/26/livro--avancado-2016.pdf

Cabral LA, Silva TMN, Britto AEGS. Ocular trauma in the emergency department of Goiás Eye Bank Foundation. Rev Soc Bras Oftalmologia. 2013;7(6). [Acesso em 2 dez 2016] Disponível em: http://www.sboportal.org.br/rbo_descr. aspx?id=225.

Colégio Americano de Cirurgiões. Advanced Trauma Life Support (ATLS). Comitê de Trauma: suporte avançado de vida no trauma. Manual do curso de alunos. 9. ed. Chicago: Elsevier, 2012.

Fonseca AS, Peterlini FL, Cardoso MLAP, Lopes LLA, Diegues SRS, organizadores. Enfermagem em emergência. Rio de Janeiro: Elsevier; 2011.

Fortes JI, Cruz SCGR, Oliveira SC, Matsui T, coordenadores. Curso de especialização profissional de nível técnico em enfermagem: livro do aluno: urgência e emergência. São Paulo: Fundap; 2010.

Johnson M, Bulechek G, Butcher H, Dochterman JM, Maas M. Ligações NANDA, NOC e NIC: diagnósticos, resultados e intervenções de enfermagem. 2. ed. Porto Alegre: Artmed; 2009.

Martins HS, Damasceno MCT, Awada SB. Prontosocorro: condutas do Hospital das Clínicas da Faculdade de Medicina da Universidade de São Paulo. 2. ed. Barueri: Manole; 2008.

National Association of Emergency Medical Technicians. American College of Surgeons. Committee on Trauma. Atendimento pré-hospitalar ao traumatizado, PHTLS/NAEMT. 7. ed. Rio de Janeiro: Elsevier; 2011.

National Association of Emergency Medical Technicians. PHTLS: atendimento pré-hospitalar ao traumatizado. 8. ed. Burlington (EUA): Jones & Bartlett Learning; 2016.

Peterlini FL, Ferreira DF, Almeida FA, Cremonin JR Jr, Silva COS, Fonseca AS, et al. Emergências clínicas e cirúrgicas. Rio de Janeiro: Elsevier; 2010.

9 Trauma de Face

Lucia Tobase, Edenir Aparecida Sartorelli Tomazini, Simone Valentim Teodoro, Maria Elisa Diniz Nassar, Débora Maria Alves Estrela, Luciana Vannucci, Elaine Cristina Rodrigues Gesteira e Miriam de Araujo Campos

INTRODUÇÃO

O trauma de face consiste na lesão da estrutura facial, com perda da integridade dos tecidos, acometendo desde partes moles, como pele, subcutâneo, músculo, olho, nariz e boca, até associação com lesões encefálicas, afetando estruturas duras, com fratura em ossos e dentes. A lesão pode ser única, mas com relativa frequência é concomitante com outros traumas, como ocular, cervical ou cranioencefálico (TCE).

As causas diversas do trauma de face são relacionadas principalmente a acidentes de trânsito, automobilísticos, esportivos, queda, violência interpessoal, ataque de animais, ferimentos por arma branca ou de fogo, acidentes de trabalho ou domiciliares. Pode ocasionar lesões com diferentes graus de extensão e profundidade, desde contusão, abrasão, laceração, lesão cortante ou penetrante, com ou sem perda de substância. As lesões em diversas estruturas podem resultar em obstrução de vias respiratórias, por presença de corpo estranho, hemorragia, massa de coágulo ou ptose da língua, devido à fratura dos ossos da face e lesão de estruturas nervosas.

O trauma na face afeta diretamente a aparência pessoal e a autoestima do paciente e, dependendo das consequências, pode ter repercussões significativas por toda a vida. Em razão do alto impacto psicológico, funcional e social, recomenda-se a intervenção da equipe multiprofissional nos cuidados de reparação de estruturas complexas e delicadas para restabelecer as feições e as funcionalidades, a favor da identificação pessoal. Esses profissionais assistem em múltiplas funções como respiração, fala, alimentação, salivação e os movimentos de expressão facial, pois, além do apelo estético,

esse tipo de trauma influencia na aceitação da autoimagem; assim, essa assistência contribui na autoestima e na reinserção do paciente em atividades cotidianas, sociais e ocupacionais.

Em crianças, adultos e idosos, os quadros são semelhantes, exceto em recém-nascidos, quando trauma de face e fratura nasal são decorrentes do parto, principalmente por uso de fórceps inadequadamente posicionado. A criança menor de 5 anos apresenta proporção maior da cabeça em relação à face, o que a mantém mais protegida, mas o nariz e o complexo dentoalveolar são afetados com maior frequência. Como a estrutura óssea é menos rígida, suporta impacto com menor risco de fratura e, quando ocorre, a consolidação é rápida, em cerca de 2 a 3 semanas.

BIOMECÂNICA E CINEMÁTICA NO TRAUMA FACIAL

Conforme a cinemática e biomecânica do trauma de face, na conjugação das forças aplicadas e quantidade de energia envolvida, as repercussões variam, desde lesões simples às mais complexas, associadas a múltiplas estruturas e alteração da arquitetura óssea.

Na face, os impactos laterais provocam mais fraturas em relação aos frontais. Ainda que saliente, a estrutura óssea nasal é espessa e rígida na junção com o osso frontal, comparada com a porção inferior, na articulação com cartilagens laterais. Já o osso frontal é o mais espesso, tem maior tolerância aos impactos e resistência ao trauma.

Pela conformação anatômica, fraturas na face podem ser consideradas indicadores para ocorrência de TCE; os ossos da face, preenchidos por ar, servem como coxim de proteção para o cérebro, que absorve o impacto da energia. Fraturas na porção média da face são caracterizadas pela assimetria: a face tem aspecto achatado, há dificuldade na articulação da mandíbula, dor e insensibilidade facial. Podem ser classificadas em fraturas *Le Fort* I, II e III (Figura 9.1).

FISIOPATOLOGIA

As lesões faciais podem comprometer as vias respiratórias, principalmente em decorrência das lesões vasculares que produzem hemorragia intensa, formação de coágulos e obstrução da passagem do ar. Então é relevante considerar que, quando o paciente deglute o sangue e posteriormente apresenta vômito, aumenta o risco de aspiração e agravamento do quadro. Durante a avaliação, no exame físico, é relevante comparar os dois lados da face na palpação bimanual.

As manifestações clínicas gerais podem incluir dor, edema facial, perda da integridade da pele, alteração da sensibilidade, paralisia e hemorragia, com risco para choque hipovolêmico. Os sinais de fratura abrangem, além da dor, mobilidade de segmentos ósseos, crepitação e deformidade óssea, aplainamento ou assimetria da face, desproporção dos hemisférios faciais, irregularidade dos contornos à palpação da mandíbula, das margens orbitárias e do nariz. A fístula liquórica que conduz a saída de liquor pela cavidade do nariz, boca ou ouvido é indicativa de fratura da base de crânio.

Quando o trauma acomete a área dos olhos verifica-se edema palpebral, periorbitário, alterações visuais, com perda ou diminuição da acuidade visual, diplopia, equimose, hematoma, oftalmoplegia, distopia ou deslocamento do olho. Em razão da fragilidade óssea da órbita, constituída por ossos extremamente delgados, o risco para fratura é frequente. A proeminência do arco zigomático também é fator de maior exposição aos agentes traumáticos, resultando em lesões e fraturas.

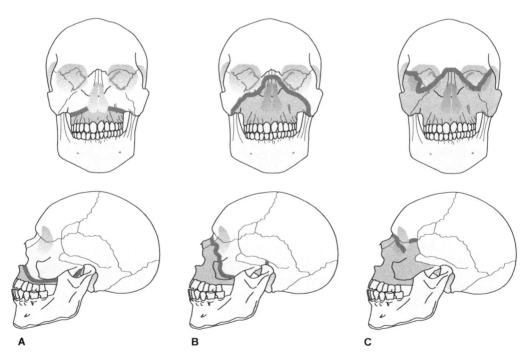

Figura 9.1 Classificação de *Le Fort* em relação à fratura na porção média da face. **A**. *Le Fort* I: caracterizada por deslocamento horizontal do maxilar do assoalho nasal. Pode não afetar a passagem de ar pelas narinas, mas é possível que a orofaringe seja comprometida por coágulo ou edema de palato mole. **B**. *Le Fort* II: conhecida como fratura piramidal, inclui os maxilares direito e esquerdo, a porção medial do assoalho da órbita e os ossos nasais. Por ser uma área muito vascularizada, pode comprometer as vias respiratórias por hemorragia. **C**. *Le Fort* III: caracteriza-se pela fratura de ossos faciais com disjunção craniofacial. Há risco de comprometimento das vias respiratórias, presença de lesão cerebral, dos ductos lacrimais e saída de liquor pelas narinas. Fonte: PHTLS, 2011.

O comprometimento da área do nariz é associado a epistaxe, edema, selamento do dorso nasal e perda da função olfatória, sendo dor, sangramento e crepitação indicativos de fratura nasal. Entretanto, a subnotificação dos traumas nasais requer atenção pela deficiência no diagnóstico e prejuízo na correção de fraturas nasais, inclusive em crianças, pois o edema precoce pode dificultar avaliação e diagnóstico corretos.

Já na região bucal, além de edema e sangramento da cavidade oral, a sensibilidade intensa à palpação, dor, sialorreia, alteração da oclusão dos dentes, com dificuldade em abrir ou fechar a boca, evidenciam possível fratura mandibular. A mandíbula é o único osso móvel da face e, devido à topografia e projeção anterior, torna-se muito exposto aos agentes traumáticos, sendo dos mais prevalentes em fratura da face. Contudo, em virtude da localização em relação às glândulas salivares no assoalho da boca e aos dentes, existe risco de infecção. Conforme a energia do impacto, a ausência de dentes predispõe a área edentada ao maior risco de fratura, em dada porção mandibular, na vigência do trauma.

Ao acometer estruturas dentárias, há risco de dente solto na cavidade bucal se deslocar e obstruir a via respiratória. Em caso de avulsão, conforme a situação, o nível de orientação do paciente e o conhecimento do profissional no atendimento, o dente avulsionado pode ser reimplantado imediatamente, pois, quanto menor o tempo de permanência do dente fora do alvéolo dentário, maior a chance de recuperação e preservação do elemento dentário.

Na impossibilidade de reimplante imediato, em caso de dente solto, retirá-lo da cavidade oral, segurando-o pela porção coronária, sem manipular a porção radicular. Colocar em recipiente contendo solução salina de Hank, solução salina 0,9%, leite, água de coco, própolis ou, na ausência, apenas água limpa, pois o ambiente úmido preserva a vitalidade do ligamento periodontal. Assim, se nenhum desses recursos estiverem disponíveis, pode ser colocado em recipiente com a saliva do paciente.

Em último caso, pode ser acondicionado a seco, porém, terá sua viabilidade para reimplantação reduzida. Se o dente for encontrado em ambiente extraoral, segurá-lo corretamente, irrigar cuidadosamente em água corrente, remover a sujidade sem friccionar – para não danificar tecidos da estrutura dentária – e colocar em recipiente com solução disponível.

ATENDIMENTO PRÉ-HOSPITALAR

O atendimento pré-hospitalar (APH) é de fundamental importância como intervenção inicial para o sucesso do resultado e, até o final, no tratamento definitivo na instituição adequada. Inicia-se com intervenções sequenciadas, priorizando o tratamento das lesões que comprometem a vida, incluindo controle de hemorragia ou sangramento, aplicação de tamponamento nasal e prevenção de hipotensão. Assegurar a boa respiração é imprescindível e, em situações mais graves, a assistência ventilatória pode ser necessária. Diante da dificuldade ou impossibilidade de utilizar dispositivos supraglóticos ou intubação orotraqueal, a realização de cricotiroidostomia pode ser uma alternativa para promover a ventilação assistida e manter a permeabilidade das vias respiratórias. Pode ocorrer impossibilidade em assumir a posição supina, principalmente em fraturas bilaterais de mandíbula, incapacitando a protrusão da língua e a obstrução das vias respiratórias na posição supina.

Na decisão pelo transporte, o encaminhamento deve ser rápido, com destino ao hospital mais próximo e adequado, que ofereça suporte de profissionais especializados no atendimento em trauma de face. Durante o trajeto, observar sinais de hipoxia, atentar para o rebaixamento do nível de consciência, entre outras ações que estão descritas no algoritmo da Figura 9.2.

ATENDIMENTO HOSPITALAR

A lesão inicial propriamente dita é fator importante para o prognóstico. No atendimento hospitalar, exames de imagem, como tomografia computadorizada, contribuem na avaliação da gravidade da lesão, identificação de corpos estranhos e previsão de cirurgias necessárias. Atentar para capacidade de ventilação efetiva e oxigenação, variação de níveis pressóricos e de pressão intracraniana, manutenção da integridade da pele e prevenção de lesão por pressão influenciam na recuperação. A terapia farmacológica com analgesia adequada, anti-inflamatórios, antibióticos e profilaxia do tétano também é indicada, conforme Figura 9.3.

80 Parte 2 | Emergências Traumáticas

Verificar a segurança da cena
Promover o acolhimento e manter a privacidade
Realizar avaliação primária e secundária,
Proceder à estabilização da coluna cervical,
se necessário
Iniciar oxigenoterapia, se necessário

↓

Examinar a face e interior das cavidades (oral,
nasal, orelhas)
Observar a presença de líquidos nas cavidades
(sangramento, líquor)
Cuidar das lesões e controlar o sangramento
Verificar a presença de dente amolecido ou solto
na cavidade oral
Retirar próteses e adornos, quando possível

↓

Assegurar via respiratória pérvia e
suporte ventilatório
Realizar punção venosa ou intraóssea
Iniciar terapêutica farmacológica com fluidos
e analgésicos
Monitorar sinais vitais, oximetria e responsividade

↓

Prevenir hipotermia
Comunicar a central de regulação
Transportar ao serviço de saúde

Figura 9.2 APH no trauma de face.

DIAGNÓSTICOS DE ENFERMAGEM

Os principais diagnósticos de enfermagem relacionados ao trauma de face referem-se ao prejuízo no padrão respiratório, sangramento, rompimento da pele e fraturas que predispõem a infecções. Os respectivos resultados das intervenções propostas para o cliente estão descritos na Tabela 9.1.

CONSIDERAÇÕES FINAIS

Em razão das múltiplas alterações decorrentes do trauma facial, que pode afetar a capacidade de fala e comunicação, as condições de dentição e higienização, de alimentação e deglutição, emagrecimento e risco de desnutrição, além de outros traumas associados, o paciente deve ser avaliado de forma sistêmica por equipe multiprofissional para a superação da dor, do constrangimento, das dificuldades nas atividades diárias, atendendo às necessidades, desde as que ameaçam a vida até as que contemplam a qualidade de vida, nas perspectivas de recuperação, reabilitação, inserção na vida social e no trabalho. Isso exige um trabalho multiprofissional competente e articulado, para atuar desde situações emergenciais,

Atender na sala de emergência
Obter e valorizar os dados da cena com a equipe de APH
Avaliar necessidade de manter restrição de movimentos da coluna com colar cervical e prancha rígida, sendo
que esta deve ser retirada o mais precoce possível
Expor área afetada e avaliar as lesões quanto a profundidade e extensão
Controlar sangramento e realizar curativos

↓

Avaliar padrão respiratório, assegurar permeabilidade de vias respiratórias e suporte ventilatório, se necessário
Preparar material para cricotiroidostomia se trauma grave de face
Puncionar acesso venoso e coletar sangue para exames
Monitorar sinais vitais, oximetria, pupilas e alterações neurológicas
Iniciar terapia farmacológica com fluidos, analgésicos e hemocomponentes
Promover o aquecimento corporal
Providenciar profilaxia e imunização contra tétano

↓

Investigar outras lesões associadas com mecanismo de trauma
Solicitar avaliação do especialista
Encaminhar para radiografia de face, crânio e coluna cervical, e, se indicado, tomografia de face, crânio e cervical

↓

Documentar assistência e informar o profissional responsável pela unidade receptora
Providenciar transporte e transferência (CC, UTI ou unidade de internação)
Orientar familiares

Figura 9.3 Atendimento hospitalar no trauma de face. CC: centro cirúrgico; UTI: unidade de terapia intensiva.

Tabela 9.1 Diagnósticos de enfermagem e intervenções em casos de trauma de face.

Diagnósticos de enfermagem	Resultados esperados	Intervenções principais e sugeridas
Padrão respiratório ineficaz	Passagem traqueobrônquica aberta e limpa	Aspiração de vias respiratórias Controle de vias respiratórias
	Parâmetros vitais esperados para o indivíduo	Monitoramento de sinais vitais
Volume de líquidos deficiente	Equilíbrio de eletrólitos e não eletrólitos nos compartimentos intra e extracelulares do organismo	Controle acidobásico Monitoramento de eletrólitos Monitoramento neurológico Regulação hemodinâmica
	Quantidade de água nos compartimentos intra e extracelulares do organismo	Controle hídrico Terapia intravenosa Controle de choque hipovolêmico Reposição rápida de líquidos
Dor aguda	Nível de conforto: extensão da percepção positiva do quanto o indivíduo se sente física e psicologicamente à vontade	Administração de medicamentos prescritos Controle da dor Controle de medicamentos Controle da sedação e do ambiente
Integridade da pele prejudicada	Integridade estrutural e função fisiológica normal da pele e das mucosas	Supervisão da pele Controle da nutrição Controle hídrico Posicionamento Proteção contra infecção

Fonte: Johnson *et al.*, 2009.

quase sempre requerendo o manejo delicado em intervenções cirúrgicas, não eletivas, na reconstrução imediata até o acompanhamento na recuperação, por vezes longa, mas cujo resultado de ações efetivas e afetivas podem se traduzir em marcas positivas por toda a vida do paciente. Orientações para o autocuidado, ações educativas para familiares e cuidadores, estratégias criativas para enfrentamento dos desafios e agentes estressores, constituindo uma rede colaborativa de apoio coletivo estruturado, planejado com competência e qualidade, precisam de novos modos de atuação que visem à superação do trabalho técnico-assistencial, a fim de alcançar uma atuação colaborativa e inovadora.

BIBLIOGRAFIA

Brasil. Ministério da Saúde. Secretaria de Atenção à Saúde. Protocolos de Intervenção para o SAMU 192 – Serviço de Atendimento Móvel de Urgência. 2. ed. Brasília: Ministério da Saúde; 2016. [Acesso em 4 jan 2017] Disponível em: http://portalsaude. saude.gov.br/images/pdf/2016/outubro/26/livro- -avancado-2016.pdf

Colégio Americano de Cirurgiões. Advanced Trauma Life Support (ATLS). Comitê de Trauma: Suporte avançado de vida no trauma. Manual do curso de alunos. 9. ed. Chicago: Elsevier; 2012.

Dourado E, Cypriano RV, Cavalcanti CDS, Domingues AA. Trauma facial em pacientes pediátricos. Revista de Cirurgia e Traumatologia Buco-Maxilo-Facial. 2004;4(2):105-14.

Fischer PE, Perina DG, Delbridge TR, Fallat ME, Salomone JP, Dodd J, Bulger EM, Gestring ML. Spinal Motion Restriction in the Trauma Patient – A Joint Position Statement. Prehospital Emergency Care. 2018;22:659-61.

Fonseca AS, Peterlini FL, Cardoso MLAP, Lopes LLA, Diegues SRS, organizadores. Enfermagem em emergência. Rio de Janeiro: Elsevier; 2011.

Fortes JI, Cruz SCGR, Oliveira SC, Matsui T, coordenadoras. Curso de especialização profissional de nível técnico em enfermagem: livro do aluno: urgência e emergência. São Paulo: Fundap; 2010.

Johnson M, Bulechek G, Butcher H, Dochterman JM, Maas M. Ligações NANDA, NOC e NIC: diagnósticos, resultados e intervenções de enfermagem. 2. ed. Porto Alegre: Artmed; 2009.

Martins HS, Damasceno MCT, Awada SB. Pronto-socorro: condutas do Hospital das Clínicas da Faculdade de Medicina da Universidade de São Paulo. 2. ed. Barueri: Manole; 2008.

National Association of Emergency Medical Technicians. American College of Surgeons. Committee on Trauma. Atendimento pré-hospitalar ao traumatizado, PHTLS/NAEMT. 7. ed. Rio de Janeiro: Elsevier; 2011.

National Association of Emergency Medical Technicians. PHTLS: atendimento pré-hospitalar ao traumatizado. 8. ed. Burlington (EUA): Jones & Bartlett Learning; 2016.

Oliveira RG. Blackbook Pediatria. 4. ed. Belo Horizonte: Blackbook; 2011.

Peterlini FL, Ferreira DF, Almeida FA, Cremonin JR Jr, Silva COS, Fonseca AS, et al. Emergências clínicas e cirúrgicas. Rio de Janeiro: Elsevier; 2010.

Petroianu A, Miranda MEM, Oliveira RG. Blackbook – Cirurgia. Belo Horizonte: Blackbook; 2008.

Santos AMB, Meurer E. Eventos agudos na Atenção Básica. Trauma de Face. Florianópolis: UNA/SUS. UFSC, 2013. [Acesso em: 6 nov 2016] Disponível em: https://ares.unasus.gov.br/acervo/bitstream/handle/ARES/886/PDF%20-%20Livro%20do%20Curso.pdf?sequence=1

Society of Trauma Nurses. Advanced trauma care for nurses (ATCN): manual do curso de alunos. Lexington: STN; 2013.

10 Trauma de Tórax

Lucia Tobase, Edenir Aparecida Sartorelli Tomazini, Simone Valentim Teodoro, Luciana Vannucci, Elaine Cristina Rodrigues Gesteira e Miriam de Araujo Campos

INTRODUÇÃO

O trauma torácico é considerado grave, pois essa região abriga os órgãos vitais, responsáveis pela manutenção da ventilação e circulação sanguínea. Por isso, o atendimento precoce é fator primordial na tentativa de evitar mortes prematuras. Em geral, as lesões que comprometem esses órgãos podem desencadear alterações da ventilação por diminuição do oxigênio tissular e aumento do gás carbônico, além de acarretar quadros mais graves com acidose e choque decorrente da hipoperfusão tecidual, caso as lesões não sejam reconhecidas e tratadas com eficácia. Consequentemente, o paciente pode necessitar de intervenções como intubação traqueal, punção e drenagem pleural, além de ventilação mecânica prolongada, que podem acarretar infecções respiratórias e complicações, responsáveis pelo alto índice de mortalidade. Assim, o principal objetivo no atendimento em trauma torácico é preservar a capacidade ventilatória dos pulmões, a função circulatória e prevenir a hipoxia.

Na criança, o trauma torácico pode passar despercebido, pois o gradeado costal é bastante flexível, ocasionando menor lesão óssea e maior risco de lesão parenquimatosa, como contusão pulmonar, pneumotórax e hemotórax. Daí a importância da observação do padrão respiratório, bem como a valorização de sinais externos sugestivos de contusão torácica ou abrasão no tronco, pois, ainda que aparentemente simples e discretos, são indícios importantes como fator de suspeição de trauma fechado.

Por sua vez, o idoso apresenta enrijecimento do tórax, redução da força da musculatura torácica e consequente redução do volume pulmonar, necessitando de suporte ventilatório mais precocemente em relação aos mais jovens.

Geralmente, diferentes comorbidades podem estar associadas e, além do trauma, apresentam, por exemplo, doença pulmonar obstrutiva crônica (DPOC). Nessa condição, administrar baixo fluxo de O_2, embora, nas situações de trauma, o fluxo recomendado seja mais elevado, entre 10 e 15ℓ/min.

CLASSIFICAÇÃO E EXAME FÍSICO

O trauma torácico pode ser classificado em duas categorias:

- Aberto: pode ser causado por um objeto penetrante, sendo frequente em ferimento por projétil de arma de fogo ou arma branca, o que provoca a comunicação entre a cavidade torácica e o meio externo, permitindo a entrada e saída do ar e ocasionando pneumotórax, hemotórax, colabamento pulmonar e redução da capacidade ventilatória, além do risco de infecção. Como mecanismo de compensação, ocorre a taquipneia, que acarreta aumento do esforço respiratório, fadiga e insuficiência respiratória
- Fechado: decorrente da aplicação de força externa por contusão, compromete os órgãos internos, não havendo ruptura da parede torácica. Dessa maneira, não ocorre a comunicação com o meio externo.

BIOMECÂNICA E CINEMÁTICA NO TRAUMA TORÁCICO

Na biomecânica e cinemática do trauma, as consequências da contusão torácica na ventilação e oxigenação são semelhantes às resultantes do trauma aberto. Nesse caso, as lesões podem ser difusas, com laceração pulmonar, ruptura de estruturas dos vasos da base, lesão e tamponamento cardíaco, além do risco de fraturas e quadro de tórax instável.

Ao exame físico deve-se proceder a inspeção, a palpação, a percussão e a ausculta pulmonar e cardíaca. Os exames por imagem complementam a precisão na avaliação. Nas manifestações clínicas pode haver expansão inadequada da caixa torácica compatível com alterações variadas, além de escoriações, lacerações, ferimentos abertos, contusões, cianose e estase jugular, até alterações no trajeto e desvio da traqueia.

O uso de musculatura respiratória acessória, ruídos e esforço respiratório indicam descompensação, cuja fadiga pode evoluir para parada respiratória ou cardiorrespiratória. Observar assimetria, instabilidade no gradeado costal, respiração paradoxal, enfisema subcutâneo, crepitação clavicular, esternal e em arcos costais.

Na ausculta, a presença de ruídos hidroaéreos pode indicar ruptura de diafragma e herniação aguda de vísceras abdominais, ocasionando compressão do pulmão e maior esforço respiratório.

Em caso de fratura de costela pode ocorrer lesão do pulmão, provocando escape de ar para dentro do espaço pleural e pneumotórax, do tipo simples ou hipertensivo, identificado pela dor torácica, dispneia, timpanismo na percussão e diminuição ou ausência dos murmúrios vesiculares na ausculta, além de eventual distensão das veias do pescoço, que evidencia a estase jugular. Já as lesões em estruturas vasculares podem desencadear o hemotórax, que se diferencia pelo abafamento na percussão e risco de hipovolemia, pois o espaço pleural pode acomodar cerca de 2.500 a 3.000 mℓ de sangue, o que dificulta, inclusive, a observação da estase jugular, quando também é possível encontrar as duas lesões associadas.

Nessas situações, além da oxigenação e analgesia, pode ser necessário efetuar a descompressão por punção ou drenagem torácica e promover suporte ventilatório. A descompressão pleural, no pneumotórax, apresenta menor risco quando realizada na linha hemiclavicular, no segundo espaço intercostal, próximo à borda superior da terceira costela, para evitar lesões de estruturas vasculares e nervosas, anatomicamente localizadas na borda inferior.

Entretanto, a ventilação imediata com máscara facial por pressão positiva deve ser indicada com critério, principalmente em suspeita de ruptura traqueal ou brônquica, caracterizada pelo desconforto respiratório, uso de musculatura acessória na respiração, batimento de asa de nariz, roncos e, eventualmente, enfisema subcutâneo. Durante a ventilação, a entrada do ar é forçada e grande quantidade pode escapar pela área traqueal ou brônquica fraturada, provocando pneumotórax hipertensivo.

No trauma fechado, recomenda-se estimular o paciente a manter inspirações profundas para assegurar a expansão alveolar. Evitar enfaixamento torácico e imobilização das costelas, a fim de prevenir a atelectasia e pneumonia. Em situação mais grave, quando duas ou mais costelas adjacentes são fraturadas em pelo menos dois locais, o segmento instável origina o movimento paradoxal característico do tórax instável.

No trauma aberto, diante da ocorrência de pneumotórax, geralmente a orientação usual está relacionada à aplicação de curativo de três pontos (Figura 10.1).

Esse curativo cria o efeito de válvula, permite o escape do ar pela lesão aberta torácica e impede a entrada de ar no espaço pleural. Assim, colabora no controle da pressão intratorácica para evitar o pneumotórax hipertensivo. Nesse tipo de curativo ventilado, utiliza-se material impermeável, como quadrado de filme plástico, papel alumínio ou gaze embebida com vaselina, fixada em três lados sobre a lesão no tórax, mantendo um lado aberto, sem fita adesiva.

Entretanto, na literatura, também tem-se defendido fazer o curativo oclusivo não ventilado vedando os quatro lados, com o cuidado de manter observação contínua em razão do risco de pneumotórax hipertensivo. Além dessas possibilidades, existem recursos de selo torácico comercializados, como os do tipo Halo®, HyFin®, Bolin® e Asherman®, indicados justa-

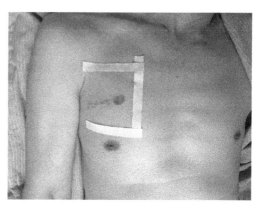

Figura 10.1 Curativo de três pontos.

mente como curativo torácico. Se disponíveis, são recomendados como primeira opção para uso. Na ausência, aplicar o curativo ventilado de três pontas. Se não for possível, como última alternativa, deve-se ocluir a lesão com curativo não ventilado.

As diversas lesões decorrentes do trauma torácico podem resultar em dor à mobilização e, consequentemente, restrição de movimentos respiratórios com comprometimento da ventilação, da oxigenação e da tosse.

Além das alterações no sistema respiratório, a área cardíaca pode ser afetada por contusão cardíaca, tamponamento cardíaco, ruptura do arco da aorta e das estruturas valvulares do coração. Rupturas cardíacas contusas e traumas mecânicos podem sugerir a ocorrência de asfixia traumática quando o paciente apresentar cianose ou coloração azulada na face e no pescoço, decorrente do aumento acentuado e abrupto da pressão torácica no esmagamento ou no tamponamento cardíaco. Esses mecanismos forçam a saída do sangue do interior do coração, o que provoca rompimento de pequenos vasos e capilares, originando a coloração vermelha arroxeada. Essa pletora é caracterizada também pela distensão dos vasos sanguíneos no pescoço. Abaixo do nível da lesão, a aparência da pele é normal. Conforme o nível da lesão, considerar a ocorrência simultânea de lesão da coluna e trauma medular.

Em caso de objeto encravado, o princípio básico do atendimento é estabilizar o objeto, não mover ou remover até que o paciente receba o tratamento definitivo no hospital. Entretanto, se o objeto encravado no tórax dificultar ou impedir a respiração, poderá ser retirado.

ATENDIMENTO PRÉ-HOSPITALAR

No atendimento pré-hospitalar (APH), a vítima de trauma torácico sofre o risco de apresentar outros traumas associados, logo, as condições para manutenção da respiração, circulação e perfusão sanguínea devem ser restabelecidas rapidamente. A avaliação da cena e o mecanismo do trauma permitem analisar as possíveis lesões. Promover a estabilização manual da cabeça e restringir o movimento da coluna vertebral se houver indicação, utilizando-se o colar cervical associado à estabilização do restante da coluna. A avaliação primária visa identificar as lesões que comprometem a vida, portanto, verificar responsividade, respiração e pulso são

ações prioritárias. A avaliação da região do tórax deve ser minuciosa e seguir a propedêutica clínica. Na identificação de sinais de agravos, são indicadas as condutas terapêuticas, como procedimentos invasivos de descompressão pulmonar e cardíaca, sendo a toracocentese para drenagem do ar (pneumotórax simples ou hipertensivo) e drenagem de sangue do pulmão (hemotórax) e a pericardiocentese para drenagem de sangue contido no saco pericárdico (tamponamento cardíaco). Entre os cuidados, manter as vias respiratórias pérvias por colocação de cânula de Guedel, fornecer oxigenoterapia e elevação do queixo para promover a ventilação segura em pacientes inconscientes. Curativos compressivos controlam sangramentos externos. No controle da dor, aplica-se a analgesia sistêmica, assim como a administração de fluidos para prevenir hipovolemia. Monitoramento de sinais vitais e oximetria são essenciais no acompanhamento contínuo da evolução. Assim que a vítima estiver estabilizada, transportá-la o mais rápido possível e com segurança à unidade de referência no atendimento em trauma. A sequência desse atendimento está descrita na Figura 10.2.

ATENDIMENTO HOSPITALAR

A capacidade dos profissionais da emergência para identificar os sinais de agravo, detectar as lesões torácicas e a eficácia em tratá-las precocemente é essencial para um prognóstico promissor. Desse modo, a admissão do paciente na emergência hospitalar deve seguir o protocolo de avaliação primária e secundária ao trauma. A anamnese e as informações recebidas pela equipe de APH devem ser anotadas e consideradas no intuito de otimizar a continuidade da assistência. Informações a respeito do mecanismo do trauma e a sua classificação orientam condutas precisas. Em geral, o paciente com trauma torácico pode apresentar lesões em outros segmentos corpóreos, frequentemente associadas aos acidentes de trânsito, o que vem a agravar ainda mais o quadro. Portanto, as imobilizações apresentadas pelo paciente devem ser respeitadas até que a possibilidade de lesão seja descartada após avaliação criteriosa. Já os acometidos por trauma penetrante frequentemente necessitam de intervenção cirúrgica. A estabilização hemodinâmica requer ações rápidas e precisas para promover a manutenção da respiração e circulação. A oxigenoterapia deve

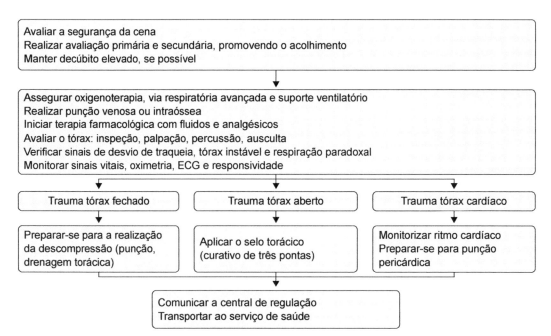

Figura 10.2 APH para trauma torácico. ECG: eletrocardiografia.

ser instalada imediatamente. O monitoramento dos sinais vitais e de parâmetros respiratórios e hemodinâmicos, assim como a eletrocardiografia, devem ser instituídos assim que o paciente for admitido na sala de emergência. Inicialmente, a terapia medicamentosa envolve analgésicos, antibióticos e fluidos como solução salina, coloides e hemocomponentes, conforme o caso. A coleta de sangue para análise laboratorial de hemograma, bioquímica, gasometria venosa e tipo sanguíneo pode ser realizada logo após a venopunção. Os exames de imagem auxiliam no diagnóstico das lesões, sinalizando o tratamento definitivo. A radiografia do tórax é o exame mais rotineiro e, na maioria dos casos, permite o diagnóstico da lesão e orienta a conduta no tratamento, assim como a tomografia computadorizada de tórax também é exame eficaz para identificação das lesões. Em casos de traumas torácicos graves com sinais sugestivos de ruptura de estruturas como diafragma ou aorta, a videotoracoscopia pode ser eficaz para identificar e corrigir as lesões, evitando toracotomia desnecessária; caso contrário, serão encaminhados ao centro cirúrgico. Outros exames de imagem podem ser necessários para detectar lesões cardíacas, respiratórias e digestórias, como ecocardiograma, broncoscopia e endoscopia.

Na emergência hospitalar, a equipe multiprofissional participa ativamente do atendimento à vítima de traumatismo torácico e deve estar apta a reconhecer os sinais de agravos. Conhecer os protocolos assistenciais, os procedimentos realizados na sala de emergência, a finalidade, o material e os cuidados específicos necessários contribui para a segurança do paciente, conforme apresentado na Figura 10.3.

DIAGNÓSTICOS DE ENFERMAGEM

As principais consequências do trauma aberto ou fechado estão relacionadas ao déficit de funcionamento cardiopulmonar, com troca de gases prejudicada, o que implica baixa oxigenação tecidual. Desse modo, podem ser identificados os diagnósticos de enfermagem que caracterizam alterações envolvendo o sistema respiratório e cardiocirculatório, desvelando-se resultados esperados para o cliente e intervenções necessárias, conforme apresenta a Tabela 10.1.

CONSIDERAÇÕES FINAIS

O trauma torácico pode evoluir gravemente, influenciando na mortalidade paciente, a depender da energia desprendida, do mecanismo de trauma, da trajetória e da magnitude das lesões. O exame físico detalhado permite iden-

Capítulo 10 | Trauma de Tórax

- Atender na sala de emergência
- Obter e valorizar os dados da cena com a equipe de APH
- Avaliar necessidade de preservação de colar cervical e prancha rígida
- Verificar ocorrência de desvio de traqueia, estase jugular, retração da musculatura intercostal, enfisema subcutâneo
- Determinar tipo de trauma (fechado ou aberto)

↓

- Tórax hipertensivo: preparar-se para realizar toracocentese (punção pleural)
- Pneumotórax e hemotórax: preparar-se para realizar toracocentese (drenagem pleural)
- Tamponamento cardíaco: preparar-se para efetuar pericardiocentese (punção pericárdica)

↓

- Avaliar padrão respiratório, assegurar permeabilidade de vias respiratórias e suporte ventilatório, se necessário
- Puncionar acesso venoso e coletar sangue para exames
- Tratar lesões e fazer curativos
- Monitorar sinais vitais, oximetria, ECG
- Administrar terapia farmacológica com fluidos, analgésicos e hemocomponentes
- Promover o aquecimento corporal

↓

- Associar mecanismo de trauma com outras lesões (cervical)
- Encaminhar para radiografia de tórax e cervical e tomografia computadorizada de tórax se necessário
- Passar SVD e SNG e mantê-las abertas
- Solicitar avaliação do especialista
- Ponderar risco de choque, arritmias e insuficiência respiratória

↓

- Documentar assistência e informar o profissional responsável na unidade receptora
- Providenciar transporte e transferência (CC, UTI ou unidade de internação)
- Orientar familiares

Figura 10.3 Atendimento hospitalar para trauma torácico. SDV: sonda vesical de demora; SNG: sonda nasogástrica; CC: centro cirúrgico; UTI: unidade de terapia intensiva.

Tabela 10.1 Diagnósticos de enfermagem e intervenções em casos de trauma torácico.

Diagnósticos de enfermagem	Resultados esperados	Intervenções principais e sugeridas
Padrão respiratório ineficaz	Passagem traqueobrônquica desobstruída (pérvia) e limpa	Desobstruir vias respiratórias superiores Realizar higiene brônquica Manter material pronto para drenagem torácica, pericardiocentese e toracotomia
	Parâmetros respiratórios dentro dos valores de normalidade	Monitorar parâmetros respiratórios Encaminhar para radiografia
Troca de gases prejudicada	Valores gasométricos dentro dos parâmentros de normalidade	Ofertar assistência ventilatória invasiva/não invasiva Observar parâmetros ventilatórios/respiratórios Coletar material para gasometria arterial/venosa Monitorar nível de consciência
Débito cardíaco diminuído	Fluxo sanguíneo unidirecional, livre de obstruções e com pressão adequada nos grandes vasos da circulação sistêmica e pulmonar	Reposição rápida de líquidos e hemoderivados Anotar perdas volêmicas Fazer balanço hídrico Monitorar sinais vitais e hemodinâmicos
	Perfusão cerebral eficaz PAM entre 50 e 140 mmHg	Manter decúbito elevado 30° Monitorar nível de consciência com escala própria, perfusão cerebral Monitorar perda de líquidos e hemoderivados

(continua)

Tabela 10.1 (*Continuação*) Diagnósticos de enfermagem e intervenções em casos de trauma torácico.

Diagnósticos de enfermagem	Resultados esperados	Intervenções principais e sugeridas
Dor aguda	Nível de conforto: extensão da percepção positiva do quanto o indivíduo se sente física e psicologicamente à vontade	Avaliar intensidade da dor com escala própria da dor Avaliar resultado da terapia com analgésicos/sedativos Monitorar infusão de sedação Manter ambiente tranquilo
Integridade da pele prejudicada	Integridade estrutural e função fisiológica normal da pele e das mucosas	Inspecionar a pele e tratar as lesões Monitorar oferta alimentar/líquidos Aplicar escala própria para avaliar risco de lesão por pressão e instituir medidas preventivas
Risco para infecção	Diminuição da gravidade de infecções	Realizar procedimentos com técnica asséptica Administrar antibioticoterapia

PAM: pressão arterial média.

Fonte: Johnson *et al.*, 2009.

tificar sinais de agravo, e intervenções simples podem estabilizar o quadro até o tratamento definitivo na unidade de emergência hospitalar. A mortalidade precoce está associada às lesões decorrentes da anoxia por disfunção respiratória e ventilatória, de hemorragias por perda sanguínea considerável e comprometimento cardiocirculatório. As mortes tardias ocorrem principalmente por infecções respiratórias, em função de procedimentos torácicos invasivos agressivos e ventilação invasiva imediata.

O sucesso do atendimento em emergência depende, entre outros fatores, de equipes do atendimento pré-hospitalar e hospitalar capacitadas e treinadas para tomada de decisão e trabalho em conjunto; de provisão de material e equipamentos suficientes pelos serviços, visando a excelência no atendimento holístico e humanizado.

Políticas públicas preventivas devem ser apoiadas a fim de diminuir a ocorrência de acidentes automotivos e violência urbana, reduzindo a morbimortalidade por trauma torácico.

BIBLIOGRAFIA

Aehlert B. Suporte Avançado de Vida em Pediatria (PALS). Emergências pediátricas: guia de estudo. 3. ed. Rio de Janeiro: Elsevier; 2014.

Brasil. Ministério da Saúde. Linha de cuidado ao trauma na rede de atenção às urgências e emergências. 2013. [Acesso em: 4 jan 2017] Disponível em: http://portalsaude.saude.gov.br/images/pdf/2014/maio/20/Trauma-Diretrizes.pdf.

Colégio Americano de Cirurgiões. Advanced Trauma Life Support (ATLS). Comitê de Trauma: suporte avançado de vida no trauma. Manual do curso de alunos. 9. ed. Chicago: Elsevier; 2012.

Fischer PE, Perina DG, Delbridge TR, Fallat ME, Salomone JP, Dodd J, Bulger EM, Gestring ML. Spinal Motion Restriction in the Trauma Patient – A Joint Position Statement. Prehospital Emergency Care. 2018;22:659-61.

Johnson M, Bulechek G, Butcher H, Dochterman JM, Maas M. Ligações entre: NANDA, NOC e NIC: diagnósticos, resultados e intervenções de enfermagem. 2. ed. Porto Alegre: Artmed; 2009.

Martins HS, Damasceno MCT, Awada SB. Prontosocorro: condutas do Hospital das Clínicas da Faculdade de Medicina da Universidade de São Paulo. 2. ed. Barueri: Manole; 2008.

National Association of Emergency Medical Technicians. American College of Surgeons. Committee on Trauma. Atendimento pré-hospitalar ao traumatizado, PHTLS/NAEMT. 7. ed. Rio de Janeiro: Elsevier; 2011.

Oliveira RG. Blackbook Pediatria. 4. ed. Belo Horizonte: Blackbook; 2011.

Petroianu A, Miranda MEM, Oliveira RG. Blackbook Cirurgia. Belo Horizonte: Blackbook; 2008.

Society of Trauma Nurses. Advanced trauma care for nurses (ATCN): manual do curso de alunos. Lexington: STN; 2013.

11

Trauma de Abdome e de Pelve

Lucia Tobase, Edenir Aparecida Sartorelli Tomazini, Simone Valentim Teodoro, Débora Maria Alves Estrela, Eliana da Cunha Ferreira, Maria Elisa Diniz Nassar, Luciana Vannucci, Elaine Cristina Rodrigues Gesteira e Miriam de Araujo Campos

INTRODUÇÃO

Trauma de abdome e de pelve é a lesão resultante do impacto da força externa exercida na região abdominal e pélvica, acometendo os órgãos internos. A incidência é de 15 a 20% dos traumas. Pode ser decorrente de agressão física, ferimento por arma branca ou de fogo, explosão, queda, atropelamento, colisão de veículos, geralmente associados, em sua maioria, a trauma multissistêmico, atingindo outras estruturas.

As lesões em trauma de tórax também podem ocasionar o trauma abdominal. É possível relacionar essa suspeição na ocorrência de lesões na parte anterior do tronco, quando abaixo da linha mamária; na parte posterior, quando abaixo da linha infraescapular; e nos flancos, quando entre a linha axilar anterior e posterior, do 6º espaço intercostal até a crista ilíaca.

Por isso, o uso correto de cinto de segurança (apoiado abaixo das espinhas ilíacas anterossuperiores) previne lesões internas, pois, quando incorretamente posicionado (acima da borda da pelve), pode provocar lesão de pâncreas e de outros órgãos retroperitoniais, ruptura e explosão de intestino.

Em crianças, alterações como dor abdominal, distensão, rigidez ou hipersensibilidade ao exame físico e marcas de cinto de segurança são indícios de trauma abdominal fechado e lesões internas graves. Em geral, manifestações como náuseas, vômito, esforço respiratório, dor em hemitórax esquerdo e nos ombros (sinal de Kehr) caracterizam lesão no baço.

Lesões esplênicas e hepáticas são frequentes em idosos, provocando hipovolemia grave,

pouco tolerada pelo paciente e cuja reposição volêmica nas emergências tende ao insucesso. Além disso, o alentecimento dos movimentos peristálticos, no esvaziamento gástrico e na progressão do conteúdo intestinal, é característica que pode influenciar muito no agravo, em razão do risco para broncoaspiração.

Se for mulher em idade fértil, questionar quanto à regularidade do ciclo menstrual e analisar a possibilidade de gestação, desconhecida pela paciente ou despercebida durante o atendimento, principalmente quando não aparentar alteração gravídica com aumento do volume uterino.

A gestante requer atenção especial, uma vez que, com o crescimento do útero, a suspeita de lesões abdominais pode traduzir-se em outras lesões inesperadas, como o risco de atingir o próprio útero, a placenta e até mesmo o feto. O aumento do volume uterino ocasiona compressão da câmara gástrica, reduz a velocidade de esvaziamento e aumenta o risco para vômito e broncoaspiração.

Diante de fatores como uso abusivo de substâncias, álcool, barreiras de comunicação em relação à faixa etária ou diferentes idiomas, estado de inconsciência ou portadores de necessidades especiais, a avaliação criteriosa é essencial para identificar sinais e sintomas importantes em manifestações clínicas aparentemente inespecíficas.

Em algumas situações, a presença de sinal discreto de abrasão ou escoriação permite inferir sobre o trauma fechado, uma vez que, conforme o grau de impacto no local, equimose e hematoma demoram um pouco mais para se tornarem visíveis. Por isso, é altamente relevante valorizar queixas ou sinais aparentemente simples para evitar danos posteriores de maior gravidade. Como exemplo de apresentação tardia, tem-se o sinal de Grey-Turner, que corresponde à equimose nos flancos, e o sinal de Cullen, equimose ao redor do umbigo, que indicam sangramento retroperitoneal, mas não aparecem nas primeiras horas após a lesão.

FISIOPATOLOGIA

Para sistematizar a avaliação do paciente, divide-se externamente o abdome em quadrantes traçando uma linha vertical do processo xifoide à sínfise púbica e, perpendicularmente, uma linha horizontal na altura da cicatriz umbilical, a fim de distinguir os quadrantes superiores dos inferiores, direito e esquerdo.

Internamente, os órgãos se situam nas diferentes regiões superior, inferior, pélvica e retroperitônio. A região superior está protegida pelos arcos costais e contém estômago, diafragma, fígado, baço e cólon transverso. A região inferior se estende do rebordo costal até o púbis e ilíaco contendo o intestino delgado, parte do cólon ascendente e descendente e sigmoide. Já na parte pélvica, estão o reto, a bexiga, os vasos ilíacos e, na mulher, também os órgãos reprodutores. No espaço retroperitoneal, situam-se aorta, veia cava, duodeno, pâncreas, rins e a parte posterior do cólon ascendente e descendente.

As diferentes conformações anatômicas dos órgãos abdominais, sendo ocos, sólidos ou vasculares, desencadeiam manifestações distintas nas lesões estruturais. A perfuração de órgãos cavitários provoca derramamento do conteúdo da víscera oca na cavidade peritoneal ou retroperitoneal, aumentando o risco para infecção, peritonite e septicemia. A suspeição de peritonite é orientada pela presença de dor abdominal à palpação, sendo desencadeada pela tosse, ou à percussão; defesa involuntária por rigidez e espasmo da musculatura da parede abdominal em resposta à infecção; diminuição ou ausência de ruídos hidroaéreos.

A laceração ou rompimento de estruturas sólidas, como fígado e baço, e de estruturas vasculares provoca sangramento interno e, por não ser visualizável, dificulta a identificação e a intervenção imediatas, principalmente na prevenção de choque hipovolêmico e da redução do risco de morte. Contudo, a cavidade abdominal do adulto pode acomodar até cerca de 1.500 mℓ de líquido sem apresentar distensão. Além de líquidos, tal distensão também pode decorrer de acúmulo de ar, como, por exemplo, durante a ventilação por pressão positiva, seja por frequência excessiva em ventilação por máscara facial ou posicionamento incorreto do tubo endotraqueal quando o estômago fica repleto de ar.

CINEMÁTICA E BIOMECÂNICA NO TRAUMA ABDOMINAL E PÉLVICO

Na análise da cinemática e biomecânica do trauma, as lesões internas de órgãos e vasos importantes são consequência das forças resultantes de (des)aceleração, compressão e cisalhamento.

O impacto da força externa na contusão abdominal e compressão difere conforme o agente causal. Sinais do trauma que elevam a suspeita de lesão abdominal incluem volante entortado, choque sem etiologia evidente, nível de choque maior do que o explicado por outras lesões, lesões de partes moles no abdome, flanco ou dorso, sinal do cinto de segurança e sinais de irritação peritoneal.

Conforme o tipo de trauma, em caso de ruptura de diafragma, é possível identificar ruídos hidroaéreos na ausculta do tórax.

Ferimentos por arma de fogo ou arma branca (projétil ou lâmina) atingem diversas estruturas na trajetória. No caso da primeira, pela alta energia, há o agravante da formação de lesão cavitária, o que tende a piorar o prognóstico do paciente. A identificação dos pontos de entrada e saída do projétil permite presumir o percurso, com base na localização das estruturas anatômicas e as possíveis consequências advindas de lesões associadas, o que requer, com frequência, intervenções cirúrgicas. Em relação à lesão penetrante de lâmina, por ser de baixa energia, conforme características do objeto utilizado e profundidade da lesão, nem sempre o paciente será encaminhado ao centro cirúrgico (CC).

O traumatismo na região da pelve geralmente provoca fraturas no anel pélvico; é provocado por acidentes de trânsito, quedas de grande altura e traumas por esmagamento, sendo associado ao paciente com múltiplos traumas e maior risco à vida.

CLASSIFICAÇÃO

O traumatismo abdominal e da pelve podem ser classificados em:

- Aberto: o trauma abdominal penetrante é associado à presença de lesão externa, com solução de continuidade e comunicação com o meio interno, frequentemente causado por ferimento de arma de fogo, arma branca ou objeto encravado e pode resultar em lesões vasculares e de vísceras e evisceração
- Fechado: a lesão externa não origina comunicação com a cavidade interna, o que dificulta a identificação do trauma e das lesões concomitantes; quando passam despercebidas, predispõem ao aumento dos índices de morbimortalidade. Atentar aos sinais de contusão, escoriação, equimose linear transversal ocasionada por cinto de segurança; dor, sensibilidade e contração de defesa na palpação; rigidez (possível sangramento interno) ou distensão abdominal; sinais de choque sem causa aparente, quando eventuais lesões externas não justificam o agravamento do quadro. O impacto externo é decorrente de acidente de trânsito, queda, agressão interpessoal. O aumento súbito da pressão intra-abdominal pode romper o diafragma e causar a herniação de órgãos abdominais para dentro da cavidade torácica.

O anel pélvico é formado pelos ossos ilíacos, púbis, ísquio e o sacro, unidos por ligamentos fortes. As fraturas do anel são classificadas em três tipos:

1. Estáveis (não há comprometimento do anel pélvico).
2. Rotacionalmente instáveis, mas verticalmente estáveis.
3. Rotacional e verticalmente instáveis (apresentam lesão da sínfise púbica).

A fratura de quadril ou pelve pode desencadear choque hipovolêmico, por perda estimada em média de 1.500 a 2.500 mℓ de sangue, em razão de múltiplas lesões vasculares da pelve, e resultar em alta taxa de mortalidade, além do risco de atingir bexiga, uretra, vagina e reto. Às vezes de difícil identificação, é possível presumir esse tipo de fratura com base na modificação da simetria do quadril, do posicionamento do membro inferior, presença de dor e crepitação durante a palpação da pelve. Durante a palpação, realizada por compressão manual bilateral, no sentido lateromedial e anteroposterior do quadril, em razão da gravidade da lesão e de dor ou crepitação em um dos movimentos de compressão, é desnecessário efetuar a segunda manobra na avaliação.

EXAME FÍSICO E MANIFESTAÇÕES CLÍNICAS

O exame físico acurado na região abdominal e pelve por inspeção, palpação, ausculta e percussão também inclui avaliação da estabilidade pélvica, genitais, períneo e reto. Caracterização da dor e sinais de defesa na palpação fornecem indícios importantes para determinar as forças envolvidas como fator preditivo de gravidade da lesão.

As manifestações clínicas mais frequentes são hipersensibilidade, dor, rigidez ou distensão abdominal; sangramento, equimose, hematoma e indícios de trauma na região abdominal anterior, posterior, nos flancos ou compatíveis com lesão associada ao cinto de segurança; instabilidade pélvica e crepitações de ossos do quadril; urina turva ou hematúria; sangramento anal; próstata flutuante ao toque retal. Em traumas abertos, sangramento, hemorragia externa e evisceração são facilmente identificáveis. No entanto, em traumas fechados, sangramento, hemorragia e lesões internas necessitam de avaliação competente na suspeição e na intervenção assertivas. A não identificação das lesões pode colocar a vida em risco, devido à evolução silenciosa do quadro, muitas vezes sem sinais e sintomas evidentes, dificultando o diagnóstico e a intervenção adequada.

Especificamente na atenção à gestante, recomenda-se manter a posição em decúbito lateral esquerdo (DLE); na impossibilidade, elevar a perna direita favorece o deslocamento do útero ou, delicadamente, empurrá-lo manualmente para o lado esquerdo da gestante. Se posicionada em prancha longa, elevar o lado direito da prancha em cerca de 10 a 15 cm. Esse posicionamento reduz a compressão do útero sobre a veia cava, favorece o retorno venoso e melhora o débito cardíaco. Sinais de saída de líquidos por via vaginal, contração uterina, risco de parto prematuro e alterações nos batimentos cardíacos fetais (BCF) podem ser preocupantes e exigem agilidade nas intervenções.

Em trauma abdominal com objeto encravado ou em caso de objetos empalados, o princípio básico do atendimento é não mover ou remover o objeto. Deve-se estabilizá-lo, pois, se removido, a extremidade encravada pode lesar outras estruturas, vasos e desencadear hemorragia. No hospital, após a localização interna do objeto mediante radiografia, a decisão pela remoção no CC varia conforme o caso.

Em caso de evisceração, com exposição ou saída de órgão ou parte dele, recomenda-se não tentar reposicionar nem recolocar as vísceras na cavidade. Em razão da fragilidade da mucosa, quando exposta ao ar ambiente, há risco de desvitalização e necrose tecidual, o que requer a manutenção da umidade local. Para tanto, proteger o local com tecido limpo, compressa umedecida ou cobertura plástica própria para evisceração; manter o curativo úmido em solução salina até a intervenção reparadora em CC. Tomar cuidado com substituições de cobertura plástica por material não indicado para essa finalidade, pois pode aderir na mucosa e traumatizar durante a retirada. Atentar para cobertura da área eviscerada com aplicação de compressas de gaze pequenas, desprovidas de fio radiopaco, como as utilizadas em cirurgia. Se possível, evitá-las, em razão do risco de permanecerem na cavidade se não identificadas posteriormente durante o procedimento cirúrgico.

Durante o transporte do paciente, manter os membros inferiores ligeiramente flexionados, quando possível, pois alivia a pressão intra-abdominal e evita a exteriorização de outras porções da víscera. Procurar acalmar o paciente, reduzindo a agitação, crises de choro ou esforços, também contribui para minimizar os riscos de exteriorização.

ATENDIMENTO PRÉ-HOSPITALAR

O trauma abdominal deve ser avaliado, incluindo seu mecanismo e achados de exame físico, além das informações de testemunhas da ocorrência e do paciente, se possível. Também precisam ser coletadas as informações, que deverão ser documentadas na ficha de atendimento do paciente, conforme os itens da história SAMPLA (sintomas, alergia, medicações, passado médico, líquidos e alimentos, ambiente e eventos), além de outras perguntas.

Conforme a indicação, a administração de fluidos, com solução salina, contribui na prevenção do choque hipovolêmico, como mostra a Figura 11.1. Contudo, a reposição volêmica agressiva pode ser deletéria e resultar em recidiva de sangramento, anteriormente interrompido por mecanismos de coagulação e em decorrência da hipotensão. Na ausência de lesão cerebral traumática, como trauma cranioencefálico (TCE), como referência para reposição, é possível fundamentar-se na pressão arterial sistólica (PAS), que pode ser mantida entre 80 e 90 mmHg para evitar novos sangramentos.

ATENDIMENTO HOSPITALAR

No atendimento hospitalar, o abdome é examinado sistematicamente, principalmente por palpação e inspeção, além da ausculta e percussão, buscando sinais de dor abdominal significativa, defesa involuntária, dor à percussão, ruídos hidroaéreos diminuídos ou ausentes.

Diversos exames complementares são indicados para auxílio diagnóstico e decisão cirúrgica, como a avaliação ultrassonográfica direcionada ao trauma (*focused assesment sonography in trauma*, FAST) observando as janelas pericárdica, peri-hepática, periesplênica e pélvica; tomografia computadorizada; lavado peritoneal diagnóstico (LPD); paracentese; an-

Avaliar a segurança da cena
Realizar avaliação primária e secundária, promovendo o acolhimento
Considerar possibilidade de gestação nas mulheres em idade fértil

Avaliar o abdome: inspeção, ausculta, palpação e percussão; localização, tipo e duração da dor
Verificar ocorrência de náuseas, vômitos, sangramento e rigidez abdominal
Evisceração: não recolher as vísceras na cavidade, protegê-las com compressa úmida
Monitorar sinais vitais, oximetria, glicemia capilar e responsividade
Realizar punção venosa ou intraóssea
Iniciar a terapêutica farmacológica com fluidos e analgésicos

Prevenir hipotermia
Comunicar a central de regulação
Transportar ao serviço de saúde

Figura 11.1 APH para trauma abdominal.

giotomografia e exames endovasculares para identificar lesão vascular principalmente em lesão de quadril; além das rotineiras análises laboratoriais de amostras de sangue e urina, conforme o protocolo institucional apresentado na Figura 11.2.

A tendência atual é reduzir a exploração cirúrgica, optando por conduta expectante, principalmente se o paciente estiver estável, em suspeita de lesões de baço, fígado ou rim no trauma abdominal fechado. Muitas lesões param de sangrar antes de causar o choque e cicatrizam sem necessidade de reparo cirúrgico. Nessas condições, a observação do paciente deve ser rigorosa, em unidade de terapia intensiva (UTI), nos primeiros 7 a 10 dias, como período crítico pelo risco de novo sangramento.

DIAGNÓSTICOS DE ENFERMAGEM

No trauma abdominal, como visto anteriormente, há o risco de choque hipovolêmico ocasionado por lesões aos órgãos internos, bem como de fraturas localizadas em ossos como o quadril; essas consequências levam a diagnósticos de enfermagem relacionados ao prejuízo do funcionamento cardíaco, dor intensa e risco de infecção provocado pelo rompimento de órgãos internos, como pode ser visto na Tabela 11.1, que também apresenta intervenções específicas para o alcance de resultados eficazes no cuidado com clientes nessa condição.

CONSIDERAÇÕES FINAIS

No trauma abdominal, é comum a ocorrência de várias lesões, assim como a presença de sinais e sintomas semelhantes a todas elas, requerendo raciocínio clínico acurado para orientar o diagnóstico. No atendimento, o profissional deve manter um alto índice de suspeição, com base no mecanismo do trauma e na presença de choque sem causa evidente.

Nas unidades de emergência, cabe à equipe multiprofissional evitar mais danos ao paciente já lesionado, atendendo-o com o máximo de cuidado e prevenindo complicações. A equipe pré-hospitalar fará o transporte e a equipe hospitalar efetuará a triagem para a sala da emergência, em prosseguimento ao atendimento necessário no trauma.

Para que a assistência seja a melhor e mais rápida possível nesses ambientes, deve-se contar com equipe multiprofissional organizada, capacitada e treinada, equipamentos testados e em perfeito funcionamento, ou seja, toda a infraestrutura contribuindo para o sucesso no atendimento.

Atender na sala de emergência
Obter e valorizar a história clínica com a equipe de APH
Expor abdome e realizar exame físico detalhado: inspeção, palpação, percussão, ausculta
Considerar gravidez em mulheres em idade fértil

Monitorar sinais vitais, oximetria, ECG, glicemia capilar
Realizar punção venosa e coleta de sangue para exame
Solicitar avaliação de especialista
Encaminhar para radiografia de tórax, abdome e bacia; USG de abdome (FAST) e tomografia de abdome; se necessário.
Preparar material, se indicação para LPD
Passar SNG e manter aberta
Realizar SVD, após toque retal e controlar débito urinário
Gestante: avaliar risco de sofrimento fetal, monitorizar BCF e dinâmica uterina, manter em DLE se possível, identificar sinais de trabalho de parto

Documentar assistência e informar o profissional responsável pela unidade receptora
Providenciar transporte e transferência (CC, UTI ou unidade de internação)
Orientar familiares

Figura 11.2 Atendimento hospitalar para trauma abdominal. ECG: eletrocardiografia; USG: ultrassonografia; SNG: sonda nasogástrica; SVD: sonda vesical de demora.

94 Parte 2 | Emergências Traumáticas

Tabela 11.1 Diagnósticos de enfermagem e intervenções em casos de trauma abdominal.

Diagnósticos de enfermagem	Resultados esperados	Intervenções principais e sugeridas
Risco de infecção	Diminuição da gravidade da infecção e dos sintomas associados	Proteção contra infecção Cuidados com lesões: drenagem fechada Monitoramento respiratório Cuidados com sonda gastrintestinal
Débito cardíaco diminuído	Fluxo sanguíneo unidirecional, livre de obstruções e com pressão adequada nos grandes vasos da circulação sistêmica e pulmonar	Cuidados circulatórios Precauções contra sangramento Prevenção do choque Reposição rápida de líquidos Regulação hemodinâmica
	Adequação do fluxo sanguíneo nos vasos cerebrais para a manutenção da função cerebral	Monitoramento neurológico Promoção da perfusão cerebral Controle da hipovolemia
Dor aguda	Nível de conforto: extensão da percepção positiva do quanto o indivíduo se sente física e psicologicamente à vontade	Prescrição de medicamentos Controle da dor Controle de medicamentos Controle da sedação e do ambiente
Integridade da pele prejudicada	Integridade estrutural e função fisiológica normal da pele e das mucosas	Supervisão da pele Controle da nutrição Controle hídrico Posicionamento Proteção contra infecção
Perfusão tissular periférica ineficaz	Manutenção do estado circulatório	Cuidados circulatórios Controle hídrico Monitoramento de sinais vitais

Fonte: Johnson *et al.*, 2009.

BIBLIOGRAFIA

Aehlert B. Suporte Avançado de Vida em Pediatria (PALS). Emergências pediátricas: guia de estudo. 3. ed. Rio de Janeiro: Elsevier; 2014.

Azevedo LCP, Taniguchi LU, Ladeira JP. Medicina intensiva: abordagem prática. 2. ed. Barueri: Manole; 2015.

Brasil. Ministério da Saúde. Secretaria de Atenção à Saúde. Protocolos de Intervenção para o SAMU 192 – Serviço de Atendimento Móvel de Urgência. 2. ed. Brasília: Ministério da Saúde; 2016. [Acesso em 4 jan 2017] Disponível em: http://portalsaude.saude.gov.br/images/pdf/2016/outubro/26/livro-avancado-2016.pdf.

Colégio Americano de Cirurgiões. Advanced Trauma Life Support (ATLS). Comitê de Trauma: suporte avançado de vida no trauma. Manual do curso de alunos. 9. ed. Chicago: Elsevier; 2012.

Johnson M, Bulechek G, Butcher H, Dochterman JM, Maas M. Ligações NANDA, NOC e NIC:

diagnósticos, resultados e intervenções de enfermagem. 2. ed. Porto Alegre: Artmed; 2009.

Martins HS, Damasceno MCT, Awada SB. Pronto-socorro: condutas do Hospital das Clínicas da Faculdade de Medicina da Universidade de São Paulo. 2. ed. Barueri: Manole; 2008.

National Association of Emergency Medical Technicians. American College of Surgeons. Committee on Trauma. Atendimento pré-hospitalar ao traumatizado, PHTLS/NAEMT. 7. ed. Rio de Janeiro: Elsevier; 2011.

Oliveira RG. Blackbook Pediatria. 4. ed. Belo Horizonte: Blackbook; 2011.

Petroianu A, Miranda MEM, Oliveira RG. Blackbook Cirurgia. Belo Horizonte: Blackbook; 2008.

Sallum AMC, Paranhos WY. O enfermeiro e as situações de emergência. 2. ed. São Paulo: Atheneu; 2010.

Society of Trauma Nurses. Advanced trauma care for nurses (ATCN): manual do curso de alunos. Lexington: STN; 2013.

12

Trauma Musculoesquelético

Lucia Tobase, Edenir Aparecida Sartorelli Tomazini,
Simone Valentim Teodoro, Maria Elisa Diniz Nassar,
Eliana da Cunha Ferreira, Luciana Vannucci,
Elaine Cristina Rodrigues Gesteira e Miriam de Araujo Campos

INTRODUÇÃO

Trauma musculoesquelético é o resultado do impacto de nível energético variável sobre o sistema musculoesquelético, que ocasiona diversos tipos de lesões, principalmente de extremidades. Acomete em maior proporção indivíduos jovens do sexo masculino, frequentemente envolvidos em acidentes de trânsito, na sua maioria, de motocicleta. Esse tipo de trauma é mais evidente, assim, a identificação rápida das lesões primárias influencia no menor índice de mortalidade, exceto quando resulta em fratura de ossos longos, devido ao maior risco de hemorragia e hipovolemia.

Em crianças, o esqueleto ainda em formação é constituído na maior parte por tecido cartilaginoso, conferindo mais flexibilidade e resistência à fratura acidental. Quando ocorre, em geral, é do tipo incompleta, sendo denominada fratura em "galho verde". Entretanto, lesões como fraturas múltiplas de crânio, principalmente na região parietal posterior e occipital, e fraturas de membros por arrancamento podem advir de maus tratos e requerem investigação durante a avaliação.

Em idosos, a ocorrência de doenças neurológicas, osteopatia, alterações fisiológicas típicas do envelhecimento, redução da acuidade auditiva e visual, fraqueza muscular e diminuição dos reflexos influencia na maneira de caminhar e na postura, provocando quedas frequentes. Logo, o ambiente onde o idoso transita também é determinante para a segurança e prevenção da ocorrência da queda e eventualmente requer readaptações: favorecer iluminação e claridade no ambiente; evitar piso escorregadio e tapetes; colocar barra de apoio no banheiro; substituir escadas por rampas ou, se não for possível, instalar corrimão para facilitar o apoio na locomoção. Vale destacar que violência e maus tratos também são causas de trauma musculoesquelético nessa faixa etária.

CINEMÁTICA E BIOMECÂNICA NO TRAUMA MUSCULOESQUELÉTICO

Na cinemática e biomecânica do trauma, a transferência de energia ocorre por (des)aceleração, impacto seguido de compressão ou cisalhamento, ocasionando lesão do tipo primária ou secundária. A primária é consequência do trauma local imediato e a secundária decorre da continuidade da transferência de energia para outras estruturas. Por exemplo: durante a queda, o apoio nos membros inferiores provoca impacto sobre o pé, ocasionando fratura no fêmur, pelve e no próprio pé, como lesões primárias e mais evidentes; posteriormente, como lesões secundárias, pode apresentar hemorragia e choque hipovolêmico.

O volume sanguíneo perdido nas fraturas varia conforme a estrutura acometida (Tabela 12.1).

CLASSIFICAÇÃO DOS TIPOS DE TRAUMA MUSCULOESQUELÉTICO

A Tabela 12.2 apresenta, de maneira sintética, os tipos de trauma com suas respectivas localizações no organismo, indicando as lesões e as alterações que ocorrem na área afetada.

Tabela 12.1 Relação entre o osso fraturado e a estimativa de perda interna de volume sanguíneo.

Osso fraturado	Perda de sangue (ml)
Costela	125
Rádio ou ulna	250 a 500
Úmero	500 a 750
Tíbia ou fíbula	500 a 1.000
Fêmur	1.000 a 2.000
Bacia	> 1.000 a hemorragia maciça

Adaptada de PHTLS, 2016.

FISIOPATOLOGIA

Quanto às manifestações clínicas, em diferentes graus, o paciente pode apresentar dor, edema, hematoma e eventuais anormalidades anatômicas referentes ao alinhamento. A manipulação gentil e cuidadosa é necessária para evitar outros danos, especialmente em áreas fraturadas, prevenindo o deslocamento de êmbolos, o que pode desencadear tromboembolismo pulmonar e trombose venosa, além de evitar a perfuração de estruturas adjacentes à lesão por espículas ósseas.

Ao examinar o paciente e avaliar o local afetado:

Tabela 12.2 Tipos mais comuns de trauma musculoesquelético, áreas afetadas, mecanismo de lesão e alterações nos locais comprometidos.

Localização	Tipo	Mecanismo	Alterações
Tecidos moles próximos à estrutura óssea	Distensão	Estiramento das fibras musculares e ligamentos	Danos em tecidos moles, adjacentes ao osso, com dor em grau variável e capacidade funcional relativamente preservada
	Contusão	Trauma sobre os tecidos moles, pressionados contra a estrutura óssea	
Articulação	Entorse	Estiramento e rompimento parcial das fibras dos ligamentos	A articulação mantém-se estável e preservada, com dor local, edema, hematoma e capacidade funcional relativamente preservada
	Luxação	Risco de rompimento de ligamentos e cápsula articular	Articulação desestabilizada, com dor local, edema, hematoma e capacidade funcional relativamente preservada ou não
Tecido ósseo	Fratura fechada	Rompimento da estrutura óssea, sem contato do osso com o meio externo	Pele íntegra, não há exposição óssea. Dor local, edema, hematoma, deformidade, crepitação, alteração da sensibilidade, incapacidade funcional
	Fratura exposta	Perda da integridade óssea e contato ou exposição com o meio externo	Presença de lesões na pele, com partículas de gordura do tecido adiposo e sangramento. A exposição do osso fraturado nem sempre é aparente; maior risco de osteomielite
Extremidades	Esmagamento	Perda da integridade de tecidos moles, articulação e tecido ósseo	O esmagamento do tecido muscular pode causar síndrome compartimental, rabdomiólise, mioglobinúria e insuficiência renal
	Amputação	Secção ou avulsão do segmento amputado	Sangramento eventual. A viabilidade do reimplante depende de idade, tipo de trauma, danos locais e de membro amputado, tempo decorrido e nível de contaminação nas lesões

- Expor a área, inspecionar e palpar cuidadosamente para identificar as lesões
- Reconhecer as lesões potencialmente graves, sem desviar a atenção para aquelas que mais impressionam, porém não acarretam grande risco. Por vezes, uma lesão menor com sangramento ativo e abundante pode ser mais grave do que uma lesão extensa e mais superficial
- Diferenciar área de ferimento aberto de fratura exposta, principalmente quando o segmento ósseo fraturado não estiver visivelmente exteriorizado. Nem toda lesão aberta significa ocorrência de fratura exposta, podendo ser apenas um ferimento cortocontuso sem exteriorização óssea, por exemplo. Entretanto, em caso de fratura exposta, não tentar recolocar a parte exteriorizada para dentro. Ao considerar que, nesse tipo de fratura, o osso pode ficar exposto ao meio externo contaminado, pondere que, além disso, pode ocorrer comunicação com cavidades contaminadas, como boca, tubo digestivo, vias respiratórias, vagina e ânus. Por exemplo: fratura da pelve com exposição óssea através da parede vaginal é considerada fratura exposta
- Avaliar a motricidade, sensibilidade, coloração, temperatura, perfusão e pulso distal em extremidades
- Retirar adornos do membro, como anel, pulseira, relógio e corrente, pois o edema dificultará remoção posterior
- Avaliar lesões ocultas associadas a fraturas específicas, conforme os indícios da cinemática do trauma.

IMOBILIZAÇÃO

Ao proceder à imobilização de membro, deve-se conduzir o procedimento a partir das seguintes etapas:

- Promover o alívio da dor, por meio de analgesia e imobilização do local afetado
- Recolocar o membro fraturado na posição anatômica ao imobilizar, exceto se houver dor significativa ou resistência à movimentação. Segundo o Prehospital Trauma Life Support (PHTLS, 2016), essa manobra favorece a imobilização e pode aliviar a compressão de vasos e nervos, melhora a perfusão e a função neurológica do membro afetado e diminui a hemorragia. Nesse caso, movimentar cuidadosamente na posição mais anatômica possível, avaliando simultaneamente a presença do pulso. Interromper a movimentação se encontrar resistência ao reposicionamento, se provocar dor significativa ou se a manobra ocasionar a ausência do pulso, com prejuízo ao fluxo arterial do local afetado. Caso a manobra não seja bem-sucedida, manter na posição encontrada
- Efetuar a imobilização. Em caso de luxação e tempo de transporte curto para encaminhamento, não tentar reduzir a articulação afetada e imobilizar na posição encontrada
- Controlar sangramento externo com compressão manual. Em caso de suspeita de fratura no crânio ou fratura exposta em qualquer região, não comprimir sobre a lesão. Conter o sangramento cuidadosamente, com leve pressão nas bordas da ferida
- Cobrir os ferimentos abertos com curativo
- Avaliar força motora, sensibilidade, coloração, temperatura, perfusão da extremidade e pulso distal, antes de iniciar a imobilização
- Imobilizar as articulações acima e abaixo da lesão
- Fixar o material utilizado na imobilização, obedecendo ao sentido do retorno venoso, iniciando a fixação da extremidade distal para área proximal, se houver lesão em membros
- Reavaliar força motora, sensibilidade, coloração, temperatura, perfusão da extremidade e pulso distal após concluir a imobilização.

A imobilização proporciona diminuição da dor, dos riscos de lesão nas estruturas próximas e previne novos danos, conferindo maior segurança na movimentação e no transporte do paciente. Segundo o PHTLS/2016, se possível, após a imobilização, o membro pode ser elevado para reduzir o edema e a dor latejante; a aplicação de gelo e compressas frias próximas ao local fraturado também são recomendadas.

A seleção de material e a aplicação de pressão adequada na imobilização são fundamentais, pois a compressão excessiva poderá ocasionar síndrome compartimental. Na imobilização do quadril, diversos dispositivos não invasivos como PASG (do inglês, *pneumatic antishock garments* ou calça pneumática antichoque) e bandagens pélvicas semelhantes à faixa elástica são destinados especialmente à contenção do sangramento no anel pélvico.

Entretanto, não são amplamente utilizados, porque, além do alto custo, são de uso temporário, há poucas evidências sobre os reais benefícios na redução da mortalidade associada a esse tipo de fratura e não são indicados em alguns tipos de lesão de quadril – como a ocasionada por compressão lateral e com volume pélvico diminuído. O uso potencial desses dispositivos também é indicado no transporte interinstitucional, como em transferência inter-hospitalar. Nessa condição, o paciente é previamente avaliado por especialistas, estabilizado e, conforme decisão, há indicação do dispositivo mediante confirmação radiográfica da fratura do quadril por compressão anteroposterior ou choque hipovolêmico descompensado, classe III ou IV.

SÍNDROME COMPARTIMENTAL

É decorrente do aumento da pressão intersticial dentro de um compartimento osteofacial, que influencia a pressão de perfusão capilar, comprometendo estruturas como vasos, nervos e músculos. Quanto menor a capacidade elástica do compartimento afetado, maiores os danos causados pelo aumento da pressão. A síndrome é causada por lesões por esmagamento, choque elétrico, queimadura – principalmente circunferencial – e, em caso de fratura, por pressão excessiva nos procedimentos e dispositivos de imobilização.

Caracteriza-se pelo edema, formado por dificuldade circulatória e colapso no sistema linfático, quando a pressão linfática excede 30 mmHg, privando a musculatura dessa drenagem e provocando edema e má oxigenação tecidual. Em algumas situações, a dor é desproporcional ao tipo de lesão e não melhora com analgesia leve ou moderada. A compressão das estruturas provoca parestesia como sinal precoce e, mais tardiamente, palidez, ausência de pulso distal, paralisia e aumento da tensão dos tecidos moles.

Como ação imediata, rever fixações e enfaixamentos, principalmente os circulares, removendo ou afrouxando conforme o caso. Avaliar continuamente a perfusão periférica é essencial para a identificação precoce do comprometimento local.

Posteriormente, em ambiente hospitalar, procedimentos como escarotomia, fasciotomia e fasciectomia poderão ser indicados para abertura do compartimento e correção da compressão, mediante confirmação das medidas das pressões no local afetado. O reconhecimento da síndrome é essencial para evitar atraso no diagnóstico e estabelecer a intervenção adequada, a fim de diminuir o risco de complicações e sequelas permanentes.

SÍNDROME DO ESMAGAMENTO

Inicialmente identificada em lesões ocasionadas por combate em períodos de guerra, atualmente é associada a traumas por acidentes de trânsito, automobilísticos e ambientais – em caso de terremoto e soterramento –, além de acidentes ocupacionais.

As partes do corpo mais afetadas são as extremidades superiores, inferiores e o tronco. A compressão provoca dor intensa, destruição dos tecidos, edema e sangramento, por vezes contido pela própria biomecânica no trauma, de maneira que a destruição dos vasos ocasiona a hemostasia local, nas extremidades da lesão. A destruição do tecido muscular desencadeia a rabdomiólise e provoca a liberação de substâncias, como potássio e mioglobina, prejudiciais, respectivamente, aos sistemas cardiovascular – pelo risco de arritmias por hiperpotassemia – e renal – pelo risco de obstrução no néfron e comprometimento da capacidade de filtração glomerular.

Sinais de mioglobinúria, como urina escura, requerem atenção especial no nível de hidratação e na reposição volêmica adequada, além do controle do débito urinário, para evitar insuficiência renal. Considerar que, durante o acidente, o sangramento e substâncias produzidas pelo esmagamento tendem a ficar contidas no local afetado. Ao prestar o atendimento e promover a liberação do membro soterrado ou aprisionado entre as ferragens do veículo, por exemplo, existe o risco de hemorragia externa e choque, além da liberação das substâncias deletérias na corrente sanguínea, agravando ainda mais o quadro.

Portanto, como cuidados prioritários no atendimento inicial, venopunção e reposição volêmica, com cerca de 1.500 mℓ/h de solução salina, são benéficas na prevenção desse agravamento, visto que a maioria dos pacientes com lesão por esmagamento como trauma principal se mostram aparentemente estáveis. Após a retirada do paciente do local, seja do soterramento ou encarceramento, reduzir o volume e a velocidade da infusão para aproximadamente 500 mℓ/h. Evitar infusão de Lactato de Ringer, por conter potássio na composição. O controle da dor, com analgesia, imobilização do local afetado com talas de apoio e curativo nos tecidos dilacerados são indicados. Apoiar o paciente e prover suporte no acolhimento é fundamental, em razão das repercussões psicológicas decorrentes desse tipo de trauma.

Na continuidade da assistência hospitalar, a reparação cirúrgica, com reconstrução e eventual manejo na enxertia de tecidos, requer competência, visando à recuperação da funcionalidade, sensibilidade, estética e autoestima do paciente. A profilaxia para infecções e outras doenças, como tétano, são recomendadas.

AMPUTAÇÃO

Consiste na remoção ou perda, total ou parcial, do membro ou área do corpo afetada. Quando decorrente de condições clínicas, é associada com intervenção terapêutica diante da inviabilidade de manutenção da parte a ser amputada, geralmente acometida por câncer, em quadros agravados por diabetes ou comprometimentos circulatórios. Em situações de urgência, a amputação é frequentemente relacionada ao trauma, seja em acidentes de trânsito, automobilísticos, choque elétrico, queimadura, durante atividade ocupacional no trabalho, em ambiente domiciliar e, em menor proporção, atividades desportivas ou lazer.

As áreas mais afetadas são membros e extremidades, como dedo, mão, braço, pé e perna, embora eventualmente possa ocorrer perda de outras partes mais protuberantes, como orelha, além de desarticulação do quadril.

No atendimento do paciente com amputação traumática, o apoio psicológico no acolhimento é fundamental, considerando as questões emocionais que envolvem a mutilação. Requer também o controle da dor por meio de analgesia; prevenção de choque com venopunção e soroterapia e os seguintes cuidados específicos imediatos:

- Controlar sangramento e hemorragia externa, inicialmente com compressão manual no local da lesão. Na impossibilidade de estancar o sangramento em extremidade, é possível utilizar o torniquete, preferencialmente por profissional habilitado e com material adequado

- Evitar manipulação excessiva da área afetada, a fim de prevenir novo sangramento em local já controlado
- Cobrir a área afetada com curativo seco compressivo
- Parte amputada: no local do acidente, irrigar com solução salina ou Lactato de Ringer para remover sujidades; envolver com gaze ou compressa umedecida; acondicionar dentro de recipiente ou saco plástico; identificar (nome do paciente, se possível, segmento ou parte amputada, data e hora); acondicionar dentro de outro recipiente ou saco plástico com gelo; evitar contato direto da parte amputada com o gelo.

Os cuidados com a parte amputada e a rapidez no transporte colaboram para a viabilidade em caso de possível reimplante. Porém, a prioridade é o atendimento ao paciente e o transporte ao serviço de saúde não pode ser retardado em razão da busca pelo segmento amputado. Outros profissionais que estão no local, podem efetuar essa busca e, posteriormente, levar o membro ao serviço para onde o paciente foi encaminhado.

No ambiente hospitalar, a intervenção cirúrgica é indicada, seja para o fechamento da lesão por segunda intenção, seja para microcirurgias para a reconstrução de estruturas, como vasos e nervos; e, dependendo do caso, procede-se o reimplante. O objetivo principal é restaurar a funcionalidade da parte afetada, considerando também aspectos estéticos e de autoimagem. Contudo, traumas por avulsão e esmagamento tornam o procedimento tecnicamente inviável; pacientes não cooperativos ou com doença psiquiátrica precisam ser criteriosamente avaliados na decisão para reimplante.

O sucesso do procedimento varia em função do tipo de lesão, nível de amputação, características do paciente e presença de comorbidades, tempo de isquemia e chances de reperfusão da parte reimplantada, grau de contaminação e risco de infecção.

ATENDIMENTO PRÉ-HOSPITALAR

É durante a avaliação secundária que as lesões musculoesqueléticas podem ser melhor identificadas e então tratadas. A presença de dor é indicativo de lesão; contudo, se o nível de consciência for alterado, a avaliação é prejudicada. A presença de deformidade e alteração do alinhamento anatômico facilita a identificação de lesões osteoarticulares e prover a imobilização adequada minimiza a sensação álgica, previne a piora da lesão e o comprometimento das estruturas adjacentes. A Figura 12.1 destaca as ações principais no atendimento pré-hospitalar (APH) para os diferentes agravos relacionados ao trauma na estrutura musculoesquelética.

ATENDIMENTO HOSPITALAR

No tratamento definitivo em ambiente hospitalar, as ações iniciais no trauma musculoesquelético são semelhantes em relação ao acolhimento, avaliação primária e secundária, monitoramento dos sinais vitais, oximetria e exame físico para identificação das lesões existentes.

Após venopunção, coleta de material para exames laboratoriais, administração de soroterapia e medicamentos específicos para analgesia e sintomatologia apresentada, a avaliação do especialista e a orientação para exames complementares nortearão a decisão terapêutica, conforme apresenta a Figura 12.2.

DIAGNÓSTICOS DE ENFERMAGEM

Os principais diagnósticos de enfermagem do trauma musculoesquelético baseiam-se no risco de perda da integridade da pele, na dor e principalmente na diminuição da capacidade de se mobilizar. Os resultados esperados para o cliente mediante as específicas intervenções de cuidados podem ser vistos na Tabela 12.3.

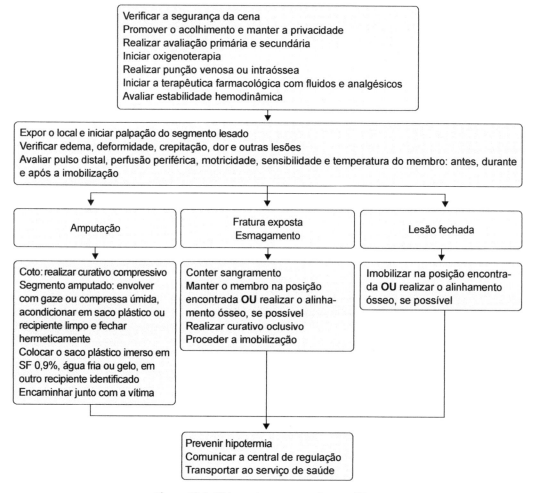

Figura 12.1 APH para trauma musculoesquelético.

Capítulo 12 | Trauma Musculoesquelético

Atender na sala de emergência
Obter e valorizar os dados da cena com a equipe de APH
Avaliar necessidade de preservação de colar cervical, prancha rigida, talas e imobilizações
Expor área afetada e investigar lesões osteoarticulares, neuromusculares, vasculares
Controlar sangramento externo e realizar curativos

Avaliar padrão respiratório, assegurar permeabilidade de vias respiratórias e suporte ventilatório, se necessário
Puncionar acesso venoso e coletar sangue para exames
Monitorar sinais vitais, oximetria
Administrar terapia farmacológica com fluidos, analgésicos, anti-inflamatórios, sedativos
Promover aquecimento corporal

Investigar outras lesões associadas com mecanismo de trauma
Solicitar avaliação do especialista
Encaminhar para radiografia do segmento afetado e, se indicado, tomografia computadorizada de coluna e bacia
Preparar material e colaborar na imobilização, se necessário
Observar perfusão periférica, pulso distal, motricidade, sensibilidade e temperatura do membro afetado
Ponderar risco de síndrome compartimental, rabdmiólise, mioglobinúria: considerar uso de solução salina, manitol e bicarbonato de sódio na prevenção de lesão renal
Providenciar profilaxia antitetânica, em caso de lesão exposta

Documentar assistência e informar o profissional responsável pela unidade receptora
Providenciar transporte e transferência (CC, UTI ou unidade de internação)
Orientar familiares

Figura 12.2 Atendimento hospitalar para trauma musculoesquelético. CC: cento cirúrgico; UTI: unidade de terapia intensiva.

Tabela 12.3 Diagnósticos de enfermagem e intervenções em casos de trauma musculoesquelético.

Diagnósticos de enfermagem	Resultados esperados	Intervenções principais
Risco de integridade da pele prejudicada	Diminuição do risco de gravidade do comprometimento das funções fisiológicas em razão de prejuízo da mobilidade física	Controle de pressão sobre áreas do corpo Cuidados com o repouso no leito Cuidados na embolia periférica Posicionamento Precauções circulatórias Terapia com exercícios
Dor aguda	Nível de conforto: extensão da percepção positiva de quanto o indivíduo se sente física e psicologicamente à vontade	Administração de medicamentos Controle da dor Controle de medicamentos Controle da sedação e do ambiente
Mobilidade física prejudicada	Capacidade dos ossos de suportar o corpo e facilitar os movimentos	Promoção da mecânica corporal Terapia com exercícios: deambulação e treino para fortalecimento
Risco de síndrome pós-trauma	Ações pessoais para minimizar a melancolia e manter o interesse pelos eventos da vida	Controle do humor Controle de medicamentos Controle de comportamento Melhora do sono Promoção do exercício Terapia ocupacional

Fonte: Johnson et al., 2009.

CONSIDERAÇÕES FINAIS

Ao se deparar com uma vítima de trauma, o profissional deve estar focado primeiramente nas lesões que oferecem risco à vida, sem desviar a atenção para as aparências alarmantes de algumas lesões. Caso o paciente não apresente lesões que colocam sua vida em risco, o profissional deve realizar o tratamento daquelas não críticas.

A avaliação da cinemática é de fundamental importância para encontrar lesões ocultas associadas a fraturas.

Para evitar agravos, reduzir a dor e promover conforto ao paciente, as lesões musculoesqueléticas devem ser imobilizadas. Em algumas situações, os membros fraturados são realinhados na posição anatômica antes de serem imobilizados.

A dificuldade de mobilização e locomoção por lesões musculoesqueléticas podem predispor ao risco de quedas, o que requer a aplicação de protocolos que visam a segurança do paciente, como a avaliação no ambiente hospitalar segundo a escala de Morse.

BIBLIOGRAFIA

Aehlert B. Suporte Avançado de Vida em Pediatria (PALS). Emergências pediátricas: guia de estudo. 3. ed Rio de Janeiro: Elsevier; 2014.

Brasil. Ministério da Saúde. Protocolos de Prevenção de Quedas, Identificação do Paciente e de Segurança na Prescrição, Uso e Administração de Medicamentos. [Acesso 4 jan 2017] Disponível em: http://www.saude.mt.gov.br/upload/controle-infeccoes/pasta12/protocolos_cp_n6_2013_prevencao.pdf

Brasil. Ministério da Saúde. Secretaria de Atenção à Saúde. Protocolos de Intervenção para o SAMU 192 – Serviço de Atendimento Móvel de Urgência. 2. ed. Brasília: Ministério da Saúde; 2016. [Acesso 4 jan 2017] Disponível em: http://portalsaude.saude.gov.br/images/pdf/2016/outubro/26/livro-avancado-2016.pdf

Colégio Americano de Cirurgiões. Advanced Trauma Life Support (ATLS). Comitê de Trauma: suporte avançado de vida no trauma. Manual do curso de alunos. 9. ed. Chicago: Elsevier; 2012.

Johnson M, Bulechek G, Butcher H, Dochterman JM, Maas M. Ligações NANDA, NOC e NIC: diagnósticos, resultados e intervenções de enfermagem. 2. ed. Porto Alegre: Artmed; 2009.

Martins HS, Damasceno MCT, Awada SB. Pronto-socorro: condutas do Hospital das Clínicas da Faculdade de Medicina da Universidade de São Paulo. 2. ed. Barueri: Manole; 2008.

National Association of Emergency Medical Technicians. American College of Surgeons. Committee on Trauma. Atendimento pré-hospitalar ao traumatizado, PHTLS/NAEMT. 7. ed. Rio de Janeiro: Elsevier; 2011.

National Association of Emergency Medical Technicians. PHTLS: atendimento pré-hospitalar ao traumatizado. 8. ed. Burlington: Jones & Bartlett Learning; 2016.

Oliveira RG. Blackbook Pediatria. 4. ed. Belo Horizonte: Blackbook; 2011.

Petroianu A, Miranda MEM, Oliveira RG. Blackbook Cirurgia. Belo Horizonte: Blackbook; 2008.

Rede Brasileira de Enfermagem e Segurança do Paciente. Estratégias para a segurança do paciente: manual para profissionais da saúde. Porto Alegre: EDIPUCRS; 2013. [Acesso 4 jan 2017] Disponível em: http://www.rebraensp.com.br/pdf/manual_seguranca_paciente.pdf.

Sallum AMC, Paranhos WY. O enfermeiro e as situações de emergência. 2. ed. São Paulo: Atheneu; 2010.

Schvartsman C, Reis AG, Farhat SCL. Pronto-socorro: pediatria. Barueri: Manole; 2009.

Silva JB, Gazzalle A, Alvarez G, Siqueira E. Amputação x reimplante. Revista da AMRIGS. 2011;55(4):375-9.

Sociedade Brasileira de Ortopedia e Traumatologia. Manual de Trauma Ortopédico. São Paulo: SBOT; 2011. [Acesso em 2 jun 2016]. Disponível em http://www.portalsbot.org.br/wp-content/uploads/2014/11/MANUAL-DE-TRAUMA-ORTOPEDICO.pdf.

Society of Trauma Nurses. Advanced trauma care for nurses (ATCN). Lexington: STN; 2013.

13 Queimadura

Lucia Tobase, Simone Valentim Teodoro, Edenir Aparecida Sartorelli Tomazini, Denise Maria de Almeida, Luciana Vannucci, Elaine Cristina Rodrigues Gesteira e Miriam de Araujo Campos

INTRODUÇÃO

Queimadura é um trauma caracterizado pela destruição tissular que acomete a pele e outras estruturas como ossos e músculos, em graus, extensão e profundidade variados, com potencial risco de morte para a vítima. A gravidade da queimadura está relacionada ao agente, tempo de exposição, contato, capacidade térmica do agente, taxa de transferência de calor da fonte para a pele, temperatura atingida, coeficiente de transferência, calor específico e condutividade dos tecidos atingidos.

As causas mais comuns das queimaduras são de origem térmica, elétrica, química e por radiação. São também descritas na literatura as queimaduras provocadas por fricção e atrito e as de origem biológica, ocasionadas pelo contato com animais (lagarta, taturana, água-viva) e vegetais (urtiga e látex de determinadas plantas, como coroa-de-cristo e figueira).

Embora a queimadura seja mais comumente relacionada à exposição ao calor, é importante destacar que ela também pode ser provocada pela exposição ao frio. Essa exposição relacionada a condições climáticas extremas ou ocupacionais provocam desde hipotermia até lesões por geladura, agravadas por isquemia tecidual, necrose com risco para amputação, quando acomete as extremidades da vítima.

O trauma por queimadura pode ser acidental ou não. As queimaduras de origem acidental ressaltam a importância da prevenção e da implementação de intervenções educativas. O ambiente doméstico é o local onde os acidentes acontecem com maior frequência, sendo agravados por danos inalatórios, doenças preexistentes e idade da vítima. As queimaduras não acidentais podem estar associadas à situação de violência autoinfligida, como em tentativa de suicídio, ou infligida por terceiros, exigindo da equipe multiprofissional a investigação e o reconhecimento dessa situação para a adoção de cuidados e medidas legais cabíveis.

Em crianças, as causas das queimaduras variam de acordo com a faixa etária; lactentes e infantes são mais vitimadas por escaldadura de líquidos quentes. Já crianças maiores, pré-escolares e escolares, por contato com objetos quentes, panela, ferro de passar, aquecedor ou fogos de artifício. A suspeita de violência infantil pode acontecer quando da ocorrência de queimaduras mais comuns, provocadas por objetos quentes – como cigarro aceso, associadas às cicatrizes anteriores. As do tipo escaldadura apresentam contornos regulares na pele dos pés, pernas e nádegas, sugestivas de imersão intencional, pois a queimadura acidental apresenta bordas irregulares e marcas de respingos. No atendimento, o profissional deve estar atento aos aspectos que denotam reação suspeita dos pais ou responsáveis, como história imprecisa sobre o evento e comportamento alterado – manifestando impaciência, agressividade, tendência a manter a criança sob vigilância, impedindo que seja encaminhada para outras avaliações –, e notificar a ocorrência, quando necessário. Nos adolescentes, os agentes causais mais comuns são os líquidos inflamáveis, como o álcool, a eletricidade e o fogo.

Em idosos, os acidentes domésticos acontecem mais pelo contato com a chama do fogão, embora a redução da força muscular também seja a causa de sinistros com líquidos quentes. A pele adelgaçada, a diminuição da camada subcutânea, da resistência imunológica e a cicatrização lenta provocam o agravamento e a recuperação do quadro.

FISIOPATOLOGIA

No local da queimadura, ocorre resposta orgânica caracterizada pela lesão tissular decorrente da coagulação de proteínas, com dissipação do calor e lesão vascular adjacente. A destruição dos tecidos é progressiva, relacionada à reação metabólica local, fluxo sanguíneo alterado, aumento da permeabilidade capilar, perda de fluido intravascular e edema, com risco para desidratação, desequilíbrio hidreletrolítico e choque hipovolêmico. A perda da integridade da pele e a redução da resposta imunológica predispõem à infecção e septicemia. Depois de aproximadamente 48 h, a normalização da permeabilidade capilar reduz a necessidade de hidratação intensiva.

CLASSIFICAÇÃO

A classificação da queimadura é estabelecida de acordo com profundidade da lesão, espessura da pele comprometida e estruturas envolvidas (Tabela 13.1).

Esta classificação descrita em 3 graus é adotada por diversas sociedades brasileiras, como a de Queimaduras, de Dermatologia, de Cirurgia Dermatológica e de Pediatria, entre outras. Na literatura, há menção sobre queimaduras de 4º grau, que acometem todas as camadas da pele, tecido adiposo subjacente, músculo, osso ou órgãos internos, sendo geralmente associada à origem elétrica, carbonização e destruição total dos tecidos.

Na avaliação da extensão da queimadura, a estimativa da porcentagem da superfície corporal queimada (SCQ) favorece a definição das intervenções necessárias. O método de Lund e Browder, por ser o mais detalhado, preciso e demorado, é aplicado em avaliação especializada no ambiente hospitalar. O cálculo da SCQ se baseia na somatória do percentual correspondente à área afetada correlacionada com a idade, conforme mostra a Tabela 13.2, considerando parte anterior e posterior de cada região do corpo, para todas as faixas etárias.

O método que utiliza a "regra da palma da mão" ou superfície palmar (Figura 13.1) não é tão preciso quanto o de Lund e Browder, mas é utilizado para queimaduras de pequenas extensões, pois facilita a rápida mensuração da lesão. O cálculo da área queimada se baseia no tamanho da palma da mão do paciente (incluindo os dedos estendidos), que equivale aproximadamente a 1% de sua SCQ. Uma estimativa do percentual da área total afetada pela queimadura é realizada considerando quantas palmas da mão cabem ao longo do local da lesão. Por exemplo, se a extensão corresponder a cerca de 2 palmas da mão do paciente queimado, considera-se que a SCQ é de aproximadamente 2%.

O método que aplica o cálculo da "regra dos nove", elaborada por Wallace e Pulaski, utiliza o número 9 e seus múltiplos, correspondentes às regiões corporais em diferentes proporções percentuais no adulto, conforme apresenta a Figura 13.2. A aplicação é simples e rápida, sendo bastante utilizada em situações de emergência e principalmente no pré-hospitalar. Considerando que, no cálculo da somatória, a área corporal inteira totaliza 100%, cada parte afetada corresponde a diferentes percentuais, conforme a faixa etária, embora não haja alteração

Tabela 13.1 Tipos de queimadura.

Tipo de queimadura		Local acometido	Características
1º grau (espessura parcial superficial)		Epiderme	Dor, hiperemia, baixo risco de infecção Recuperação em cerca de 7 dias
2º grau (espessura parcial)	Superficial	Epiderme	Dor, hiperemia, bolhas, risco de infecção Recuperação em cerca de 14 dias
	Profunda	Derme	Diminuição acentuada da dor, palidez, risco de infecção, alteração funcional e estética Recuperação variável, conforme exposição aos fatores agravantes
3º grau (espessura total)		Todas as camadas da pele e estruturas profundas, músculo, tendão, osso	Áreas esbranquiçadas, secas – semelhante a couro –, com alto risco de infecção Necessita de intervenção cirúrgica, enxertia, com risco de sequela funcional e estética por contração cicatricial

Tabela 13.2 Cálculo da SCQ segundo Lund e Browder.

Área do corpo	Idade (anos)					
	0 a 1	1 a 4	5 a 9	10 a 14	15	Adulto
Cabeça	19%	17%	13%	11%	9%	7%
Pescoço	2%	2%	2%	2%	2%	2%
Tronco anterior	13%	13%	13%	13%	13%	13%
Tronco posterior	13%	13%	13%	13%	13%	13%
Nádega direita	2,5%	2,5%	2,5%	2,5%	2,5%	2,5%
Nádega esquerda	2,5%	2,5%	2,5%	2,5%	2,5%	2,5%
Genitália	1%	1%	1%	1%	1%	1%
Braço direito	4%	4%	4%	4%	4%	4%
Braço esquerdo	4%	4%	4%	4%	4%	4%
Antebraço direito	3%	3%	3%	3%	3%	3%
Antebraço esquerdo	3%	3%	3%	3%	3%	3%
Mão direita	2,5%	2,5%	2,5%	2,5%	2,5%	2,5%
Mão esquerda	2,5%	2,5%	2,5%	2,5%	2,5%	2,5%
Coxa direita	5,5%	6,5%	8%	8,5%	9%	9,5%
Coxa esquerda	5,5%	6,5%	8%	8,5%	9%	9,5%
Perna direita	5%	5%	5,5%	6%	6,5%	7%
Perna esquerda	5%	5%	5,5%	6%	6,5%	7%
Pé direito	3,5%	3,5%	3,5%	3,5%	3,5%	3,5%
Pé esquerdo	3,5%	3,5%	3,5%	3,5%	3,5%	3,5%

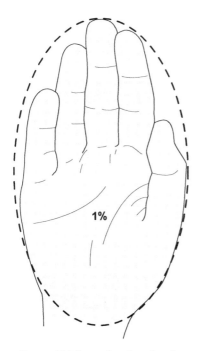

Figura 13.1 Regra da palma da mão.

em relação à região genital (equivalente a 1%) na estimativa de superfície corporal queimada em adultos e crianças. Devido à baixa estatura e às características anatômicas, as variações percentuais na criança diferem das do adulto; como a cabeça é maior em relação ao corpo, a estimativa de área queimada também é maior, equivalendo a 18%. No adulto, o percentual na estimativa da SCQ na cabeça é menor, correspondendo a 9%.

Conforme a gravidade do caso, o paciente deverá ser encaminhado a um centro especializado de tratamento de queimados.

Segundo o Ministério da Saúde, o indivíduo queimado pode ser classificado em três níveis:

1. Pequeno queimado: paciente com queimaduras de 1º e 2º graus, com até 10% da área corporal atingida.
2. Médio queimado: paciente com queimaduras de 1º e 2º graus, com SCQ entre 10 e 25%, ou queimaduras de 3º grau, com até 10% da SCQ, ou queimadura de mão e/ou pé.

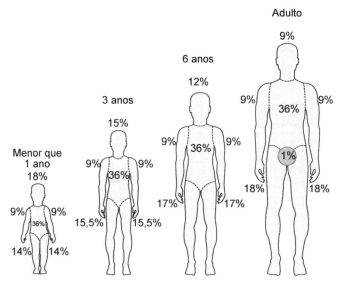

Figura 13.2 Regra dos nove. Adaptada de Associação Médica Brasileira, 2008.

3. Grande queimado: paciente com queimaduras de 1º e 2º graus, com SCQ > 26%, ou queimaduras de 3º grau > 10% da SCQ, ou queimadura de períneo. Além desses critérios, inclui ainda a vítima de queimadura de qualquer extensão que esteja associada a uma ou mais das seguintes situações: lesão inalatória, politrauma, trauma craniano, trauma elétrico, choque, insuficiência renal, insuficiência cardíaca, insuficiência hepática, distúrbios de hemostasia, embolia pulmonar, infarto agudo do miocárdio, quadros infecciosos graves decorrentes ou não da queimadura, síndrome compartimental e doenças consuptivas.

A gravidade da condição do paciente é associada a múltiplos fatores, como:

- Profundidade e extensão da lesão: quanto maior a profundidade e extensão, maiores os danos, principalmente nos extremos das idades
- Acometimento em região da face, pescoço, axila, extremidades e períneo: lesões em face e pescoço podem comprometer a respiração; nas axilas e articulações maiores, grandes nervos e vasos são acometidos; nas extremidades, há risco de perda funcional importante e, no períneo, há risco para infecções geniturinárias. As queimaduras em áreas circunferenciais predispõem ao risco para síndrome compartimental, com necessidade de escarotomia descompressiva e observação de hemoglobinúria, na prevenção de insuficiência renal
- Origem: se for química, assegurar-se de que o uso de agentes neutralizadores não provocará reação exotérmica, que pode piorar a queimadura. Se de origem elétrica, a gravidade é influenciada pelo risco de arritmia cardíaca; pelo tipo de corrente, se contínua e de alta tensão ou se alternada e de baixa tensão; pela quantidade de energia/voltagem e tempo de contato; pelo trajeto da corrente no corpo, entre o ponto de entrada e de saída
- Sinais de inalação do agente e/ou comprometimento do trato respiratório: escurecimento em áreas de nariz e boca, vibrissas chamuscadas, rouquidão, resíduo de produto queimado na orofaringe, tosse e escarro escurecido, alteração do padrão respiratório, hemoptise, fratura de costela e outras lesões associadas, como as advindas de situação de explosão, incêndio, exposição a gases e produtos químicos
- Histórico de outros traumas concomitantes ou afecções que possam influenciar na boa evolução do paciente.

Em relação às lesões inalatórias, além da queimadura, é relevante destacar situações de risco para intoxicações, associadas a incêndios, exposição à fumaça e inalação de gases, como monóxido de carbono e cianeto de hidrogênio.

Esses gases são do tipo asfixiante, que causam morte celular por hipoxia ou asfixia celular.

O monóxido de carbono (CO) é um gás tóxico inodoro e incolor, produzido pela combustão de material contendo carbono, seja pela queima de gasolina, querosene, óleo, propano, carvão ou madeira. O uso de equipamentos, ferramentas ou aparelhos movidos a combustível, em locais fechados ou pouco ventilados, provoca o rápido acúmulo de CO. Trabalhadores em indústrias de aço, celulose e combustível (coque) têm maior risco de exposição ocupacional.

A tolerância individual ao gás depende de capacidade de ventilação, débito cardíaco, nível metabólico, se é portador de doença cardiovascular ou cerebral, anemia, doença falciforme e outros comprometimentos hematológicos. Quando inalado, a hemoglobina se liga mais facilmente, cerca de 200 a 250 vezes, com o CO em relação ao oxigênio (O_2), formando a carboxi-hemoglobina. Como consequência, as baixas pressões parciais de O_2 provocam anoxia tecidual, principalmente nos órgãos oxigeno-dependentes, como coração e sistema nervoso, desencadeando sintomas que variam desde cefaleia, náuseas, vômito, confusão, torpor, até convulsão, parada cardiorrespiratória e morte, conforme a gravidade da exposição e a alteração dos níveis séricos.

Na análise diagnóstica, considerar que frequentemente a coloração da pele em vermelho-cereja é sinal tardio de intoxicação. Dispositivos como monoxímetros são úteis para medir a concentração de carboxi-hemoglobina no sangue ou de CO na expiração, inclusive no atendimento pré-hospitalar. Contudo, recomenda-se cautela no uso de oximetria; conforme o tipo de oxímetro e a capacidade de diferir as ondas geradas pela oxi-hemoglobina e carboxi-hemoglobina, por serem similares na análise colorimétrica, é necessário cuidado no monitoramento em razão do risco de fornecer valores falsamente normais ou elevados de saturação de O_2.

No tratamento, a oxigenoterapia é fundamental. Em ar ambiente, o organismo demora cerca de 4 h para eliminar 50% do CO, o que pode ser reduzido para 40 a 60 min, ao administrar O_2 a 100%, seja por máscara facial com reservatório, hiperventilação, se entubado ou em terapia hiperbárica, conforme o caso.

Considerando o tipo de acidente, vítimas de incêndio, com intoxicação por fumaça ou CO, podem sofrer também intoxicação por cianeto de hidrogênio, produzido a partir da queima de material de algodão, seda, madeira, papel, plástico, esponja, acrílico e polímeros sintéticos. Eventualmente, é possível que a intoxicação por cianeto esteja associada à ingestão de alimentos ou compostos contendo glicosídeos cianogênicos, como a mandioca "brava". O cianeto provoca asfixia, mesmo se houver oxigenação adequada no sangue, pois o mecanismo de ação ocorre em nível mitocondrial; ao se ligar à enzima citocromo C oxidase A, bloqueia o ciclo respiratório e a formação de adenosina trifosfato (ATP, do inglês *adenosine triphosphate*), ocasionando acidose láctica.

O tratamento requer administração de antídoto. No Brasil, o uso da hidroxocobalamina como antídoto na intoxicação aguda por cianeto foi aprovado pela Portaria n. 1.115/2015, do Ministério da Saúde. Disponível para administração intravenosa (IV), a hidroxocobalamina (Cyanokit®) em nível celular se liga à molécula de cianeto e, por quelação, forma a cianocobalamina, como derivado não tóxico, excretável pela urina.

A hidroxocobalamina é considerada antídoto de primeira linha, congênere da vitamina B_{12}, com boa tolerância e efeitos adversos leves, como descoloração da pele, urticária e alergia. Na terapêutica inicial, recomenda-se 5 g de hidroxocobalamina a ser administrada por via IV, durante 15 min, após reconstituição, em 200 mℓ de soro fisiológico (SF) 0,9%, Lactato de Ringer ou glicose a 5%. Em crianças, administrar 70 mg/kg. Em casos graves, como parada cardiorrespiratória ou persistência de instabilidade cardíaca, outra dose de 5 g poderá ser administrada, durante um período entre 15 min e 2 h, conforme as condições clínicas do paciente.

De maneira geral, em queimaduras, os princípios básicos no cuidado consistem em:

- Interromper a progressão do calor e manter a perfusão tissular: resfriar o local com água ou SF em temperatura ambiente; não aplicar líquido gelado ou gelo, pois provocam vasoconstrição, impedindo o restabelecimento do fluxo sanguíneo, e a analgesia temporária ocorre à custa de mais destruição tecidual. Se a causa for química, certificar-se de que a aplicação de agente neutralizante não desencadeará reação exotérmica e agravo da lesão

- Efetuar reposição líquida: administrar preferencialmente Lactato de Ringer ou SF 0,9%, principalmente em queimaduras de 2º e 3º grau com SCQ > 10% em crianças e SCQ > 15% em adultos. O cálculo do volume pode ser efetuado segundo as fórmulas de Brooke, Evans e, mais comumente, a de Baxter e Parkland. Essa última utiliza como base o peso do paciente e o percentual de área queimada para reposição hidreletrolítica IV nas primeiras 24 h: 2 a 4 mℓ da solução × peso (kg) × SCQ. Em portadores de insuficiência cardíaca, renal ou idosos, considerar 2 mℓ no cálculo. Em crianças e adultos, considerar 4 mℓ. Na infusão, metade do volume calculado é administrada nas primeiras 8 h e o restante em 16 h, ou conforme protocolo institucional. No controle do débito urinário, por meio de sonda vesical de demora (SVD), a meta é manter o débito em cerca de 1,5 mℓ/h; em caso de mioglobinúria, o controle deve ser mantido até o retorno da coloração da urina ao normal. Recomenda-se não administrar coloides, diuréticos ou medicamentos vasoativos nas primeiras 24 h pós-queimadura

- Controle da dor, proteção da lesão e tratamento de infecção: analgesia e sedação; curativo oclusivo é o mais indicado, exceto em períneo e orelha, onde a pressão excessiva pode causar condrite e, em olho, principalmente se a queimadura for por agente alcalino. Recomenda-se antibioticoterapia no tratamento de infecção, não sendo indicada como uso profilático. Para a profilaxia do tétano, é recomendada a atualização do esquema vacinal do paciente.

ATENDIMENTO PRÉ-HOSPITALAR

A avaliação da cena e a biossegurança são fundamentos básicos a serem respeitados pelo profissional nesse momento do cuidado, a fim de evitar exposição ao agente agressor. As ações imediatas no local da queimadura variam, conforme o agente agressor, desde a necessidade de redução da temperatura local, por irrigação, até a retirada cuidadosa das vestes ou parte delas, evitando agravar a lesão existente, de acordo com o algoritmo da Figura 13.3.

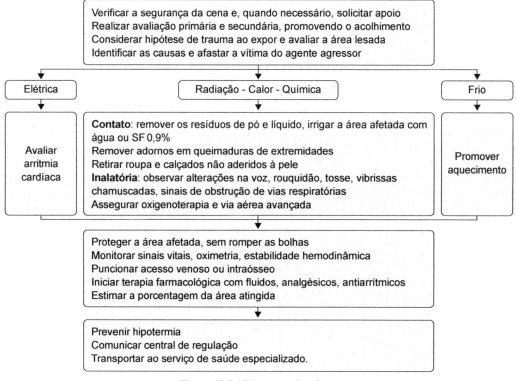

Figura 13.3 APH para queimaduras.

ATENDIMENTO HOSPITALAR

No ambiente hospitalar, como local de tratamento definitivo do paciente queimado, os cuidados principais são direcionados ao tratamento sistêmico em razão das repercussões da queimadura no organismo humano, como a atenção ao nível de hidratação e reposição volêmica, na preservação da função renal (Figura 13.4). Outro aspecto muito importante diz respeito à prevenção de infecção, principalmente no sítio da lesão, quando necessitar de reparação tecidual e intervenções cirúrgicas, como nos casos de enxertia.

DIAGNÓSTICO DE ENFERMAGEM

Com base nos diferentes graus de queimadura, os principais diagnósticos de enfermagem estão relacionados a perda da integridade da pele,

distúrbio hidreletrolítico, risco de infecção, termorregulação ineficaz e alterações respiratórias e cardiocirculatórias. Os resultados esperados para o cliente com as intervenções propostas podem ser vistos na Tabela 13.3.

CONSIDERAÇÕES FINAIS

A queimadura é um trauma que requer cuidado especial, principalmente quando ocasiona lesões associadas às vias respiratórias superiores, em geral de maior gravidade e risco de morte por edema de glote e asfixia. Frequentemente, é associada a outros traumas, requerendo atenção para a avaliação minuciosa durante o atendimento, especialmente na ocorrência de sinais de hipoxia e choque.

As pequenas queimaduras podem causar disfunção no membro afetado, principalmente

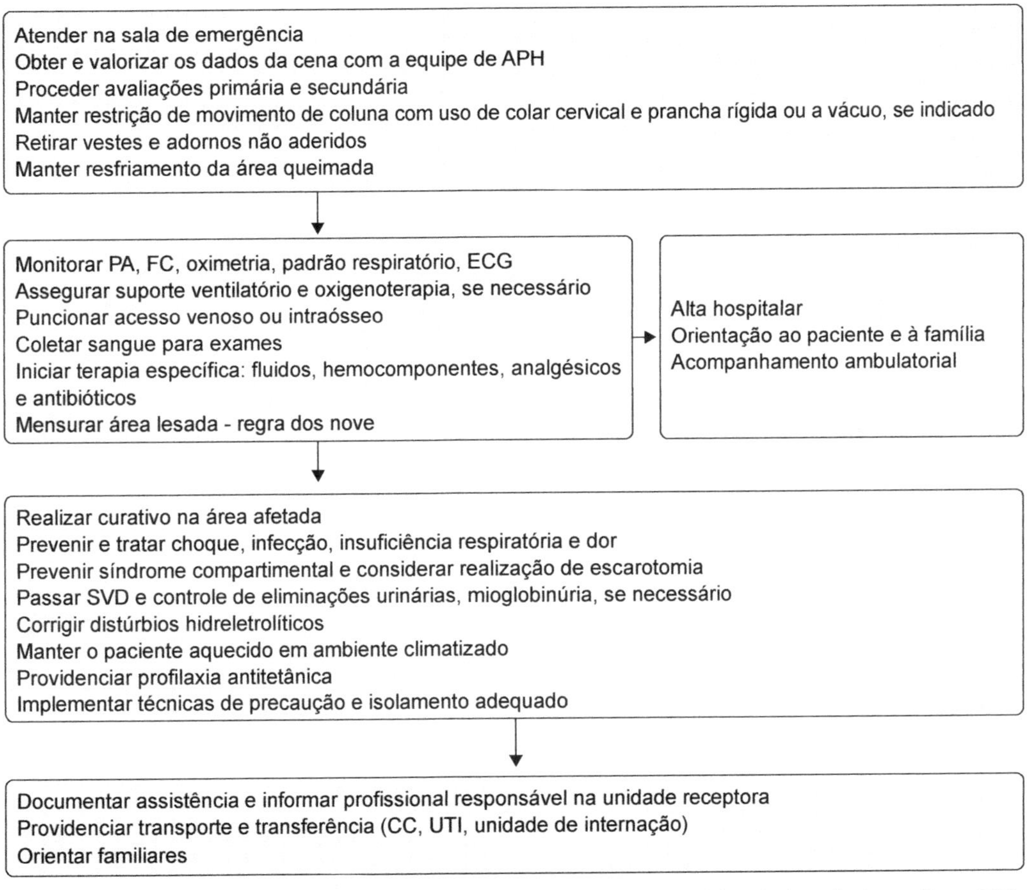

Atender na sala de emergência
Obter e valorizar os dados da cena com a equipe de APH
Proceder avaliações primária e secundária
Manter restrição de movimento de coluna com uso de colar cervical e prancha rígida ou a vácuo, se indicado
Retirar vestes e adornos não aderidos
Manter resfriamento da área queimada

Monitorar PA, FC, oximetria, padrão respiratório, ECG
Assegurar suporte ventilatório e oxigenoterapia, se necessário
Puncionar acesso venoso ou intraósseo
Coletar sangue para exames
Iniciar terapia específica: fluidos, hemocomponentes, analgésicos e antibióticos
Mensurar área lesada - regra dos nove

Alta hospitalar
Orientação ao paciente e à família
Acompanhamento ambulatorial

Realizar curativo na área afetada
Prevenir e tratar choque, infecção, insuficiência respiratória e dor
Prevenir síndrome compartimental e considerar realização de escarotomia
Passar SVD e controle de eliminações urinárias, mioglobinúria, se necessário
Corrigir distúrbios hidreletrolíticos
Manter o paciente aquecido em ambiente climatizado
Providenciar profilaxia antitetânica
Implementar técnicas de precaução e isolamento adequado

Documentar assistência e informar profissional responsável na unidade receptora
Providenciar transporte e transferência (CC, UTI, unidade de internação)
Orientar familiares

Figura 13.4 Atendimento hospitalar para queimaduras. PA: pressão arterial; FC: frequência cardíaca; ECG: eletrocardiografia; SVD: sonda vesical de demora; CC: centro cirúrgico; UTI: unidade de terapia intensiva.

Tabela 13.3 Diagnósticos de enfermagem e intervenções em casos de queimaduras.

Diagnósticos de enfermagem	Resultados esperados	Intervenções principais e sugeridas
Desequilíbrio do volume de líquidos	Equilíbrio de eletrólitos e não eletrólitos nos compartimentos intra e extracelulares do organismo	Controle hidreletrolítico
Padrão respiratório ineficaz	Passagem traqueobrônquica aberta e limpa	Aspiração de vias respiratórias Controle de vias respiratórias
	Movimento de entrada e saída de ar dos pulmões	Assistência ventilatória Controle de vias respiratórias Monitoramento respiratório
	Parâmetros vitais esperados para o indivíduo	Monitoramento dos sinais vitais
Integridade da pele prejudicada	Integridade estrutural e função fisiológica normal da pele e das mucosas	Supervisão da pele Controle da nutrição Controle hídrico Posicionamento Proteção contra infecção
Risco para infecção	Espera-se a prevensão de infecções	Controle de infecção
Dor aguda	Nível de conforto: extensão da percepção positiva do quanto o indivíduo se sente física e psicologicamente à vontade	Prescrição de medicamentos Controle da dor Controle de medicamentos Controle da sedação e do ambiente
Perfusão tissular renal ineficaz	Filtração do sangue e eliminação dos resíduos metabólicos por meio da formação de urina	Controle de eletrólitos Monitoramento acidobásico
	Fluxo sanguíneo unidirecional, livre de obstruções e com pressão adequada nos grandes vasos da circulação sistêmica e pulmonar	Controle da hipovolemia
Nutrição desequilibrada: menos que as necessidades corporais	Componentes dos fluidos corporais e indicadores químicos do estado nutricional	Controle hidreletrolítico

Fonte: Johnson *et al.*, 2009.

quando relacionadas às extremidades das mãos e dos pés, pelo risco posterior de incapacidade funcional.

Atentar para a qualidade da reconstrução das áreas afetadas, prevenção de complicações respiratórias, renais e infecciosas, bem como reabilitação funcional e psicológica, contribui para maior sobrevida e reintegração social do paciente.

BIBLIOGRAFIA

Aehlert B. Suporte Avançado de Vida em Pediatria (PALS). Emergências pediátricas: guia de estudo. 3. ed. Rio de Janeiro: Elsevier; 2014.

Associação Médica Brasileira. Conselho Federal de Medicina. Projeto Diretrizes. Queimaduras: diagnóstico e tratamento inicial. 2008. [Acesso em 2 abr 2016]. Disponível em: http://www.projetodiretrizes.org.br/projeto_diretrizes/083.pdf.

Brasil. Ministério da Saúde, Secretaria de Atenção à Saúde. Departamento de Atenção Especializada. Cartilha para tratamento de emergência das queimaduras. Brasília: Ministério da Saúde; 2012.

Brasil. Ministério da Saúde. Portaria n. 1.115, de 19 de outubro de 2015. Aprova o protocolo para uso da hidroxocobalamina na intoxicação aguda por cianeto.

Colégio Americano de Cirurgiões. Advanced Trauma Life Support (ATLS). Comitê de Trauma: Suporte avançado de vida no trauma. Manual do curso de alunos. 9. ed. Chicago: Elsevier; 2012.

Fischer PE, Perina DG, Delbridge TR, Fallat ME, Salomone JP, Dodd J, Bulger EM, Gestring ML. Spinal Motion Restriction in the Trauma Patient – A Joint Position Statement. Prehospital Emergency Care. 2018;22:659-61.

Johnson M, Bulechek G, Butcher H, Dochterman JM, Maas M. Ligações NANDA, NOC e NIC: diagnósticos, resultados e intervenções de enfermagem. 2. ed. Porto Alegre: Artmed; 2009.

Lund CC, Browder NC. The estimation of areas of burns. Surg Gynecol Obstet. 1944;79:352-8.

Martins HS, Damasceno MCT, Awada SB. Pronto-socorro: condutas do Hospital das Clínicas da Faculdade de Medicina da Universidade de São Paulo. 2. ed. Barueri: Manole; 2008.

National Association of Emergency Medical Technicians. American College of Surgeons. Committee on Trauma. Atendimento pré-hospitalar ao traumatizado, PHTLS/NAEMT. 7. ed. Rio de Janeiro: Elsevier; 2011.

National Association of Emergency Medical Technicians PHTLS: atendimento pré-hospitalar ao traumatizado. 8. ed. Borlington (EUA): Jones & Bartlett Learning; 2016.

Oliveira RG. Blackbook Pediatria. 4. ed. Belo Horizonte: Blackbook; 2011.

Petroianu A, Miranda MEM, Oliveira RG. Blackbook Cirurgia. Belo Horizonte: Blackbook; 2008.

Sociedade Brasileira de Queimaduras. SBQ. [Acesso em 8 jun 2016] Disponível em: http://sbqueimaduras.org.br/queimaduras-conceito-e-causas/legislacao/

Society of Trauma Nurses. Advanced trauma care for nurses (ATCN): manual do curso de alunos. Lexington: STN; 2013.

14 Afogamento

Simone Valentim Teodoro, Lucia Tobase, Edenir Aparecida Sartorelli Tomazini, Luciana Vannucci, Elaine Cristina Rodrigues Gesteira e Miriam de Araujo Campos

INTRODUÇÃO

Segundo a Organização Mundial da Saúde (OMS), estima-se que, anualmente, cerca de 450.000 pessoas morrem por afogamento. No Brasil, de acordo com o Ministério da Saúde, esse número esteve em torno de 5,3 mil em 2014, correspondendo, inclusive, à segunda causa de morte na faixa etária entre 0 e 14 anos. Entretanto, o número real de afogamentos é extremamente maior, uma vez que casos de desaparecimento não são registrados como óbito e, portanto, não fazem parte dessa estatística. É prevalente entre os homens, aumenta no verão e durante o período de férias, especialmente em atividades de recreação em balneários e praias. Contudo, observa-se também um número alto de ocorrências no ambiente familiar.

Por ocorrer inesperadamente e muitas vezes ser presenciado pelos próprios familiares e pessoas nas proximidades, medidas simples de prevenção podem evitar o afogamento, por meio da educação da população, promovendo ambientes e atitudes seguras, conforme mostra o Quadro 14.1.

Conforme a American Association (AHA, 2010), o afogamento é definido como um processo decorrente da aspiração de líquido, em situação de imersão ou submersão, e que resulta em insuficiência respiratória primária. Considerando que, na imersão, pelo menos a face e as vias respiratórias estão cobertas por água ou outro líquido e que, na submersão, todo o corpo está sob a água ou outro líquido, a vítima pode apresentar dificuldades ou impedimento na respiração, podendo evoluir para parada cardiorrespiratória (PCR) ou óbito.

Os acidentes, por imersão ou submersão, podem ocorrer por:

- Hidrocussão: quando a temperatura da água é superior ou inferior a 5°C em relação à temperatura corporal, pode causar alterações cardíacas, bradi ou taquiarritmia, síncope e

Quadro 14.1 Prevenção do afogamento em ambiente doméstico e espaços de lazer.

Casa	Piscina: grade de proteção com 1,20 m de altura no entorno, proteção da superfície com coberturas e restrição do acesso Piscina infantil inflável: supervisão contínua por adulto, pois apenas 15 cm de água são suficientes para causar afogamento Banheiro: manter a porta fechada, vaso sanitário tampado, auxiliar a criança no banho de chuveiro ou na banheira Lavanderia: desprezar a água após utilizar baldes, bacias e tanques Água de enchentes: restringir o acesso da criança e do adulto
Mar, rio ou lago	Conhecer a profundidade antes de entrar na água Saber a localização e ficar próximo aos postos de guarda-vidas Respeitar a sinalização das áreas de risco Supervisão constante das crianças e adolescentes Criança: usar coletes e boias; evitar brincadeiras de risco, como correr ao redor das piscinas e mergulhar desatentamente Evitar o consumo de bebidas alcoólicas e drogas Se possível: entrar na água acompanhado, de maneira que ela não ultrapasse a linha da cintura

PCR. Por isso, recomenda-se molhar os braços, a face e o pescoço antes de entrar na água

- Água fria: a temperatura da água abaixo de 35°C causa hipotermia, PCR e até a morte
- Afogamento: antes de submergir, a vítima apresenta sinal de pânico, fazendo movimentos com os braços para se manter na superfície e chamar a atenção. Quando submerge, provoca apneia voluntária, para não deglutir e aspirar. Com a deglutição e a aspiração de pequena quantidade de líquido, ocorre laringoespasmo e fechamento da glote. O impedimento da passagem de ar causa hipoxia e perda da consciência, resultando na entrada de mais líquido no pulmão e PCR.

As causas mais frequentes estão relacionadas a condições socioeconômicas e educativas, incapacidade de julgamento, despreparo, confiança indevida e irresponsabilidade dos pais perante as crianças e, principalmente, os adolescentes. O afogamento é considerado de causa primária quando o mecanismo é desencadeado por imprudência, ou seja, pela não avaliação adequada do local antes de entrar na água, como ocorre com criança por descuido do responsável ou em tentativas de prestar socorro. Na causa secundária, o afogamento é decorrente de outro trauma, problema clínico – como desmaio –, síncope, problema cardíaco, respiratório, neurológico, uso de substâncias, entre outros.

FISIOPATOLOGIA

O afogamento ocorre quando o líquido aspirado inunda os alvéolos pulmonares, interferindo na hematose, cujas complicações estão relacionadas ao tempo para atendimento da vítima. Durante o afogamento por causas primárias, o indivíduo perde o controle da situação, apresenta ansiedade, aumento de epinefrina no organismo, elevação da frequência respiratória e, na tentativa de não se afogar, provoca apneia voluntária. Necessitando do suprimento de O_2, o estímulo do centro respiratório induz a inspiração reflexa involuntária, que provoca entrada de água nos pulmões e causa asfixia. Se houver entrada de líquido nas vias respiratórias inferiores, outro mecanismo é desencadeado, provocando laringoespasmo, fechamento da via respiratória e obstrução da passagem do ar, o que resulta em hipoxia, aumento de CO_2 e o indivíduo atingindo o estágio de inconsciência. Em poucos minutos, ocorre relaxamento da laringe e entrada de água nos pulmões. O tempo de chegada do socorro e as condições físicas da vítima determinarão o quanto ela poderá resistir a essa situação.

O mecanismo de afogamento varia de água salgada para água doce, apesar de os princípios para o tratamento de ambos serem iguais. A água salgada apresenta concentração de 3,0% de cloreto de sódio (NaCl) em relação ao plasma sanguíneo, que possui apenas 0,9% de NaCl. Ao ser aspirada e por ser mais densa, promove infiltração por osmose, dificulta a troca gasosa e causa hipovolemia. A água doce possui concentração de 0% de sódio e provoca efeito contrário. Como o plasma sanguíneo é mais denso, a água passa para a corrente sanguínea, provocando hemodiluição, hipervolemia, hipoxia, acúmulo de ácido láctico e de CO_2, causando vários distúrbios no organismo. As alterações podem ser multissistêmicas e o pulmão é o órgão mais comprometido, em razão de várias complicações, como inflamações e infecções pulmonares e pneumonia. A consequência principal e mais prejudicial é a hipoxia; portanto, a oxigenação, a ventilação e a perfusão necessitam ser restauradas o mais rápido possível.

CLASSIFICAÇÃO

O afogamento é classificado por grau de dificuldade, de acordo com as alterações respiratórias, segundo a Tabela 14.1.

Conforme essa tabela, se a vítima resgatada não apresentar alterações respiratórias, investigar a causa do afogamento. Na ausência de antecedentes patológicos e de alterações clínicas, poderá ser liberada no local. Nos demais graus, todos deverão ser atendidos e encaminhados para hospitais de referência.

FASES DO ATENDIMENTO

Identificação

Antes de iniciar o atendimento, é fundamental fazer o reconhecimento e a avaliação da área da ocorrência. Pode estar associado ao trauma, se houver história de mergulho em locais rasos, salto de ponte, acidente e queda de barco, entre outros. Se houver testemunhas no local, elas poderão fornecer informações complementares.

Resgate

Diante de uma situação de afogamento, a ação de socorro deve ser imediata e preferencialmente realizada por pessoa habilitada, com equipa-

Tabela 14.1 Classificação e tratamento do afogamento por grau de dificuldade.

Grau	Sinais e sintomas	Tratamento pré-hospitalar e hospitalar
Resgate	Sem sinais de dificuldade respiratória ou tosse	Causa primária: avaliação e liberação no local da ocorrência Causa secundária: avaliação médica
1	Tosse, ausculta pulmonar normal	Promover aquecimento, avaliação e liberação, conforme conduta do Suporte Avançado de Vida (SAV)
2	Tosse, ausculta pulmonar com estertores pulmonares	Administrar 5 ℓ/O_2/min, promover aquecimento Repouso de 6 a 24 h na unidade de emergência Exames: gasometria e radiografia
3	Edema agudo de pulmão sem hipotensão	Administrar 15 ℓ/O_2/min, intubação traqueal e ventilação mecânica, se necessário. Manter decúbito lateral direito elevado, acesso venoso/intraósseo, infusão de solução cristaloide aquecida (39°C)
4	Edema agudo de pulmão com hipotensão	Administrar 15 ℓ/O_2/min, providenciar intubação traqueal e ventilação mecânica (FiO_2 100%, PEEP 5 a 10 cm) para promover *shunt* pulmonar; após redução do quadro de hipotensão, acesso venoso/intraósseo e infusão de solução cristaloide aquecida (39°C)
5	Parada respiratória (PR)	Criança: 1 ventilação a cada 3 a 4 s Adulto: 1 ventilação a cada 5 a 6 s Puncionar acesso venoso ou intraósseo Após reversão da PR, proceder aos cuidados, conforme grau 4
6	Parada cardiorrespiratória (PCR)	Manobras de reanimação cardiopulmonar até a chegada ao hospital, punção venosa e seguir algoritmo de PCR. Após reversão da PCR, proceder aos cuidados, conforme grau 4

Adaptada de ACLS, 2010. FiO_2: fração inspirada de oxigênio; PEEP: *positive end-expiratory pressure* (pressão positiva expiratória final).

mentos adequados. Caso seja possível, antes de entrar na água, podem ser oferecidos objetos longos, flutuantes, corda ou boia para puxar a vítima até um local seguro e iniciar o atendimento. Na abordagem dentro da água, um objeto flutuante auxiliará a vítima a manter o tronco fora da água. Ao retirá-la do local, posicioná-la paralelamente à margem e prosseguir com a avaliação primária. Se apresentar respiração, mantê-la preferencialmente em decúbito lateral direito, para facilitar a drenagem do líquido e melhorar a relação ventilação-perfusão do pulmão esquerdo e, consequentemente, a oxigenação. O brônquio fonte direito apresenta maior verticalização, favorecendo a aspiração de água pelo pulmão direito e acarretando maior comprometimento do órgão. O decúbito lateral direito visa a melhorar a oxigenação do pulmão esquerdo e reduzir as complicações dessa condição. Atentar-se ao motivo do afogamento e, em caso de trauma, estabilizar a cabeça, mantendo-a em posição neutra, com atenção especial na abertura de vias respiratórias. Remover a roupa molhada e promover o aquecimento, sob avaliação contínua.

Entretanto, se vítima não responsiva, avaliar a respiração e, ainda dentro da água, iniciar as ventilações, se possível. Segundo as orientações da AHA/2010, para vítimas de afogamento que evoluem com PCR, não será utilizada a sequência CAB, como descrito no Capítulo 4. Devido à causa associada à privação de oxigênio, é ineficaz começar as manobras de reanimação com compressões torácicas e recomenda-se iniciar pela sequência ABC: abrir as vias respiratórias, aplicar 2 ventilações de resgate, 30 compressões torácicas, prosseguindo nos ciclos até a análise do ritmo cardíaco. Se estiver sozinho, realizar 2 min de reanimação cardiopulmonar (RCP) antes de solicitar ajuda.

Caso já tenham sido realizadas as 2 ventilações de resgate na água, verificar o pulso carotídeo e, se ausente, iniciar as compressões torácicas; solicitar o desfibrilador quando saírem da água. Durante a RCP, o retorno de conteúdo gástrico é frequente; se ocorrer, posicionar a vítima em decúbito lateral e remover o conteúdo da cavidade oral manualmente ou por meio de aspiração. Em suspeita de lesão medular, mobilizar em bloco e assegurar a proteção da coluna vertebral até a chegada do serviço de atendimento pré-hospitalar (APH) e o encaminhamento para hospital de referência (Figura 14.1).

Em situação de rigidez cadavérica (*livor mortis*), não iniciar as manobras de reanimação e solicitar a presença de autoridades competentes.

Tratamento no hospital

As vítimas chegam ao hospital com vários graus de dificuldade, por isso o atendimento inicial deve ser eficiente e rápido. Se houver comprometimento entre os graus 3 e 6, encaminhar à unidade de terapia intensiva (UTI). Se apresentar respiração espontânea, administrar oxigenoterapia por máscara facial; se respiração inadequada, providenciar suporte ventilatório, oximetria e capnografia. Manter a vítima monitorada, com pressão arterial média em torno de 80 a 100 mmHg.

Fazer avaliação constante do nível de consciência e prevenir novos episódios de hipoxia e hipercapnia. Providenciar aquecimento e manter temperatura em torno de 37°C; se apresentar hipotermia, reaquecer lentamente.

A antibioticoterapia profilática é indicada, conforme a evolução clínica e o tipo de líquido aspirado. São recomendados:

- Exames laboratoriais: gasometria, dosagem de eletrólitos, hemograma, ureia, creatinina, glicemia, elementos anormais no sedimento da urina
- Exames radiológicos: radiografia de tórax, e tomografia computadorizada de crânio se houver comprometimento do estado neurológico.

A Figura 14.2 apresenta os procedimentos padrão do atendimento hospitalar em caso de afogamento.

DIAGNÓSTICO DE ENFERMAGEM

Os principais diagnósticos e intervenções de enfermagem envolvendo os casos de afogamento estão relacionados a alterações respiratórias e cardiocirculatórias decorrentes de trocas gasosas e perfusão tissular periférica prejudicadas, débito cardíaco e volume de líquidos diminuído. Os resultados esperados para o paciente nessas condições após as intervenções sugeridas estão apontados na Tabela 14.2.

CONSIDERAÇÕES FINAIS

O afogamento é uma das principais causas evitáveis de morbidade e mortalidade não intencionais. Ações educativas, governamentais, socioculturais e econômicas são fundamentais para a prevenção desse evento.

A consequência mais relevante e prejudicial do afogamento é a hipoxia e, portanto, a respiração com restauração da oxigenação, da ventilação e da perfusão tecidual deve ser prio-

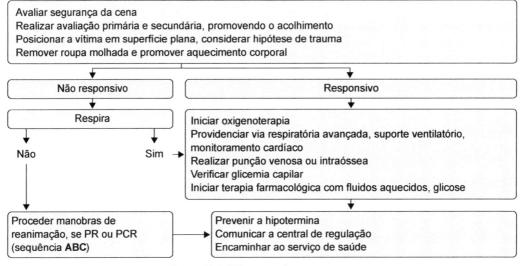

Figura 14.1 APH para o afogamento.

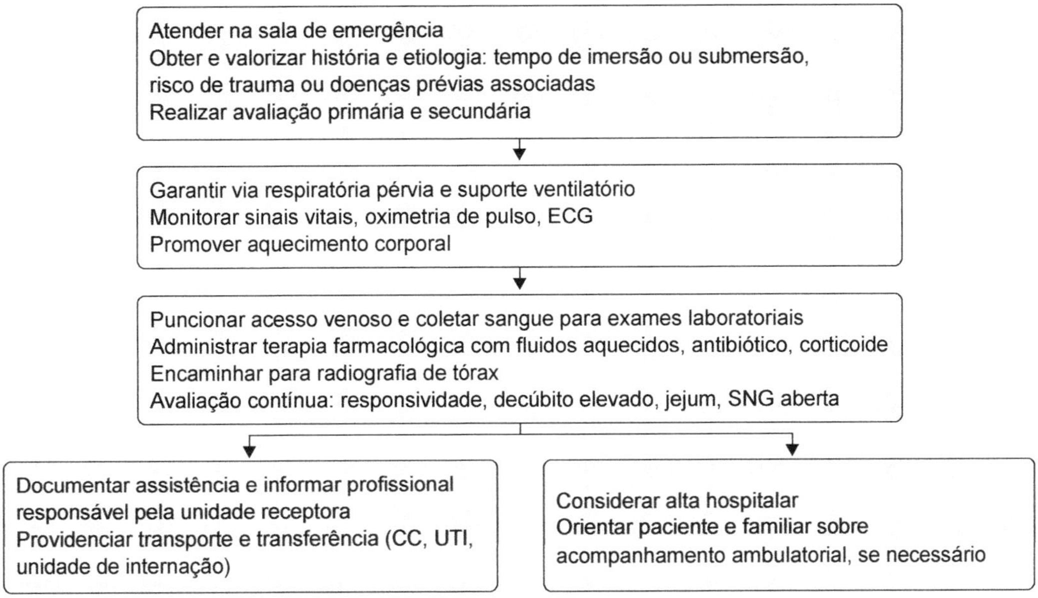

Capítulo 14 | Afogamento   117

> Atender na sala de emergência
> Obter e valorizar história e etiologia: tempo de imersão ou submersão, risco de trauma ou doenças prévias associadas
> Realizar avaliação primária e secundária

> Garantir via respiratória pérvia e suporte ventilatório
> Monitorar sinais vitais, oximetria de pulso, ECG
> Promover aquecimento corporal

> Puncionar acesso venoso e coletar sangue para exames laboratoriais
> Administrar terapia farmacológica com fluidos aquecidos, antibiótico, corticoide
> Encaminhar para radiografia de tórax
> Avaliação contínua: responsividade, decúbito elevado, jejum, SNG aberta

> Documentar assistência e informar profissional responsável pela unidade receptora
> Providenciar transporte e transferência (CC, UTI, unidade de internação)

> Considerar alta hospitalar
> Orientar paciente e familiar sobre acompanhamento ambulatorial, se necessário

Figura 14.2 Atendimento hospitalar para o afogamento. ECG: eletrocardiografia; SNG: sonda nasogástrica; CC: centro cirúrgico.

Tabela 14.2 Diagnósticos de enfermagem em casos de afogamento.

Diagnósticos de enfermagem	Resultados esperados	Intervenções principais
Troca de gases prejudicada	Equilíbrio acidobásico e eletrolítico adequado	Controle acidobásico Controle de eletrólitos Interpretação de dados laboratoriais
	Manutenção da troca gasosa e ventilação	Oxigenoterapia e monitoramento respiratório
	Perfusão tissular pulmonar eficaz	Controle acidobásico: acidose e alcalose respiratória Cuidados na embolia Regulação hemodinâmica
Volume de líquidos deficiente	Equilíbrio da água nos compartimentos intra e extracelulares do organismo	Controle da hipovolemia Controle hídrico Terapia intravenosa Controle de eletrólitos
Perfusão tissular periférica ineficaz	Adequação do fluxo sanguíneo pelos pequenos vasos das extremidades para manter a função tissular	Cuidados circulatórios Controle do choque cardiogênico RCP
Débito cardíaco diminuído	Adequação do volume de sangue ejetado do ventrículo esquerdo para manter a pressão de perfusão sistêmica	Controle do choque cardiogênico Regulação hemodinâmica Controle acidobásico

Fonte: Johnson et al., 2009.

rizada, conferindo ao paciente maior chance de sobrevivência.

O reconhecimento precoce do evento direciona o atendimento rápido e eficaz. O retardo nas intervenções pode resultar em parada respiratória e/ou cardiorrespiratória. Intervenções adequadas no local da ocorrência, no transporte e no ambiente hospitalar contribuem fortemente para o sucesso do atendimento.

BIBLIOGRAFIA

American Heart Association. Guidelines for Cardiopulmonary Resuscitation and Emergency Cardiovascular Care. Part 10: Special Circumstances of Resuscitation. Web-based Integrated 2010 & 2015 American Heart Association Guidelines for Cardiopulmonary Resuscitation and Emergency Cardiovascular Care. Resuscitation Science. 2010. [Acesso em 19 nov 2016] Disponível em: https://eccguidelines.heart.org/index.php/circulation/cpr-ecc-guidelines-2/part-10-special-circumstances-of-resuscitation/.

American Heart Association. Guidelines for Cardiopulmonary Resuscitation and Emergency Cardiovascular Care. Part 12: Cardiac Arrest in Special Situations. Circulation. 2010 [Acesso em 19 nov 2016]. Disponível em: https://eccguidelines.heart.org/index.php/circulation/cpr-ecc-guidelines-2/part-10-special-circumstances-of-resuscitation/

American Heart Association. Recommended Guidelines for Uniform Reporting of Data From Drowning: The "Utstein Style" [Acesso em 21 nov 2016]. Disponível em: http://circ.ahajournals.org/cgi/reprint/108/20/2565?maxtoshow=&hits=10&RESULTFORMAT=&fulltext=drowning+pcr&searchid=1&FIRSTINDEX=0&resourcetype=HWCIT

Brasil. Ministério da Saúde. Informações de saúde (TABNET). [Acesso em 19 nov 2016] Disponível em: http://tabnet.datasus.gov.br/cgi/tabcgi.exe?sim/cnv/ext10uf.def

Cruz JRS. Ressuscitação no afogamento [Acesso em 21 nov 2016] Disponível em: http://www.saj.med.br/uploaded/File/novos_artigos/Afogamento.pdf

European Resuscitation Council. International Consensus on Cardiopulmonary Resuscitation and Emergency Cardiovascular Care Science With Treatment Recommendations. Resuscitation. 2010;(81):e1-e330.

Johnson M, Bulechek G, Butcher H, Dochterman JM, Maas M. Ligações NANDA, NOC e NIC: diagnósticos, resultados e intervenções de enfermagem. 2. ed. Porto Alegre: Artmed; 2009.

Martins HS, Damasceno MCT, Awada SB. Pronto-socorro: condutas do Hospital das Clínicas da Faculdade de Medicina da Universidade de São Paulo. São Paulo: Manole; 2007. p. 223-31.

Mori ND. Trauma ambiental II: afogamento, raios, mergulho e altitude. Atendimento ao traumatizado. In: PHTLS: Prehospital Trauma Life Support. 7. ed. Rio de Janeiro: Elsevier; 2011.

National Association of Emergency Medical Technicians. American College of Surgeons. Committee on Trauma. Atendimento pré-hospitalar ao traumatizado, PHTLS/NAEMT. 7. ed. Rio de Janeiro: Elsevier; 2011.

Sallum AMC, Paranhos WYO. Enfermeiro e as Situações de Emergência. 2. ed. São Paulo: Atheneu; 2010.

Sociedade Brasileira de Salvamento Aquático, Szpilman D. Manual de Emergências aquáticas. [Acesso em 19 nov 2016] Disponível em: http://sobrasa.org/biblioteca/Manual_emerg_aquaticas_2012_curso_dinamico.pdf

Szpilman D, Bierens JJLM, Handley AJ, Orlowski JP. Drowning. N Engl J Med. 2012;(366):2102-10.

Szpilman D. Posição lateral de segurança no afogado. Sociedade Brasileira de Salvamento Aquático (Sobrasa). 2012. [Acesso em 21 nov 2016]. Disponível em: http://www.szpilman.com/new_szpilman/szpilman/ARTIGOS/Decubito%20Lateral%20no%20Afogado.pdf.

Parte 3

Emergências Não Traumáticas

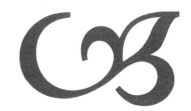

15 Emergências Cardiocirculatórias

Magda Bandouk, Lucia Tobase, Edenir Aparecida Sartorelli Tomazini, Maria Elisa Diniz Nassar, Luciana Vannucci, Elaine Cristina Rodrigues Gesteira e Miriam de Araujo Campos

EMERGÊNCIAS NÃO TRAUMÁTICAS

Emergências não traumáticas constituem parte importante dos atendimentos nos serviços de emergência, em função da própria diversidade de agravos e de suas relações com as condições socioeconômicas e culturais da população. Em geral, são condições associadas a emergências clínicas ou cirúrgicas, influenciadas pelo controle de doenças infecciosas e aumento de doenças crônicas não transmissíveis, aumento da expectativa de vida e envelhecimento populacional. Entretanto, em condições agudizadas, alguns agravos, como os de origem cardíaca, respiratória, metabólica e neurológica, configuram-se como situações de urgência e requerem intervenções imediatas para á manutenção da vida e prevenção de complicações e óbitos precoces.

ARRITMIAS

Arritmias cardíacas compreendem uma imensa gama de situações clínicas frequentemente presentes nos serviços de emergência. São eventos clínicos que apresentam alterações do ritmo e da frequência cardíaca (FC), decorrentes de desordem na origem, condução e/ou propagação do estímulo elétrico.

Podem acometer a população em geral, mas principalmente pessoas com doenças cardíacas. Apresentam-se com manifestações clínicas diversas e, em casos extremos, podem levar à morte súbita.

As principais causas, denominadas primárias, estão relacionadas a patologias cardíacas como isquemias, miocardite e outros agravos cardiológicos; e, as secundárias, ao consumo abusivo de drogas lícitas e ilícitas, hipotireoidismo e traumas. Nas crianças, as arritmias ocorrem em menor frequência do que em adultos.

As arritmias são classificadas em taquiarritmias e bradiarritmias quando relacionadas à frequência cardíaca, em ventriculares e supraventriculares quando associadas à localização de origem (átrios ou ventrículos) e em estáveis e instáveis de acordo com os sinais e sintomas apresentados.

As taquiarritmias atriais são categorizadas em: taquicardia sinusal, arritmia sinusal e ritmos atriais não sinusais.

Dentre os ritmos não sinusais, destacam-se taquicardia supraventricular paroxística (TBV), *flutter* atrial e fibrilação atrial (FA), por representarem a maior demanda e exigirem conduta imediata na assistência ao paciente.

São denominadas instáveis quando as manifestações clínicas estiverem associadas ao baixo débito, geralmente com FC > 100 bpm. A manobra vagal realizada com estimulação manual do nervo vago, por meio da massagem do seio carotídeo, deve ser considerada nas arritmias atriais para reversão da frequência, normalmente superior a 100 bpm. Entretanto, é contraindicada em idosos, pelo risco eventual de desprendimento de placas de ateroma.

Os principais medicamentos antiarrítmicos utilizados são adenosina, verapamil ou amiodarona, lidocaína e propranolol. Outros grupos farmacológicos, como os anticoagulantes, podem auxiliar na prevenção de tromboembolismo, principalmente no *flutter* atrial.

Nas taquiarritmias instáveis, o tratamento imediato é a cardioversão elétrica (CVE) sincronizada. No entanto, durante o preparo da

CVE é possível aplicar manobra vagal ou adenosina nas arritmias supraventriculares, desde que não retarde o procedimento.

Nas bradiarritmias com FC < 60 bpm, incluem-se a bradicardia sinusal e o bloqueio de 1º, 2º e 3º graus. Podem estar relacionadas ao uso de substâncias, exercícios físicos e alterações hormonais, como observado nos casos de hipotireoidismo, entre outros.

O tratamento inicial nas bradiarritmias instáveis consiste na administração de atropina. Se necessário, utilizar, marca-passo transvenoso, da dopamina ou epinefrina.

A valorização dos ritmos ventriculares é de extrema importância, pelo risco de parada cardiorrespiratória (PCR). Destacam-se fibrilação ventricular (FV), taquicardia ventricular (TV) e taquicardia ventricular sustentada – denominada *torsades de pointes*.

A avaliação diagnóstica emergencial é pautada principalmente na análise eletrocardiográfica associada à história pregressa, considerando os fatores arritmogênicos, sintomatologia apresentada pelo paciente e alterações hemodinâmicas. Síncope, palpitações, tonturas, rebaixamento do nível de consciência, hipotensão, congestão pulmonar e choque são as principais manifestações clínicas das arritmias.

A padronização do atendimento é dependente das manifestações clínicas e das alterações eletrocardiográficas. Inclui terapia com medicamentos cronotrópicos adrenérgicos, antiarrítmicos, terapia elétrica com cardioversão, desfibrilação e estimulação elétrica com marca-passo temporário. Nas Figuras 15.1 e 15.2, estão descritas as principais bradi e taquiarritmias de acordo com as alterações eletrocardiográficas e os sinais de estabilidade ou instabilidade

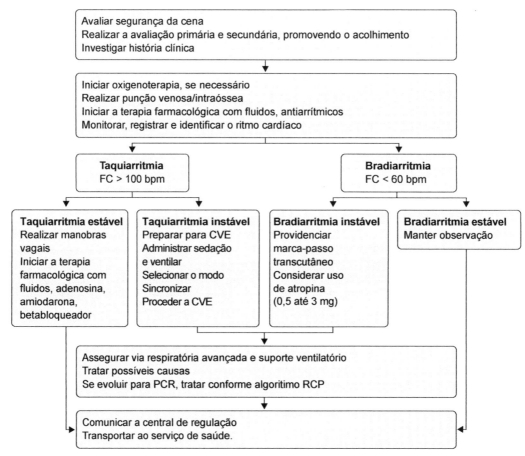

Figura 15.1 APH na arritmia.

Capítulo 15 | Emergências Cardiocirculatórias **123**

Atender na sala de emergência
Obter e valorizar os dados sobre início
e características da sintomatologia
e história prévia com a equipe de APH
Realizar avaliação primária e secundária
Registrar ECG de 12 derivações
com DII longo

↓

Garantir via respiratória pérvia e suporte
ventilatório, se necessário
Monitorar sinais vitais, oximetria, ECG,
glicemia capilar
Puncionar acesso venoso e coletar
sangue para exames
Iniciar terapia farmacológica com fluidos,
antiarrítmicos, sedativos e sintomáticos
Realizar radiografia de tórax
Manter decúbito elevado
Solicitar avaliação do especialista

↓

Preparar cardioversor/desfibrilador
Se PCR, inicar RCP
Analisar ritmo cardíaco:
taquiarritmia/bradiarritmia

↓

Bradicardia: FC < 60 bpm
Estável: Perfusão adequada
manter monitoramento e
tratar causas
Instável: Perfusão inadequada
preparar marca-passo
e administrar
medicamentos vasoativos
e inotrópicos (dopamina
2 a 10 µg/kg/min e adrenalina
2 a 10 µg/kg/min) e tratar causas
Assistolia/AESP
Realizar manobras de RCP, administrar
vasopressor e tratar causas

↓

Documentar assistência e informar o
profissional responsável pela unidade
receptora
Providenciar transporte e transferência
(UTI ou unidade de internação)

Taquiarritmia: FC > 100 bpm
Taquiarritmia estável
QRS estreito com ritmo regular
Administrar terapia farmacológica com adenosina
e betabloqueador e tratar causa
QRS alargado com ritmo regular
Administrar terapia farmacológica com antiarrítmico e sulfato
de magnésio
Preparar cardioversão eletiva

Taquiarritmia instável com pulso presente
Realizar CVE
Administrar terapia farmacológica com sedativo

Avaliar QRS:
QRS estreito com ritmo irregular
Administrar terapia farmacológica com betabloqueador
Tratar causa

QRS alargado com ritmo irregular
Se FA com aberração, tratar como TV de QRS estreito
Se FA, considerar antiarrítmico
Se *torsades de pointes*, considerar sulfato de magnésio

TV/FV/TPSV/*flutter* atrial
FC ≥ 150 bpm: preparar cardioversão sincronizada
Iniciar 100 J monofásico ou dose corresponde bifásico
TPSV e *flutter* arterial iniciar com 50 J
Considerar sedação pré-CVE
FC ≤ 150 bpm: monitorar e observar evolução

TV/FV, pulso ausente
Proceder RCP e desfibrilar precocemente 360 J monofásico
e 200 J bifásico
Administrar terapia farmacológica com vasopressores

FA/*flutter* atrial com função cardíaca normal
Administrar betabloqueadores
Aplicar CVE, se arritmia < 48 h
Administrar antiarrítmico, se arritmia > 48 h ou desconhecida

FA/*flutter* atrial com disfunção miocárdica
(FE < 40% ou ICC)
Se início do ritmo < 48 h: realizar cardioversão e
administrar antiarrítmico
Duração do ritmo > 48 h ou desconhecida: administrar
anticoagulação e aplicar CVE

FA/*flutter* atrial com WPW
Se disfunção miocárdica FE < 40% ou ICC administrar
antiarrítmico (amiodarona)
Reversão do ritmo < 48 h: realizar CVE e administrar
agentes antiarrítmicos
Duração > 48 h: realizar anticoagulação e CVE

Figura 15.2 Assistência hospitalar nas arritmias. AESP: atividade elétrica sem pulso; ICC: insuficiência cardíaca congestiva; WPW: síndrome de Wolff-Parkinson-White; FE: fração de ejeção.

hemodinâmica, assim como as intervenções recomendadas para cada situação, tanto em atendimento pré-hospitalar (APH) quanto hospitalar, respectivamente.

Em relação às diferentes emergências cardiocirculatórias, verifica-se que a hipertensão arterial sistêmica (HAS) é um dos fatores mais frequentemente associados à etiopatogenia, além de ser considerada condição clínica multifatorial com alta prevalência na população mundial e brasileira. A evolução inicialmente assintomática influencia na baixa adesão ao tratamento, ao acompanhamento clínico e outras medidas terapêuticas que minimizam danos decorrentes de alterações fisiopatológicas progressivas, resultando no aumento da necessidade de atendimento nos serviços de emergência. Consequentemente, o descontrole da hipertensão arterial, principalmente quando ocorre de maneira insidiosa, culmina em complicações hipertensivas agudas, como a urgência e a emergência hipertensivas (Tabela 15.1).

Embora não haja limites pressóricos que diferenciem as duas condições, a lesão de órgãos-alvo decorrente da hipertensão arterial caracteriza-se como o quadro mais grave.

Além da elevação dos níveis pressóricos, a diferenciação entre urgência e emergência hipertensivas pode ser confirmada mediante a história clínica, o exame físico, os métodos diagnósticos laboratoriais e de imagem. Frequentemente, incluem o exame de fundo de olho, glicemia capilar, hemograma completo, bioquímica sanguínea (ureia sérica, creatinina sérica, sódio, potássio e magnésio), dosagem de marcadores de necrose miocárdica seriada (CK-MB, CPK e troponinas), exames de urina (tipo I, proteinúria e hematúria microscópica), ECG e radiografia de tórax. A tomografia de tórax e o ecocardiograma transesofágico permitem verificar o comprometimento da artéria aorta. A tomografia computadorizada de crânio possibilita avaliar possível comprometimento neurológico, hemorragia intracraniana, infarto cerebral ou edema.

O tratamento medicamentoso visa à redução da pressão arterial (PA) média em 25% dos níveis pressóricos verificados na admissão do paciente (Tabelas 15.2 e 15.3). Evitar a redução abrupta da pressão para preservar a autorregulação cerebral, coronariana e renal, prevenir hipofluxo e isquemia nesses órgãos, exceto nos casos em que a necessidade de redução seja imediata – como na vigência de dissecção de aorta, quando a redução pressórica deve ser a máxima tolerada para atingir a estabilização do quadro e favorecer a abordagem cirúrgica precoce da dissecção.

Tabela 15.1 Urgência e emergência hipertensiva.

Urgência hipertensiva	Emergência hipertensiva
Elevação da PAD: PAD ≥ 120 mmHg sem lesão de órgãos-alvo	Elevação abrupta da PA provoca lesões progressivas em órgãos-alvo: SCA, encefalopatia hipertensiva, AVC, EAP, eclâmpsia e síndrome HELLP
Risco à vida em potencial	Risco iminente de morte
Redução gradativa da PA: nas primeiras 24 h, geralmente com uso de medicamentos VO	Redução imediata da PA: em minutos ou poucas horas com administração de medicamentos por via parenteral

PAD: pressão arterial diastólica; SCA: síndrome coronariana aguda; AVC: acidente vascular cerebral; EAP: edema agudo de pulmão; HELLP: *hemolysis, elevated liver enzymes, low platelet count* (hemólise, enzimas hepáticas elevadas, baixa contagem plaquetária); VO: via oral.

Tabela 15.2 Medicamentos mais utilizados nas urgências hipertensivas.

Medicamento	Classe	Dose (VO)	Ação	Duração
Captopril	IECA	12,5 a 50 mg	15 min	4 a 6 h
Clonidina	Simpaticolítico	0,2 a 0,8 mg	30 min a 2 h	6 a 8 h

IECA: inibidor da enzima de conversão da angiotensina. Adaptada de Kaplan, 2007.

Tabela 15.3 Medicamentos frequentemente utilizados em emergências hipertensivas.

Medicamento	Dose (via)	Ação	Efeitos adversos
Nitroprussiato de sódio	0,25 a 10 mg/kg/min (IV)	Imediata	Náuseas, vômito, intoxicação por cianeto e hipotensão grave
Nitroglicerina	5 a 100 mg/min (IV)	2 a 5 min	Cefaleia, taquicardia
Hidralazina	10 a 20 mg (IV) 10 a 50 mg (IM)	10 a 20 min 20 a 30 min	Taquicardia, cefaleia, vômito e angina
Metoprolol	5 mg (IV): repetir a cada10 min até 20 mg, se necessário	5 a 10 min	Bradicardia, BAV, insuficiência cardíaca e broncospasmo
Esmolol	Dose de ataque: 500 mg/kg (IV) Dose de manutenção: 25 a 50 mg/kg/min	1 a 2 min	Náuseas, vômito, BAV 1º grau, broncospasmo e hipotensão
Furosemida	20 a 60 mg (IV): repetir após 30 min	2 a 5 min	Hipopotassemia

BAV: bloqueio atrioventricular. Adaptada de SBH, 2010.

Visando a minimizar os danos consequentes dessas alterações nos níveis pressóricos, as ações preventivas, educativas, de diagnóstico precoce e controle da pressão são fundamentais para evitar complicações graves, incluindo a dor torácica e síndrome coronariana aguda.

DOR TORÁCICA E SÍNDROME CORONARIANA AGUDA

Em relação às emergências clínicas, a dor torácica é associada à cerca de 10% dos atendimentos, sendo 20 a 35% motivada por doenças isquêmicas do coração com índice de mortalidade considerado o mais elevado em todo o território nacional, configurando-se problema de saúde pública de grande magnitude.

Pode ser de origem:

- Cardíaca: como nos casos de angina, infarto ou pericardite
- Vascular: nos casos de dissecção de aorta, embolia pulmonar ou hipertensão pulmonar
- Gastrintestinal: em caso de pancreatite, úlcera, refluxo gastresofágico, agravos hepáticos, litíase biliar e colangite
- Pulmonar: quando decorrente de pneumonia, pleurite ou pneumotórax espontâneo
- Outras causas: quando relacionada à dor musculoesquelética, se afetar principalmente a coluna vertebral; a quadro infeccioso, como herpes-zóster; a fatores psicológicos, como síndrome do pânico.

A caracterização da dor torácica é facilitada com a identificação de fatores como:

- Tipo de dor: opressão, queimação, pontada inespecífica (refere mal-estar, mas não consegue descrever com precisão)
- Localização: região precordial, retroesternal, epigástrica, irradiada para pescoço, mandíbula, ombro, braço e dorso
- Fatores desencadeantes: esforço, estresse, frio, alimentação.

Entre as causas de dor torácica de origem cardíaca, a SCA é muito frequente, quando relacionada à angina instável e infarto agudo do miocárdio (IAM), sendo que, em consequência deste último, elevado índice de mortalidade decorre de PCR por fibrilação ventricular nas primeiras 24 h do início das manifestações clínicas da doença. O grande desafio, portanto, é disponibilizar o tratamento para a população como um todo e reduzir a letalidade da SCA.

Para escolha da terapêutica, agilidade nas ações e seguimento dos casos, é necessário identificar e diferenciar a dor, considerando a imensa variedade e complexidade de patologias que se manifestam com dor torácica (Tabela 15.4). Segundo a Sociedade Brasileira de Cardiologia (SBC), a dor torácica é classificada em: tipo A (definitivamente anginosa), tipo B (provavelmente anginosa), tipo C (provavelmente não anginosa), tipo D (definitivamente não anginosa).

Tabela 15.4 Classificação da dor torácica, segundo tipo de dor e características do quadro clínico.

Tipo de dor	Características do quadro
A – definitivamente anginosa: as manifestações permitem o diagnóstico das SCA, independentemente dos resultados dos exames	Localização: dor/desconforto retroesternal ou precordial Características: opressão, queimação ou mal-estar inespecífico, geralmente preciptado por esforço físico, estresse acompanhado de agitação, sudorese e palidez Irradiação: mandíbula, face interna dos braços, ombros e costas, com duração de alguns minutos Melhora: é aliviada em menos de 10 min com repouso ou uso de nitrato
B – provavelmente anginosa: as características da dor são a principal hipótese das SCA, porém, requer confirmação por exames	Tem a maioria, mas não todas as características da dor definitivamente anginosa
C – provavelmente não anginosa: as características indicam SCA como principal hipótese, porém, são necessários exames complementares	Tem poucas características da dor definitivamente anginosa (dor atípica, sintomas de "equivalente anginoso")
D – definitivamente não anginosa: as características excluem a SCA como hipótese diagnóstica	Não tem nenhuma característica da dor anginosa, sendo fortemente indicativa de diagnóstico não cardiológico

Adaptada de Chaitman et al., 1981.

Independentemente da classificação adotada, a avaliação inicial é determinante para o sucesso terapêutico. O modelo de atendimento eficaz é tempo-dependente, ou seja, entre o momento da chegada do paciente ao pronto-socorro até a realização do exame físico e do ECG não pode ultrapassar 10 min. Ou seja, na prática é comum referir que o intervalo de tempo "porta-ECG" é de até 10 min.

Devem ser consideradas a característica, localização e duração da dor, a história pregressa e os fatores desencadeantes, como exercício, estresse ou até mesmo o repouso e as possíveis alterações eletrocardiográficas. Analisar também os resultados dos marcadores biológicos de necrose miocárdica, como a troponina I e T, CK-MB massa e mioglobina, sendo que esta última se eleva também com o uso de terapias elétricas, detectada em período menor de 4 h após o início da dor.

Já a elevação das troponinas e CK-MB massa é detectada em período maior, cerca de 4 a 6 h após o início da dor, e a lacuna nesse período torna o diagnóstico precoce fortemente dependente da avaliação na anamnese e de alterações eletrocardiográficas típicas, embora nem sempre presentes.

Os biomarcadores de necrose miocárdica não determinam a causa da necrose, porque podem elevar-se por taquiarritmias, embolia pulmonar, trauma cardíaco, insuficiência cardíaca, miocardite, pericardite, choque, sepse, queimaduras, doenças neurológicas agudas, hipertensão pulmonar e insuficiência renal.

Com essas informações, é possível calcular a probabilidade diagnóstica para as SCA (Figura 15.3), classificadas em: angina instável (AI), infarto agudo do miocárdio sem supradesnivelamento do segmento ST (IAMSSST) ou infarto agudo do miocárdio com supradesnivelamento do segmento ST (IAMCSST).

Em geral, na AI e no IAMSSST, ocorre dor precordial ou equivalente isquêmico e altera-

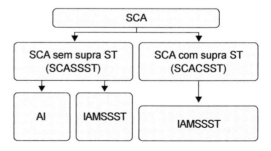

Figura 15.3 Probabilidade diagnóstica para SCA. Fonte: Ministério da Saúde. SCASSST: síndrome coronariana aguda sem supra ST; SCACSST: síndrome coronariana aguda com supra ST.

ções no ECG, e os resultados dos marcadores de necrose miocárdica se mantém normais ou discretamente elevados. No IAMCSST, ocorre desconforto torácico típico com duração maior que 20 min e elevação do segmento ST em pelo menos duas derivações contíguas frontais de, no mínimo, 0,2 mv ou de 0,1 mv em derivações periféricas ou bloqueio de ramo esquerdo (BRE) atual ou presumivelmente atual. Os níveis de CKMB, troponina I e T e mioglobina se apresentam acima dos valores de normalidade.

Para determinar a conduta, é essencial realizar a estratificação precoce de risco, com a aplicação de escores como TIMI, GRACE ou PURSUIT. Segundo o Ministério da Saúde, o prognóstico da SCA é muito variável e a estratificação de risco tem por objetivos:

- Estimar o risco de IAM e óbito de causa cardiovascular
- Direcionar terapias para pacientes com maior risco de eventos cardiovasculares adversos e definir a melhor estratégia de tratamento
- Evitar terapias desnecessárias e com efeitos adversos em pacientes de baixo risco.

O tratamento imediato visa a reverter o quadro isquêmico ou a intencionalidade de reduzir o comprometimento da área de necrose miocárdica, preservar a efetividade da função do ventrículo esquerdo, como bomba, e evitar complicações ou choque cardiogênico.

Na terapia medicamentosa, recomenda-se:

- Morfina: 2 a 8 mg IV se houver dor persistente após as 3 doses do nitrato. Pode ser repetida a cada 5 a 15 min para o alívio da dor. Não administrar se houver hipotensão, insuficiência respiratória, sedação exagerada e sintomas de intoxicação, como náuseas e vômitos
- Oxigênio: fluxo ajustado conforme monitoramento e oximetria, mantendo saturação do oxigêncio (SatO$_2$) ≥ 94%
- Nitrato de isossorbida: Isordil® 5 mg, 1 comprimido, sublingual. Pode ser repetido em até 3 doses, no intervalo de 5 a 10 min, se não houver alívio da dor anginosa. Em seguida, pode ser iniciada nitroglicerina intravenosa (Tridil®). Contraindicações: FC < 50 bpm, PAS < 90 mmHg, IAM de ventrículo direito (VD), uso de inibidor da fosfodiesterase (sildenafila nas últimas 24 h)

- Antiagregante plaquetário: ácido acetilsalicílico (AAS) 200 mg mastigável ou macerado, exceto em pacientes com histórico de alergia ou sangramento. Efeitos benéficos foram evidenciados quando associado à administração de clopidogrel (dose de ataque: 300 mg, exceto se maior de 75 anos; dose de manutenção: 75 mg/dia) em pacientes que receberam terapia trombolítica inicial. Outro antiagregante plaquetário que tem demonstrado efeitos semelhantes ao clopidogrel na redução de eventos em pacientes tratados na sala de emergência é o ticagrelor na dose de ataque de 180 mg seguida de 90 mg, 2 vezes/dia.

Recomenda-se ainda o uso de anticoagulantes, como a enoxaparina na dose de 30 mg por via intravenosa (IV) em bólus seguida de 1 mg/kg de peso, subcutânea (SC) a cada 12 h até a alta hospitalar; em pacientes com idade < 75 anos, iniciar com 0,75 mg/kg SC a cada 12 h e betabloqueadores VO nas primeiras 24 h, reservando-se a via IV para situações de pacientes hipertensos e taquicárdicos.

De acordo com o Ministério da Saúde, o benefício da trombólise na redução da mortalidade é maior nas primeiras 6 h do início dos sintomas, porém, não demonstra benefício se utilizada após 12 h de evolução.

ℭ𝔞 Atenção

Considerando que, quanto maior o tempo desde o início da dor até a recanalização do vaso maior será a área de necrose e dano tecidual, a redução nos atrasos em todas as instâncias do atendimento é essencial para a consequente redução de danos.

Na disponibilidade de serviço de hemodinâmica, a intervenção coronariana percutânea é indicada como tratamento imediato para restabelecer a perfusão coronariana com ou sem a colocação do *stent* coronariano e sem o uso prévio de trombolítico. O intervalo de tempo "porta-balão" é de, no máximo, 90 min.

Em relação à terapia fibrinolítica, a chance de sucesso na reperfusão completa é cerca de 60 a 70%, a frequência de recorrências e reintervenções é maior, além do risco de hemorragias e AVC.

A indicação segura da fibrinólise é precedida pela avaliação de determinados critérios, como intensidade da dor, duração, alterações eletrocardiográficas, níveis pressóricos, história pregressa de doença neurológica, hemorrágica, renal, câncer, entre outros previstos no protocolo institucional. O intervalo de tempo para iniciar a reperfusão química em ambiente extra ou intra-hospitalar é cerca de 3 h após o início da dor. Na Tabela 15.5, estão descritas as contraindicações absolutas e relativas ao uso do fibrinolítico.

Diversos medicamentos podem ser utilizados, como alteplase (tPA), tenecteplase (TNK) e estreptoquinase (SK), conforme o protocolo e os recursos disponíveis no serviço (Tabela 15.6). O intervalo de tempo "porta-agulha" é de até 30 min. Os primeiros são relativamente superiores à SK na redução da mortalidade, embora com maior risco de hemorragia cerebral. A TNK está disponível para uso em bólus único, o que facilita a administração no atendimento extra-hospitalar, com menor incidência de sangramento não cerebral. A SK é recomendada aos maiores de 75 anos, mas não deve ser repetida em prazo superior a 5 dias até cerca de 6 a 12 meses, devido à ação antigênica que induz a formação de anticorpos antiestreptoquinase. Se necessário, pode ser substituída pela tPA.

Após as ações emergenciais, de acordo com a situação, pode ser indicada a hospitalização em unidade de internação geral, coronariana ou UTI; encaminhamento para angioplastia ou cirurgia de revascularização miocárdica, até a alta hospitalar com acompanhamento ambulatorial e orientações específicas.

Em síntese, diante dos sintomas sugestivos de isquemia ou infarto, as ações iniciais de APH ou atendimento hospitalar são semelhantes, conforme as Figuras 15.4 e 15.5.

Entre as complicações na evolução do paciente, podem ocorrer angina pós-infarto, edema agudo de pulmão e complicações mecânicas – como ruptura de septo interventricular, taquiarritmias e choque cardiogênico.

CHOQUE

O choque é uma condição potencialmente letal, decorrente da redução de débito cardíaco, colapso circulatório e ineficiência da perfusão tissular, necessitando de intervenção imediata. Trata-se de uma síndrome caracterizada pela incapacidade do coração para atender às necessidades do organismo, com queda abrupta de energia em nível celular, causando prejuízos sistêmicos. Quando atinge mais de três órgãos, caracteriza a *insuficiência de múltiplos órgãos*. A causa relacionada à queda energética provém da falta de oxigênio por hipoxia, hipovolemia ou problemas com a bomba cardíaca; privação de glicose por aumento ou queda glicêmica, com resistência à insulina e falhas no mecanismo mitocondrial.

Pode ser classificado em quatro categorias: hipovolêmico, cardiogênico, obstrutivo e distributivo; este último compreendendo também os choques anafilático, séptico e neurogênico (Tabela 15.7). A classificação dos estados de choque

Tabela 15.5 Contraindicações ao uso do fibrinolítico.

Contraindicações absolutas	Contraindicações relativas
Qualquer sangramento intracraniano	História de AVC isquêmico há mais de 3 meses ou patologias intracranianas não listadas nas contraindicações
AVC isquêmico nos últimos 3 meses	
Dano ou neoplasia no sistema nervoso central	
Trauma significativo na cabeça ou no rosto nos últimos 3 meses	Gravidez
	Uso atual de antagonistas da vitamina K: quanto maior o INR, maior o risco de sangramento
Sangramento ativo ou diátese hemorrágica (exceto menstruação)	Sangramento interno recente < 2 a 4 semanas
Qualquer lesão vascular cerebral conhecida (malformação arteriovenosa)	Reanimação cardiopulmonar traumática ou prolongada (> 10 min) ou cirurgia < 3 semanas
Suspeita de dissecção da aorta	Hipertensão arterial não controlada (pressão arterial sistólica > 180 mmHg ou diastólica > 110 mmHg)
	Punções não compressíveis
	História de hipertensão arterial crônica importante e não controlada
	Úlcera péptica ativa
	Exposição prévia a SK (mais de 5 dias) ou reação alérgica prévia

INR: Razão Normalizada Internacional. Fonte: Ministério da Saúde, 2011.

Tabela 15.6 Principais medicamentos para tratamento.

Agente	Tratamento	Antitrombóticos
SK	1.500.000 UI em 100 mℓ SG 5% ou SF 0,9% em 30 a 60 min	HNF ajustada pelo atraso ou enoxaparina ou fondaparinux por até 8 dias
tPA	15 mg em bólus, seguido por 0,75 mg/kg em 30 min e então 0,5 mg/kg em 60 min Dose máxima total: 100 mg	
TNK	Bólus único: • 30 mg se < 60 kg • 35 mg se 60 a 70 kg • 40 mg se 70 a 80 kg • 45 mg se 80 a 90 kg • 50 mg se > 90 kg • Dose máxima total: 50 mg	

SG: soro glicosado; SF: soro fisiológico; HNF: heparina não fracionada. Fonte: Ministério da Saúde, 2013.

cumpre apenas função didática, não devendo ter caráter de guia terapêutico ou prognóstico. Na evolução do choque, pode haver mais de um elemento das diferentes classificações.

No diagnóstico, exames de imagem, ECG, laboratoriais – como hemograma, eletrólitos, gasometria, coagulograma, função renal e glicemia – e ultrassonografia (USG) auxiliam na elucidação do quadro. Marcadores como *anion gap*, *base excess* e lactato contribuem no monitoramento metabólico. Em suspeita de choque séptico, os exames de cultura de sangue, urina, secreções e material intracavitário devem ser considerados. Na suspeita de choque cardiogê-nico, os marcadores de necrose miocárdica são indicados.

O tratamento do choque depende da etiologia. Geralmente, utilizam-se medicamentos de ação vasoativa, como os vasoconstritores, analgésicos, sedativos, bloqueadores neuro-musculares e de correção de desequilíbrio aci-dobásico, suporte ventilatório e oxigenoterapia. Especialmente para o choque hipovolêmico, indica-se a reposição volêmica com soluções isotônicas, soluções coloidais e hemocompo-nentes. Na escolha do tipo de fluido para essa reposição, considera-se o risco-benefício para o paciente.

Verificar a avaliação da cena
Realizar avaliação primária e secundária, promovendo o acolhimento
Manter a privacidade
Iniciar oxigenioterapia se SatO$_2$ < 94%
Investigar e anotar horário do início do evento
Observar instabilidade hemodinâmica

Monitorizar e registrar ECG de 12 derivações
Monitorar sinais vitais, oximetria e glicemia capilar
Realizar a punção venosa ou intraóssea
Iniciar terapia farmacológica com fluidos, morfina, nitroglicerina, AAS, betabloqueador, clopidogrel e heparina
Se IAMCSST: administrar fibrinolítico se não contraindicado

Manter repouso e decúbito elevado
Comunicar a central de regulação
Transportar ao serviço de saúde especializado

Figura 15.4 APH para SCA.

130 Parte 3 | Emergências Não Traumáticas

Na Figura 15.6, estão descritas as intervenções gerais que devem ser realizadas prioritariamente no APH para casos de choque e a Figura 15.7 apresenta mais detalhadamente os cuidados em âmbito hospitalar para cada tipo de choque.

As principais consequências dos tipos de choque estão relacionadas ao déficit de funcionamento cardiocirculatório por troca de gases prejudicada e redução do volume de líquidos, o que implica em baixa perfusão tissular periférica e débito cardíaco diminuído. Desse modo, podem

---

Atender na sala de emergência
Obter e valorizar os dados sobre início e características da sintomatologia com a equipe de APH
Realizar avaliação primária e secundária
Registrar ECG de 12 derivações com DII longo

↓

Garantir via respiratória pérvia e suporte ventilatório, se necessário
Monitorar sinais vitais, oximetria, ECG, glicemia capilar
Puncionar acesso venoso e coletar sangue para exame
Administrar terapia farmacológica com fluidos, anti-hipertensivos, vasodilatadores e fibrinolíticos
Encaminhar para radiografia de tórax
Manter decúbito elevado
Solicitar avaliação do especialista
Considerar indicação de angioplastia percutânea

↓

Documentar assistência e informar o profissional responsável pela unidade receptora
Providenciar transporte e transferência (hemodinâmica, UTI ou unidade de internação)
Orientar familiares

Figura 15.5 Assistência hospitalar para SCA.

Tabela 15.7 Classificação do choque, segundo tipos, etiologia e manifestações.

Tipos de choque	Etiologia	Manifestações
Hipovolêmico: diminuição do volume sanguíneo circulante	Hemorragia, acidentes, trauma, ferimento e queimadura extensa Em crianças: diarreia persistente, desidratação e fatores relevantes, como baixo peso e desnutrição	Sudorese, pele fria, pegajosa e pálida PA convergente, hipotensão arterial Retardo no enchimento capilar Alterações no padrão respiratório Alterações no nível de consciência Diminuição do débito urinário Falência hepática
Cardiogênico: falha do coração como bomba e deterioração da função cardíaca	IAM, arritmia, cardiomiopatia, valvulopatia, tamponamento cardíaco, pneumotórax hipertensivo, medicamentos e trauma Em crianças: cardiopatia congênita	
Obstrutivo: impedimento mecânico do fluxo sanguíneo em múltiplos órgãos	Trombose venosa profunda, embolia, pneumotórax hipertensivo, tamponamento cardíaco, fratura de ossos longos e trauma	
Distributivo: alteração do tônus vasomotor das arteríolas e inadequação na distribuição do volume sanguíneo	Choque anafilático: reação a medicamento, hemotransfusão, vacina, picada de inseto e alimento Choque séptico: infecção e sepse Choque neurogênico: TCE, TRM e aumento da pressão intracraniana	Pele quente, seca e de cor rosada

TCE: trauma cranioencefálico; TRM: trauma raquimedular.

Capítulo 15 | Emergências Cardiocirculatórias **131**

ser identificados os diagnósticos de enfermagem que caracterizam alterações que envolvem o sistema cardiocirculatório, revelando os resultados esperados para o cliente e as intervenções necessárias que estão descritas na Tabela 15.8.

CONSIDERAÇÕES FINAIS

As emergências que acometem o sistema cardiocirculatório caracterizam-se por situações frequentemente atendidas nos serviços de saúde. Esses agravos representam alto índice de mor-

---

Avaliar segurança da cena
Realizar avaliação primária e secundária, promovendo o acolhimento
Investigar etiologia do choque
Iniciar oxigenoterapia
Manter DDH

↓

Garantir via respiratória pérvia e suporte ventilatório
Controlar sangramento externo, se presente
Monitorar sinais vitais, oximetria, ECG, perfusão periférica e responsividade
Realizar punção venosa ou intraóssea
Iniciar terapia farmacológica com fluidos aquecidos

↓

Prevenir hipotermia
Comunicar a central de regulação
Transportar rapidamente para o serviço de saúde

Figura 15.6 APH para casos de choque.

Atender na sala de emergência
Obter e valorizar história com equipe de APH
Realizar avaliação primária e secundária
Promover aquecimento da vítima
Determinar etiologia do choque

↓

Garantir via respiratória pérvia e suporte ventilatório
Monitorar sinais vitais, oximetria, ECG, perfusão periférica e responsividade
Puncionar acesso venoso e coletar sangue para exames
Verificar glicemia capilar
Administrar terapia farmacológica com fluidos aquecidos, hemocomponentes, vasopressores e eletrólitos

↓

Passar SVD, após toque retal e controlar diurese
Avaliação contínua: responsividade, DDH, jejum, SNG aberta
Choque hipovolêmico: controlar sangramento interno ou externo e outras perdas líquidas, administrar fluidos para reposição volêmica, conforme classe (I a IV)
Choque séptico: iniciar antibioticoterapia, soroterapia
Choque anafilático: administrar epinefrina via IM, na face anterolateral da coxa, a cada 5 a 10 min, de 1/3 a 1/2 ampola, sem limite de dose
Atenção no uso de prometazina: hipotonia, hipoxia

↓

Documentar assistência e informar profissional responsável pela unidade receptora
Providenciar transporte e transferência (CC, UTI, unidade de internação)
Orientar familiares

Figura 15.7 Assistência hospitalar para casos de choque. SVD: sonda vesical de demora; SNG: sonda nasogástrica; IM: intramuscular.

132 Parte 3 | Emergências Não Traumáticas

Tabela 15.8 Diagnósticos de enfermagem e intervenções em emergência cardiocirculatória.

Diagnósticos de enfermagem	Resultados esperados	Intervenções principais
Ansiedade	Ações pessoais para eliminar ou reduzir sensações de apreensão, tensão e desconforto decorrentes de fonte não identificável	Redução da ansiedade
Dor aguda	Gravidade de dor relatada ou demonstrada	Administração de medicamentos Controle da dor Redução da ansiedade
Troca de gases prejudicada	Equilíbrio acidobásico e eletrolítico adequado	Controle acidobásico Controle de eletrólitos Interpretação de dados laboratoriais
	Manutenção da troca gasosa e ventilação	Oxigenoterapia e monitoramento respiratório
	Perfusão tissular pulmonar eficaz	Controle acidobásico: acidose e alcalose respiratória Cuidados na embolia Regulação hemodinâmica
Volume de líquidos deficiente	Equilíbrio da água nos compartimentos intra e extracelulares do organismo	Controle da hipovolemia Monitoramento hídrico Controle do choque hipovolêmico Terapia IV Controle de eletrólitos
Perfusão tissular periférica ineficaz	Adequação do fluxo sanguíneo pelos pequenos vasos das extremidades para manter a função tissular	Cuidados circulatórios Controle do choque cardiogênico, distributivo e hipovolêmico Reanimação cardiopulmonar
Débito cardíaco diminuído	Adequação do volume de sangue ejetado do ventrículo esquerdo para manter a pressão de perfusão sistêmica	Controle do choque cardiogênico Regulação hemodinâmica Controle acidobásico
Conhecimento deficiente	Extensão da compreensão sobre a doença cardíaca e a prevenção de complicações	Ensino: processo de doença Cuidados cardíacos Ensino: atividade, exercícios, dieta e medicamentos prescritos

Fonte: Johnson et al., 2009.

bidade e mortalidade e, portanto, quando agudizados, devem ser rapidamente identificados e tratados para que possam garantir a recuperação dos danos causados, minimizar as complicações e reduzir a mortalidade precoce.

Ações preventivas individuais e coletivas para o controle dos fatores de risco associadas a hábitos alimentares, sedentarismo, estresse, obesidade, uso e abuso de substâncias como álcool, tabaco e drogas ilícitas e situação socioeconômica precária contribuem para o controle dessas condições.

BIBLIOGRAFIA

American Heart Association. Highlights of the 2010. Guidelines for CPR and ECC. [Acesso em 4 set 2016] Disponível em: http://www.heart.org/idc/groups/heart-public/@wcm/@ecc/documents/downloadable/ucm_317350.pdf.

Associação Brasileira de Alergia e Imunopatologia/Sociedade Brasileira de Anestesiologia. Anafilaxia: tratamento. Projeto Diretrizes. 2011. [Acesso em 4 set 2016] Disponível em: http://www.sbp.com.br/pdfs/Anafilaxia_Tratamento_AMB_2011.pdf

Bassan R, Pimenta L, Leães PE, Timerman A. Sociedade Brasileira de Cardiologia. I Diretriz de Dor Torácica na Sala de Emergência. Arq Bras Cardiol. 2002;79(suplII):1.

Blacher C, Leães P, Lucchese F, organizadores. Condutas em cardiologia. Porto Alegre: Artmed; 2006.

Brasil. DataSUS. Taxa de mortalidade específica por doenças do aparelho circulatório [Acesso em 30 jul 2016]. Disponível em: http://tabnet.datasus.gov.br/cgi/tabcgi.exe?idb2012/c08.def.

Brasil. Ministério da Saúde. Linha do cuidado do infarto agudo do miocárdio na rede de atenção às urgências. 2011. [Acesso em 5 out 2016] Disponível em: http://www.saude.pr.gov.br/arquivos/File/HOSPSUS/protocolo_sindrome_coronaria-MS2011.pdf

Brasil. Ministério da Saúde, Secretaria de Atenção à Saúde, Departamento de Atenção Especializada. Manual instrutivo da Rede de Atenção às Urgências e Emergências no Sistema Único de Saúde (SUS). Brasília: Ministério da Saúde; 2013. [Acesso em 30 jul 2016]. Disponível em http://bvsms.saude.gov.br/bvs/publicacoes/manual_instrutivo_rede_atencao_urgencias.pdf.

Chaitman BR, Bourassa MG, Davis K, Rogers WJ, Tyras DH, Berger R, et al. Angiographic prevalence of high-risk coronary artery disease in patient subsets (CASS). Circulation. 1981;64(2):360-7.

Johnson M, Bulechek G, Butcher H, Dochterman JM, Maas M. Ligações NANDA, NOC e NIC: diagnósticos, resultados e intervenções de enfermagem. 2. ed. Porto Alegre: Artmed; 2009.

Kaplan N. Systemic Hypertension: Therapy. In: Libby P, Bonow RO, Mann DL, Zipes DP. Braunwald's heart disease: a textbook of cardiovascular medicine. 8. ed. Philadelphia: Saunders Elsevier; 2007.

Martins HS, Brandão Neto RA, Scalabrini Neto A, Velasco IT. Emergências clínicas: abordagem prática. Disciplina de Emergências Clínicas do Hospital das Clínicas da FMUSP. 10. ed. Barueri: Manole; 2015.

Martins HS, Damasceno MCT, Awada SB. Pronto-socorro: condutas do Hospital das Clínicas da Fa-culdade de Medicina da Universidade de São Paulo. 2. ed. Barueri: Manole; 2008.

National Association of Emergency Medical Technicians. American College of Surgeons. Committee on Trauma. Atendimento pré-hospitalar ao traumatizado, PHTLS/NAEMT. 7. ed. Rio de Janeiro: Elsevier; 2011.

Oliveira RG. Blackbook Pediatria. 3. ed. Belo Horizonte: Blackbook; 2005.

Pedroso ERP, Oliveira RG. Blackbook. Clínica médica. Belo Horizonte: Blackbook; 2007.

Sociedade Brasileira de Cardiologia. Pocket Book 2013-2015. Diretrizes da Sociedade Brasileira de Cardiologia. [Acesso em 16 jul 2016] Disponível em: http://publicacoes.cardiol.br/2014/img/pockets/POCKETBOOK_2015_Interativa.pdf

Sociedade Brasileira de Cardiologia. V Diretriz da Sociedade Brasileira de Cardiologia sobre Tratamento do Infarto Agudo do Miocárdio com Supradesnível do Segmento ST. Arquivo Brasileiro Cardiologia. 2015;105(2; Supl 1).

Sociedade Brasileira de Hipertensão. VI Diretrizes Brasileiras de Hipertensão Arterial. [Acesso em 30 jul 2016] Disponível em: http://publicacoes.cardiol.br/consenso/2010/Diretriz_hipertensao_associados.pdf

Varon J, Marik PE. Hypertensive crises: challenges and management. Chest. 2007;131(6):1949-62.

16 Emergências Respiratórias

Lígia Mara de Souza Prado, Magda Bandouk, Lucia Tobase, Edenir Aparecida Sartorelli Tomazini, Simone Valentim Teodoro, Maria Elisa Diniz Nassar, Débora Maria Alves Estrela, Luciana Vannucci, Elaine Cristina Rodrigues Gesteira e Miriam de Araujo Campos

INTRODUÇÃO

Considerando que as emergências respiratórias envolvem diferentes afecções, muitas vezes de sistemas distintos, neste capítulo, essas condições não serão descritas detalhadamente, haja vista a ampla disponibilidade de fontes literárias correlatas. Contudo, em razão dos riscos desses agravos evoluírem para o quadro de insuficiência respiratória, principalmente em crianças, resultando em alto índice de morbidade e mortalidade, a abordagem que se segue enfatiza a ação da equipe multiprofissional no rápido reconhecimento e diferenciação dos indicadores do acometimento respiratório, para auxiliar no atendimento ao cliente com o quadro, ora denominado, de maneira geral, como insuficiência respiratória.

INSUFICIÊNCIA RESPIRATÓRIA

Dentre as situações de emergência atendidas pela equipe multiprofissional, a insuficiência respiratória (IR) é considerada como a incapacidade do sistema respiratório em atender às demandas de oxigênio e/ou eliminar o dióxido de carbono (CO_2) produzido por nosso organismo.

A alteração do padrão respiratório exige intervenção rápida, por significar ameaça iminente de morte, em virtude da deterioração orgânica ocasionada pela alteração na relação ventilação/circulação, que pode se esgotar em poucos minutos.

É classificada em hipoxêmica ou tipo I (pressão parcial de oxigênio alveolar – PaO_2 < 60 mmHg), quando a relação ventilação/perfusão está comprometida; ou hipercápnica ou tipo II (PaO_2 > 50 mmHg), quando a principal causa é a hipoventilação. O tipo hipoxêmico, também frequente em crianças, pode ser secundário a condições clínicas caracterizadas pela presença de transudato, exsudato, em quadro infeccioso ou septicemia. Já o tipo hipercápnico se caracteriza pela diminuição da frequência respiratória, aumento do espaço morto e fadiga respiratória.

A etiopatogenia pode ser de origem extra ou intrapulmonar. As primeiras estão relacionadas às alterações no:

- Sistema nervoso central: inadequação no controle do centro respiratório por trauma cranioencefálico (TCE), acidente vascular cerebral (AVC), meningite, intoxicação exógena e uso de substâncias psicoativas
- Arcabouço torácico e da mecânica respiratória: mudança na estrutura ou na função respiratória por trauma, obstrução de vias respiratórias superiores por corpo estranho, tumor, miastenia e prematuridade.

Entre as causas intrapulmonares, destacam-se os processos infecciosos do parênquima pulmonar, edema agudo de pulmão (EAP), doença obstrutiva crônica exacerbada, embolia pulmonar, síndrome da angústia respiratória no adulto (SARA), crise asmática, entre outros.

Na criança, a IR é mais incidente do que no adulto, devido às alterações que se apresentam desde o momento do nascimento, relacionadas ao calibre das vias respiratórias inferiores, massa muscular diafragmática, superfície alveolar, complacência e imaturidade pulmonar.

Nos idosos acima de 65 anos, geralmente, a IR está associada à descompensação cardíaca devido à insuficiência cardíaca congestiva (ICC), ou ainda às próprias patologias pulmonares, como pneumonia, embolia e doença pulmonar obstrutiva crônica (DPOC), em razão da diminuição progressiva da complacência pulmonar, perda de massa muscular e da força diafragmática.

As principais manifestações clínicas da IR são alteração do padrão respiratório, com a utilização progressiva da musculatura acessória, podendo chegar à fadiga respiratória, expectoração ou secreção, alterações gasométricas e de imagens radiológicas. O paciente pode apresentar cianose de extremidades, aumento da frequência cardíaca e alterações neurológicas, devido à hipoxemia acentuada.

O diagnóstico é confirmado por meio de exame clínico, radiológico e gasométrico. Algumas patologias requerem tomografia computadorizada com contraste, como no caso da embolia pulmonar.

O tratamento visa à estabilização do quadro respiratório e da causa que iniciou o desequilíbrio. A fim de restituir as pressões parciais de oxigênio e gás carbônico arterial, a administração de oxigênio pode ser realizada por diversos dispositivos, desde a instalação de cateter nasal, máscara de nebulização ou de Venturi. Conforme a gravidade indica-se o suporte ventilatório mecânico não invasivo, com máscara de pressão positiva contínua das vias respiratórias (CPAP, do inglês *continuous positive airway pressure*): sua pressão positiva contínua fornece a mistura de gases de alto fluxo, combate microatelectasias, aumenta a capacidade residual funcional e melhora a oxigenação. Outra opção é a máscara de pressão positiva binível nas vias respiratórias (BiPAP, do inglês *bilevel positive airway pressure*), que permite a regulação dos gradientes de pressões inspiratória e expiratória.

Entretanto, a indicação de oxigenoterapia deve ser orientada com precaução. Na população idosa, a prevalência de DPOC é alta e, nessa condição, o estímulo ventilatório do indivíduo não depende do nível de CO_2 no sangue, mas da diminuição de O_2. A elevação crônica de CO_2 torna os quimiorreceptores insensíveis às alterações na $PaCO_2$, de maneira que os quimiorreceptores de *backup* nas artérias aorta e carótida estimulam a respiração se houver redução na PaO_2. Daí o cuidado na indicação de oxigenoterapia, em cerca de 2 a 3 ℓ/min, aos portadores de DPOC, evitando administrar alto fluxo de O_2.

Diante da redução da frequência respiratória (FR), proceder à ausculta pulmonar imediatamente, pois FR < 10 ou > 30 respirações/min acarreta volume-minuto inadequado e necessidade de suporte ventilatório com pressão positiva. Nesse caso, considerar necessidade de encaminhamento à unidade de terapia intensiva (UTI), para continuidade do tratamento.

No suporte ventilatório, dispositivos perilaríngeos ou de intubação traqueal e ventilação mecânica podem ser imperativos, diante da resposta inadequada do paciente ao tratamento não invasivo, da fadiga da musculatura respiratória e do rebaixamento do nível de consciência.

A intubação de emergência é indicada para reduzir o risco de aspiração de conteúdo gástrico, isolar a via respiratória e ventilar com O_2 100% sob pressão positiva. Agentes hipnóticos, opioides e bloqueadores neuromusculares podem ser utilizados.

Na terapêutica medicamentosa, a administração de broncodilatadores, por via inalatória ou parenteral, corticoides, diuréticos, antibióticos e sedativos poderão ser necessários, segundo as causas desencadeantes e os mecanismos fisiopatológicos envolvidos.

Destaca-se que a hipoxia resultante da insuficiência respiratória relaciona-se também com outras condições frequentes em atendimentos de emergências respiratórias, como asfixia e obstrução de via respiratória por corpo estranho.

ASFIXIA

Conceitua-se asfixia como a inadequação da oxigenação sistêmica sem que ocorra parada da circulação, caracterizando-se pela incapacidade de falar, tosse fraca e respiração ruidosa, associada ao sinal universal da asfixia, ou seja, quando a pessoa leva as mãos ao pescoço, com o intuito de indicar a dificuldade respiratória.

Pode advir de diferentes mecanismos que alteram as condições normais da respiração e é classificada de acordo com o fator desencadeante (Tabela 16.1). A gravidade da situação dependerá do fator causal associado à localização anatômica comprometida.

Essencialmente, o tratamento consiste em remover o agente causal que prejudica a respiração e promover a assistência específica,

Tabela 16.1 Tipos de asfixia.

Tipos de asfixia	Características
Asfixia por confinamento	Ocorre quando a concentração de oxigênio do ambiente atinge níveis muito baixos, podendo chegar a valores incompatíveis com a vida
Asfixia por gases	Ocorre quando a concentração de gases irrespiráveis atinge limites de tolerância acima da normalidade, sendo considerados tóxicos
Asfixia mecânica por constrição do pescoço	Enforcamento: interrupção da entrada do ar atmosférico nas vias respiratórias em decorrência da constrição cervical por um laço fixo, com o próprio corpo da vítima agindo como força ativa Estrangulamento: a interrupção se dá por um laço acionado por uma força estranha, com constrição da circulação encefálica e compressão do feixe nervoso Esganadura: constrição do pescoço pelas mãos e consequente obstrução da passagem de ar atmosférico pelas vias respiratórias
Asfixia por sufocação	É o bloqueio da passagem de ar pelas vias respiratórias por: • Sufocação direta pela obstrução mecânica de segmento da árvore respiratória ou em decorrência da oclusão da boca e narinas com auxílio de almofadas, travesseiros, lenços ou outros instrumentos • Sufocação indireta pelo impedimento da expansão torácica pelas próprias costelas, músculos, nervos ou outras situações ambientais
Asfixia por queda da língua	Ocorre geralmente em pessoas não responsivas, em razão do relaxamento dos músculos, inclusive a língua; quando flácida, impede a passagem de ar
Asfixia por obstáculos mecânicos	Há impedimento da permeabilidade das vias respiratórias ou alvéolos pulmonares por corpos estranhos como moedas, brinquedos, pedaços de alimentos, entre outros

segundo as manifestações consequentes das diferentes etiopatogenias.

A seguir, será abordada mais detalhadamente a asfixia por obstáculos mecânicos.

Obstrução das vias respiratórias por corpo estranho

A obstrução das vias respiratórias por corpo estranho consiste em emergência grave que ocorre principalmente no ambiente extra-hospitalar, frequentemente durante a alimentação ou em brincadeiras de criança. Os cuidados e a supervisão nas refeições, no aleitamento com mamadeira e nas atividades recreativas com brinquedos adequados contribuem para a prevenção do evento. Início repentino de tosse, dificuldade súbita para respirar ou falar, choro fraco se bebê ou criança são indícios de obstrução de vias respiratórias durante os quais o reconhecimento e o tratamento precoce garantem a sobrevida do indivíduo.

A obstrução pode ser identificada, inclusive no âmbito hospitalar, em outras situações de emergência, como na parada respiratória (PR) ou cardiorrespiratória (PCR), em que as ventilações na reanimação não produzem a elevação do tórax. Essas obstruções são causadas por aspiração de alimentos, pedaços de carne, balas, caroços ou, ainda, por aspiração de vômito, sangue, prótese dentária, dente solto, entre outros.

Em crianças, as causas mais comuns são sucção de peças de brinquedos e pequenos objetos e, em lactentes, ocorre por líquidos em mamadeira, leite regurgitado. Mais de 90% das mortes por aspiração de corpo estranho na faixa etária pediátrica ocorrem em crianças menores de 5 anos, e 65% das vítimas são lactentes.

A obstrução é classificada em leve ou parcial e grave ou total (Tabela 16.2).

Condutas em obstrução grave no adulto e na criança responsiva

Nessa situação, o profissional deve agir imediatamente, realizando manobras de desobstrução por meio da compressão abdominal, que consiste em:

• Posicionar-se atrás da pessoa
• Contornar a cintura da vítima com os braços, localizar o ponto médio entre a cicatriz umbilical e o processo xifoide (Figura 16.1)

- No ponto médio, colocar uma mão fechada em punho, com o polegar voltado para o abdome, e posicionar a outra mão, aberta, por cima da primeira
- Em seguida, comprimir a região abdominal com movimentos para dentro e para cima, em "J", repetidamente, até a saída do objeto ou a pessoa ficar não responsiva
- Em criança, ajoelhar-se – para se posicionar na mesma altura da mesma – e controlar a força de compressão (Figura 16.2)
- Em gestante, em obeso ou na impossibilidade de circundar totalmente a cintura, efetuar as compressões em movimento único para dentro, na região central do tórax, no mesmo local da reanimação cardiopulmonar (RCP), até a saída do objeto ou a pessoa ficar não responsiva (Figura 16.3).

Condutas em obstrução grave no lactente responsivo

Reconhecidos os sinais de obstrução grave, como dificuldade respiratória ou ruídos, cianose, diminuição da expansão torácica e agitação ou inquietação, solicitar auxílio imediatamente e iniciar as manobras de desobstrução descritas a seguir. Para maior segurança, é desejável realizar as manobras na posição sentada, favore-

Tabela 16.2 Tipos de obstrução das vias respiratórias por corpo estranho.

Tipos de obstrução	Características	Condutas
Leve ou parcial	Ainda há passagem do ar, porém com tosse e dificuldade para respirar	Acalmar a pessoa e incentivar a tosse
Grave ou total	A passagem de ar é mínima ou ausente, a hematose se torna insuficiente, há dificuldade respiratória acentuada, tosse fraca ou silenciosa, cianose, ruídos respiratórios estridentes e sinal de angústia respiratória	A conduta depende da faixa etária (adulto, criança ou lactente) e da responsividade

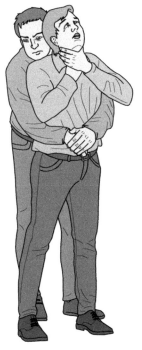

Figura 16.1 Posição para efetuar manobra de desobstrução em adulto.

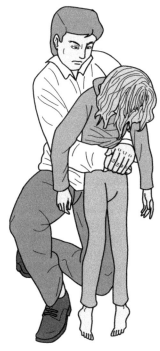

Figura 16.2 Posição para efetuar manobra de desobstrução em criança.

cendo o apoio do braço que segura o lactente sobre a perna correspondente:

- Inspecionar a cavidade oral rapidamente, na procura de objeto visível e alcançável
- Apoiar o lactente sobre o antebraço, com a face voltada para baixo e a cabeça mais baixa que o tronco, mantendo a abertura de vias respiratórias apoiando os dedos da mão na face do lactente (Figura 16.4 A)
- Efetuar 5 golpes no dorso, entre as escápulas (Figura 16.4 A)
- Segurar firmemente o lactente, transferindo-o para o outro antebraço, apoiando a cabeça e mantendo-a mais baixa que o tórax (Figura 16.4 B)
- Efetuar 5 compressões torácicas na mesma região da RCP (Figura 16.4 B)
- Repetir a sequência alternando os braços e efetuando 5 golpes no dorso e 5 compressões torácicas até a saída do corpo estranho ou o lactente ficar não responsivo
- Após a saída do objeto, prosseguir com a avaliação primária.

Condutas em obstrução grave em adulto, criança e lactente não responsivos

As manobras são semelhantes às realizadas na PCR, com o devido cuidado de observar a cavidade oral após as compressões e visualizar a saída para retirada do corpo estranho:

- Avaliar a cavidade oral e a responsividade: se nada for encontrado na cavidade e não responsivo:
  - Posicionar em decúbito dorsal horizontal (DDH) sobre superfície plana, rígida e realizar 30 compressões torácicas
  - Abrir vias respiratórias com inclinação da cabeça e elevação do queixo
- Efetuar 2 ventilações e, se o ar não passar, realizar 30 compressões torácicas
- Inspecionar a cavidade oral: se objeto visível e alcançável, retirar com dedo em pinça; se não for retirado:
  - Repetir a sequência até ocorrer a saída do corpo estranho ou a passagem do ar
  - Prosseguir na avaliação primária após a retirada do objeto ou passagem do ar.

A Tabela 16.3 apresenta a relação compressão: ventilação nas manobras de desobstrução em adulto, criança e lactente não responsivos efetuadas por 1 ou 2 profissionais.

ATENDIMENTOS PRÉ-HOSPITALAR E HOSPITALAR

Na Figura 16.5, estão sintetizados os procedimentos a serem realizados prioritariamente no atendimento pré-hospitalar (APH) em casos de IR, decorrentes de afecções das vias respiratórias ou de asfixia. A Figura 16.6 descreve

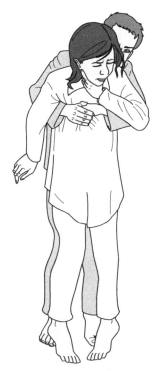

Figura 16.3 Posição para efetuar manobra de desobstrução em gestante.

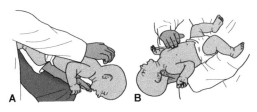

Figura 16.4 A e B. Manobra de desobstrução em lactente responsivo.

Tabela 16.3 Relação compressão:ventilação.

Faixa etária	Relação compressão:ventilação
Adulto	30:2 (1 ou 2 profissionais)
Criança	30:2 (1 profissional)
Bebê	15:2 (com 2 profissionais)

140 Parte 3 | Emergências Não Traumáticas

as intervenções recomendadas no atendimento hospitalar em casos de IR, abrangendo desde a abordagem na sala de emergência até as orientações para a alta hospitalar.

DIAGNÓSTICOS DE ENFERMAGEM

Os principais diagnósticos e intervenções de enfermagem para as emergências respiratórias estão associadas a alterações no padrão respiratório, troca de gases prejudicada, perfusão tissular periférica ineficaz e débito cardíaco diminuído. Os resultados esperados após as intervenções sugeridas estão apontados na Tabela 16.4.

CONSIDERAÇÕES FINAIS

A IR caracteriza-se por emergência comumente atendida em âmbito extra-hospitalar e hospitalar e acomete principalmente crianças e lac-

---

Avaliar segurança da cena
Realizar a avaliação primária e secundária, promovendo o acolhimento
Avaliar o padrão respiratório quanto a FR, expansibilidade e simetria do tórax, uso de musculatura acessória, coloração de pele
Manter decúbito elevado ou posição sentada, se possível
Iniciar oxigenoterapia conforme avaliação e oximetria

Garantir via respiratória pérvia e suporte ventilatório
Monitorar sinais vitais, ECG
Realizar punção venosa ou intraóssea
Iniciar terapia farmacológica com fluidos, broncodilatador, corticoide, diurético, anti-hipertensivo e sedativo

---

Considerar OVACE em:
Vítimas responsivas: realizar as compressões subdiafragmáticas, em caso de obstrução grave
Vítimas não responsivas: realizar manobras de RCP com visualização da cavidade oral

---

Prevenir hipotermia
Comunicar a central de regulação
Transportar rapidamente para o serviço de saúde

Figura 16.5 APH em casos de IR. ECG: eletrocardiografia; OVACE: obstrução das vias aéreas por corpo estranho.

Atender na sala de emergência
Obter e valorizar história e etiologia da IR com a equipe de APH
Realizar avaliação primária e secundária
Manter decúbito elevado

Garantir via respiratória pérvia, oxigenoterapia e suporte ventilatório
Monitorizar padrão respiratório, sinais vitais, oximetria de pulso, ECG
Puncionar acesso venoso e coletar sangue para exames laboratoriais
Administrar terapia farmacológica com fluido, corticoide, broncodilatador, analgésicos, opioides, diurético, vasodilatador, anti-hipertensivo e antibiótico

---

Realizar ECG de 12 derivações com DII longo
Encaminhar para radiografia de tórax e tomografia, se necessário
Avaliação contínua: responsividade, jejum, SVD com controle de diurese

---

Documentar assistência e informar profissional responsável pela unidade receptora
Providenciar transporte e transferência (CC, UTI, unidade de internação)

Considerar alta hospitalar se paciente estiver estável
Orientar paciente e familiares sobre acompanhamento ambulatorial, se necessário

Figura 16.6 Atendimento hospitalar em casos de IR. SVD: sonda vesical de demora; CC: centro cirúrgico.

Tabela 16.4 Diagnósticos de enfermagem e intervenções em casos de insuficiência respiratória.

Diagnósticos de Enfermagem	Resultados	Intervenções principais
Troca de gases prejudicada	Equilíbrio acidobásico e eletrolítico adequado	Controle acidobásico Controle de eletrólitos Interpretação de dados laboratoriais
	Manutenção da troca gasosa e ventilação	Oxigenoterapia e monitoramento respiratório
	Perfusão tissular pulmonar eficaz	Controle acidobásico: acidose e alcalose respiratória Cuidados na embolia Regulação hemodinâmica
Perfusão tissular periférica ineficaz	Adequação do fluxo sanguíneo pelos pequenos vasos das extremidades para manter a função tissular	Cuidados circulatórios Controle do choque cardiogênico e reanimação cardiopulmonar
Débito cardíaco diminuído	Adequação do volume de sangue ejetado do ventrículo esquerdo para manter a pressão de perfusão sistêmica	Controle do choque cardiogênico Regulação hemodinâmica Controle acidobásico

Fonte: Johnson *et al.*, 2009.

tentes, requerendo atenção imediata e suporte ventilatório adequado. A identificação precoce das causas de uma emergência respiratória direciona para o atendimento rápido e eficaz.

O retardo nas intervenções pode resultar em PR, que, em pouco tempo, pode evoluir para PCR.

BIBLIOGRAFIA

Alves GC, Silva Júnior GB, Lima RSA, Sobral JB, Mota RMS, Abreu KLS, et al. Fatores de risco para óbito em pacientes idosos gravemente enfermos. Revista Brasileira de Terapia Intensiva. 2010;22(2):138-43.

American Heart Association. American Heart Association Guidelines for Cardiopulmonary Resuscitation and Emergency Cardiovascular Care Science. Part 5: Adult Basic Life Support. 2010. [Acesso em 7 set 2016]. Disponível em: http://circ.ahajournals.org/content/122/18_suppl_3/S685.

American Heart Association. Destaques da American Heart Association 2015: atualização das diretrizes de RCP e ACE. 2015. [Acesso em 2 set 2016]. Disponível em: https://eccguidelines.heart.org/wp-content/uploads/2015/10/2015-AHAGuidelines-Highlights-Portuguese.pdf.

American Heart Association. Guidelines update for cardiopulmonary resuscitation and emergency cardiovascular care. Part 5: Adult Basic Life Support and Cardiopulmonary Resuscitation Quality. 2015. [Acesso em 2 set 2016] Disponível em: https://eccguidelines.heart.org/index.php/circulation/cpr-ecc-guidelines-2/part-5-adult-basic-life-support-and-cardiopulmonary-resuscitation-quality/

American Heart Association. Resuscitation Science: Guidelines for CPR & ECC. 2015. [Acesso em 2 set 2016]. Disponível em: https://eccguidelines.heart.org/index.php/circulation/cpr-ecc-guidelines-2/

American Hearth Association. SBV para profissionais da saúde: livro do aluno. 2006.

Comitê de Ventilação Mecânica da Associação de Medicina Intensiva Brasileira e da Comissão de Terapia Intensiva da Sociedade Brasileira de Pneumologia e Tisiologia. Recomendações Brasileiras de Ventilação Mecânica 2013. Parte 2. Jornal Brasileiro de Pneumologia. 2014;(5)40. [Acesso em 2 set 2016] Disponível em: http://www.jornaldepneumologia.com.br/detalhe_artigo.asp?id=2324

Gimenes MP, Fava AS, Rapoport A. Asfixia mecânica pós-traumas constrictivos do pescoço. Revista Brasileira de Cirurgia de Cabeça e Pescoço. 2004;(2)33.

Johnson M, Bulechek G, Butcher H, Dochterman JM, Maas M. Ligações NANDA, NOC e NIC: diagnósticos, resultados e intervenções de enfermagem. 2. ed. Porto Alegre: Artmed; 2009.

Martins HS, Damasceno MCT, Awada SB. Pronto-socorro: condutas do Hospital das Clínicas da Faculdade de Medicina da Universidade de São Paulo. 2. Barueri: Manole; 2008.

Oliveira RG. Blackbook Pediatria. 3. ed. Belo Horizonte: Blackbook; 2005.

Pádua AI, Alvares F, Martinez JAB. Insuficiência respiratória. Medicina. Simpósio Urgências e Emergências Respiratórias. Ribeirão Preto: Faculdade de Medicina de Ribeirão Preto; 2003. p. 205-13.

Souza DZ. Diagnóstico diferencial das mortes por asfixia. Saúde, Ética & Justiça. 2005;(1/2)10:19-25.

Suddarth B. tratado de enfermagem médico-cirúrgica. 13. ed. Rio de Janeiro: Guanabara Koogan; 2015.

Wong DL. Enfermagem Pediátrica. Rio de Janeiro: Guanabara Koogan; 1999.

17 Emergências Metabólicas por Alterações Glicêmicas

Magda Bandouk, Lucia Tobase, Edenir Aparecida Sartorelli Tomazini, Simone Valentim Teodoro, Luciana Vannucci, Elaine Cristina Rodrigues Gesteira e Miriam de Araujo Campos

INTRODUÇÃO

Entre os distúrbios metabólicos mais comuns no atendimento de emergência, serão abordados aqueles relacionados à hipoglicemia e à hiperglicemia, que são, geralmente, advindos da produção desequilibrada entre hormônios hipoglicemiantes e hiperglicemiantes.

Esses distúrbios podem ser observados em pacientes diabéticos ou não. Segundo a Sociedade Brasileira de Diabetes (SBD), a classificação atual do diabetes melito (DM) baseia-se na etiologia, não no tipo de tratamento administrado (Tabela 17.1).

A SBD também estabelece os valores de referência da glicose plasmática (em mg/dℓ) para o diagnóstico de DM e seus estágios pré-clínicos, conforme descritos na Tabela 17.2.

Na gestação, a disglicemia é considerada o problema metabólico mais comum, com pre-valência de até 14%. A diferenciação entre os tipos de diabetes previne impactos sobre a evolução da gravidez e o desenvolvimento fetal. Considera-se mais grave o DM pré-gestacional, em virtude do efeito desde a fertilização e implantação, com risco de aborto precoce, defeitos congênitos graves e retardo no crescimento do feto, principalmente nos casos tratados de maneira inadequada. As manifestações maternas também são relevantes, com risco de complicações como retinopatia e nefropatia. Geralmente, o diabetes gestacional aparece na segunda metade da gravidez e afeta principalmente o ritmo de crescimento fetal, com maior risco de macrossomia e hipoglicemia neonatal.

HIPOGLICEMIA

A hipoglicemia consiste na redução dos níveis de normalidade da glicemia, ou seja, quando o

Tabela 17.1 Classificação atual do DM segundo a etiologia.

Tipo	Etiologia
DM 1	Pode ser de origem idiopática ou autoimune e caracteriza-se pela destruição de células-beta que levam à deficiência de insulina
DM 2	Inclui defeitos na ação e secreção da insulina e na regulação da produção hepática de glicose
DM gestacional	Intolerância à glicose associada à resistência insulínica ou diminuição da produção das células-beta observadas no início ou diagnosticadas durante a gestação
Outros tipos de DM	Defeitos genéticos na função das células-beta, na ação da insulina e doenças do pâncreas exócrino, entre outras condições clínicas

Adaptada de SBD, 2015.

Tabela 17.2 Valores de glicose plasmática para diagnóstico de DM e seus estágios pré-clínicos.

Categoria	Estágio		
	Jejum*	2 h após 75 g de glicose	Casual**
Glicemia normal	< 100 mg/dℓ	< 140	–
Intolerância à glicose diminuída	> 100 a < 126 mg/dℓ	≥ 140 a < 200 mg/dℓ	–
DM	≥ 126 mg/dℓ	≥ 200 mg/dℓ	≥ 200 mg/dℓ (com sintomas clássicos)***

* Não ingestão calórica por, no mínimo, 8 h.
**Glicemia plasmática casual é aquela realizada a qualquer hora.
*** Sintomas clássicos: poliúria, polidipsia e perda de peso não explicada.
Adaptada de SBD, 2015.

valor glicêmico registra menos que 60 mg/dℓ, com sintomatologia presente - e consequente abrandamento perante administração de glicose. Ocorre, geralmente, em indivíduos diabéticos, embora possa afetar todos os demais. É de extrema relevância atentar para a evolução desse problema no diabetes, pois a liberação do glucagon e de catecolaminas diminui progressivamente, acentuando o risco de hipoglicemia. Entretanto, em algumas situações ela não é relacionada ao DM, necessitando de reconhecimento rápido e correção imediata, pois envolve risco de morte, como na obesidade associada a maus hábitos alimentares, tumor de pâncreas, jejum prolongado, consumo exagerado de bebidas alcoólicas, esforço físico excessivo, hepatopatias e cirurgia para redução do estômago.

Em neonatos, é condição frequente, como consequência das adequações exigidas pelo organismo que inicia uma vida independente e diferente da vida intrauterina; ou relacionada aos antecedentes maternos ou, ainda, diabetes gestacional. Embora a identificação da hipoglicemia no recém-nascido (RN) não seja complexa – visto que se dá pela manifestação de choro fraco, hipoatividade, tremor, apneia, cianose e convulsão, em alguns casos –, se não for detectada e tratada a tempo, acarreta lesões neurológicas.

A classificação da hipoglicemia é baseada no estado geral do indivíduo e no período relacionado à ingestão alimentar. No período pós-prandial, ocorre entre 1 a 5 h após as refeições ou em jejum.

A hipoglicemia que ocorre em jejum pode advir da ausência ou deficiência na ingestão alimentar; intervalo prolongado entre as refeições; uso incorreto de medicamentos hipoglicemiantes; aplicação de dose excessiva de insulina; prática excessiva de exercícios físicos; insuficiência hepática, autonômica ou adrenal; medicamentos; hiperinsulinismo por insulinoma, entre outros.

Já a hipoglicemia pós-prandial pode decorrer do DM, por retardo da secreção de insulina após as refeições; ingestão de álcool; rápido esvaziamento gástrico; erros inatos do metabolismo; origem pancreática não relacionada ao insulinoma e origem idiopática.

É preciso atentar-se para os sintomas da hipoglicemia, que poderão se manifestar na descompensação diabética prolongada, mesmo com índice glicêmico relativamente normal. Ou então para o fato de que os sintomas podem estar ausentes, em casos de DM com hipoglicemias recorrentes, mesmo diante de quadros hipoglicêmicos graves. A falta de secreção de glucagon dificulta a recuperação dos níveis plasmáticos de glicose, reduzindo a secreção dos hormônios contrarreguladores, que inibem a secreção de insulina. Esses hormônios compreendem epinefrina, hormônio do crescimento, catecolaminas e cortisol, responsáveis por provocar respostas e manifestações típicas da hipoglicemia. A deficiência dos contrarreguladores influencia na ausência de sinais e sintomas, cuja percepção clínica permitirá a detecção do quadro quando os níveis glicêmicos estiverem muito baixos. A hipoglicemia assintomática pode ocorrer com mais frequência em idosos e indivíduos com hepatopatias, por abuso de álcool.

As manifestações clínicas variam desde tremor, fome, ansiedade, palpitação, sudorese, taquicardia, cefaleia, tontura, irritabilidade, sonolência, até confusão mental, convulsão e coma. Podem ser prevenidas por meio de avaliação criteriosa, controle da glicemia, orientação nutricional e de atividade física, terapia medicamentosa, além de medidas periódicas da hemoglobina glicada ou glicosilada, mantida em torno de 6,5%, segundo a SBD. A hemoglobina glicosilada reflete o controle glicêmico a longo prazo, relacionado aos 2 a 4 meses anteriores ao exame. Embora o valor baixo ou normal indique bom controle glicêmico, não revela especificamente os períodos em que ocorreu hipoglicemia. Nesse caso, o reconhecimento imediato da alteração é verificado por meio das glicemias capilar e sérica.

Ainda conforme a SBD, a correção da glicemia pode ser realizada por via oral (VO), com a ingesta de líquidos adocicados, equivalente a 15 g de carboidrato, 1 colher de mel ou 1 copo de refrigerante ou de suco de laranja, repetindo a glicemia capilar até atingir resultado superior a 100 mg/dℓ. Quando a ingesta VO é contraindicada, por jejum ou alteração do nível de consciência, administrar solução hipertônica de glicose intravenosa (IV) e repetir igualmente a glicemia capilar até atingir, no mínimo, 100 mg/dℓ.

Se, por um lado, o controle glicêmico rigoroso diminui o risco das complicações diabéticas, por outro, também pode acarretar maior ocorrência de hipoglicemia, resultante de consumo de álcool, gliconeogênese interrompida, exercícios físicos exacerbados – que provocam maior consumo de glicose –, dose de insulina acima do necessário, intervalo prolongado entre as refeições, hipertermia, insuficiência renal e outros.

HIPERGLICEMIA

A hiperglicemia consiste na elevação dos níveis glicêmicos, acima de 126 mg/dℓ em jejum ou acima de 200 mg/dℓ, independentemente de alimentação.

Esse quadro é decorrente de diabetes, abuso alimentar, obesidade, sedentarismo, uso de medicamentos, estresse e determinadas patologias, como síndrome coronariana aguda, doenças infecciosas e injúrias traumáticas.

Em 2010, a American Diabetes Association propôs o limite de 140 mg/dℓ, a partir do qual se define hiperglicemia hospitalar, em razão dos inúmeros fatores que contribuem para a ocorrência da hiperglicemia durante a hospitalização.

Atualmente, a meta glicêmica recomendada está entre 140 e 180 mg/dℓ para glicemia intra-hospitalar. Essa meta pode variar conforme a condição clínica dos pacientes.

A gravidade das complicações do DM inclui a cetoacidose diabética (CAD) ou o estado hiperosmolar hiperglicêmico (EHH), diferenciados entre si pelo grau de hiperglicemia e pela presença de corpos cetônicos; mas, em ambos, ocorre menor secreção de insulina em nível central.

De maneira mais lenta e progressiva, o EEH pode acontecer em dias em indivíduos acima de 40 anos. Não há produção de corpos cetônicos, pois a insulina é produzida, mesmo em pequena quantidade, com bloqueio na produção de glucagon. Pode ocorrer cetonúria discreta, mas a cetonemia está ausente ou fracamente positiva.

Já a CAD é mais característica em situações de emergência, pois o quadro desenvolve-se rapidamente em pouco tempo, frequentemente em indivíduos mais jovens, entre 20 e 29 anos. Ocorre aumento do glucagon, dos hormônios contrarreguladores, diminuição da insulina e produção de corpos cetônicos, ocasionando acidose metabólica e cetonemia.

Nas duas situações, o agravamento dos riscos está condicionado a situações de coma, choque, extremos da faixa etária, motivo e gravidade do fator desencadeante do quadro.

A descompensação pode ser decorrente de: inadequação do tratamento, acidente vascular cerebral (AVC), infarto agudo do miocárdio (IAM), diarreia, vômitos em grande quantidade, colecistite, pneumonia, sepse, infecção urinária, drogas ilícitas e medicações, trauma, gestação, cirurgia, entre outros. Ocorre inibição da liberação e ação da insulina, aumento da gliconeogênese e glicogenólise e dificuldade de captação da glicose periférica, resultando em hiperglicemia.

As manifestações clínicas da hipoglicemia e da hiperglicemia apresentam evolução clínica diferenciada, como mostra a Tabela 17.3.

ATENDIMENTO PRÉ-HOSPITALAR

No atendimento pré-hospitalar (APH), a identificação precoce das alterações glicêmicas contribui para a tomada de decisão da equipe

Tabela 17.3 Manifestações clínicas e níveis glicêmicos da hipoglicemia e da hiperglicemia.

Hipoglicemia	Hiperglicemia	
	CAD	EEH
Manifestações clínicas		
Evolução rápida – em poucos minutos –, tremor, sudorese, ansiedade, fome, cefaleia, taquicardia, irritabilidade, dificuldade no raciocínio, sonolência, bocejos, sensação de fraqueza e cansaço, visão dupla, vertigem, confusão mental, convulsão, perda da consciência e coma	Evolução moderada – em poucas horas –, taquipneia, dor abdominal e respiração de Kussmaul Polidipsia, poliúria, polifagia, fraqueza e cansaço, mal-estar, sensação de aumento do calor corporal, boca seca, hálito cetônico e perda de peso	Evolução lenta – em poucos dias –, desidratação e redução gradativa do nível de consciência
Níveis glicêmicos		
< 60 mg/dℓ, cujos sintomas são abrandados com administração de glicose	> 126 mg/dℓ em jejum ou > 200 mg/dℓ, independentemente de ingesta alimentar	

Adaptada de SBD, 2015.

quanto aos cuidados a serem realizados prioritariamente no local e durante o transporte, assim como o encaminhamento para a instituição de saúde adequada. Na ocorrência de emergências metabólicas, é importante investigar outros quadros que podem estar associados, como queda, AVC, infecções, tumor cerebral ou de pâncreas, hepatopatias, trauma, entre outros. A identificação dessas situações norteará as condutas da equipe de APH. A Figura 17.1 descreve os procedimentos no APH em emergências metabólicas.

ATENDIMENTO HOSPITALAR

Garantir a continuidade dos cuidados ministrados ao paciente pela equipe de APH, conforme protocolo institucional, é vital para prevenção de complicações advindas das emergências metabólicas. A correta classificação de risco e o pronto atendimento do paciente devem estar pautados na rápida identificação de mudanças no estado clínico em virtude da possibilidade de instabilidade glicêmica, da verificação e da monitorização periódica da glicemia e dos si-

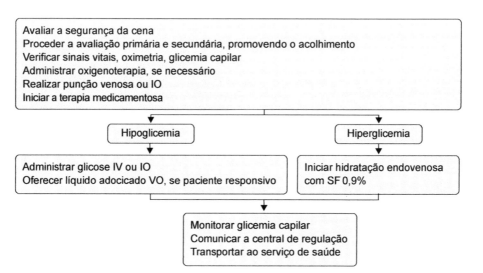

Figura 17.1 APH em emergências metabólicas. IO: intraósseo; SF: soro fisiológico.

nais vitais, e da atenção a sinais e sintomas indicativos de agravamento do quadro clínico, tais como: desorientação, convulsões, perda da consciência (hipoglicemia) e rubor facial, vômitos, desidratação, hipotensão arterial, convulsão (hiperglicemia). O risco de quedas é maior em pacientes com confusão mental e comprometimento da coordenação, evidenciando a necessidade de implementação de cuidados preventivos. O registro de enfermagem dos cuidados ministrados faz-se essencial para o monitoramento do quadro clínico e da resposta do paciente ao tratamento, pois promove a comunicação segura entre os profissionais de enfermagem e a equipe de saúde e permite a avaliação da qualidade da assistência prestada. Na Figura 17.2, estão descritos os cuidados referentes ao atendimento hospitalar em emergências metabólicas.

DIAGNÓSTICOS DE ENFERMAGEM

Os diagnósticos de enfermagem prevalentes nas emergências metabólicas relacionados às alterações glicêmicas estão voltados para desequilíbrios nutricionais, alteração do débito cardíaco, perfusão tissular e desequilíbrio do volume de líquidos, conforme Tabela 17.4.

CONSIDERAÇÕES FINAIS

Os distúrbios metabólicos relacionados às alterações glicêmicas são condições que implicam riscos potenciais à vida, exigindo competência para identificação precoce do tipo de alteração, planejamento, implementação e avaliação da assistência de enfermagem. Essas alterações associadas a doenças crônicas, como, por exemplo, o diabetes, devem direcionar o profissional à implementação de intervenções educativas que visem à estabilidade dos níveis glicêmicos e à prevenção das complicações. O conhecimento das melhores evidências disponíveis para o atendimento dessas emergências capacitam a equipe multiprofissional para a tomada de decisões que garantam a segurança do paciente, zelando pela qualidade humana e ética do atendimento.

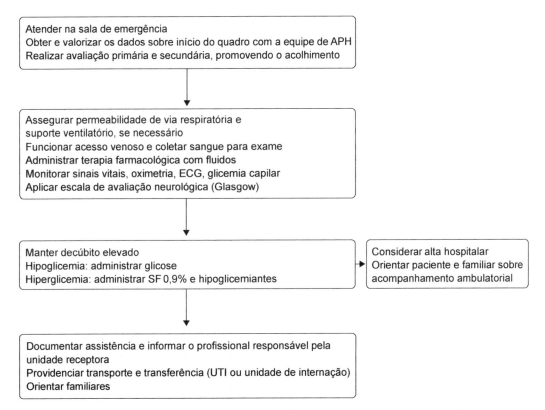

Figura 17.2 Atendimento hospitalar em emergências metabólicas. ECG: eletrocardiografia; UTI: unidade de terapia intensiva.

Tabela 17.4 Diagnósticos de enfermagem e intervenções em casos de emergências metabólicas.

Diagnósticos de enfermagem	Resultados esperados	Intervenções principais e sugeridas
Nutrição desequilibrada: menor do que as necessidades corporais	Manutenção de componentes dos fluidos corporais e indicadores químicos do estado nutricional	Controle de hiperglicemia e/ou hipoglicemia Monitoramento de eletrólitos Controle acidobásico
Débito cardíaco diminuído	Adequação do volume de sangue ejetado do ventrículo esquerdo para manter a pressão de perfusão sistêmica	Regulação hemodinâmica Monitoramento de eletrólitos Monitoramento de sinais vitais
Perfusão tissular periférica ineficaz	Manutenção do estado circulatório	Cuidados circulatórios Controle hídrico Monitoramento de sinais vitais
Risco de desequilíbrio do volume de líquidos	Equilíbrio de eletrólitos e não eletrólitos nos compartimentos intra e extracelulares do organismo	Controle acidobásico Controle hidreletrolítico Monitoramento neurológico Monitoramento respiratório

Fonte: Johnson *et al.*, 2009.

BIBLIOGRAFIA

American Diabetes Association. Standards of Medical Care in Diabetes. 2012. [Acesso em 8 set 2016] Disponível em: http://care.diabetesjournals.org/content/35/Supplement_1/S11.full.pdf+html

American Diabetes Association. Standards of Medical Care in Diabetes, 2011. Diabetes Care. 2011;34(Suppl. 1):S11-S61.

Brasil. Ministério da Saúde. Secretaria de Atenção à Saúde. Protocolos de Intervenção para o SAMU 192 – Serviço de Atendimento Móvel de Urgência. 2. ed. Brasília: Ministério da Saúde; 2016. [Acesso em 7 dez 2016] Disponível em: http://portalsaude.saude.gov.br/images/pdf/2016/outubro/26/livro-avancado-2016.pdf

Conselho Federal de Enfermagem. Guia de recomendações para registro de enfermagem no prontuário do paciente e outros documentos de enfermagem. Rio de Janeiro: Cofen; 2016. [Acesso em 22 nov 2016]. Disponível em: http://www.cofen.gov.br/wp-content/uploads/2016/06/RESOLU%C3%87%C3%83O-COFEN-N%C2%BA-0514-2016-GUIA-DE-RECOMENDA%C3%87%C3%95ES-vers%C3%A3o-web.pdf.

Johnson M, Bulechek G, Butcher H, Dochterman JM, Maas M. Ligações NANDA, NOC e NIC: diagnósticos, resultados e intervenções de enfermagem. 2. ed. Porto Alegre: Artmed; 2009.

Martins HS, Brandão Neto RA, Scalabrini Neto A, Velasco IT. Emergências clínicas: abordagem prática. 10. ed. Barueri: Manole; 2015.

Oliveira DM, Schoeller SD, Hammerschmidt KSA, Vargas MAO, Girondi JBR. Conhecimento da equipe de enfermagem nas complicações do diabetes mellitus em emergência. Acta Paul Enferm. 2014;27(6):520-5.

Oliveira JEP, Vencio S, organizadores. Diretrizes da Sociedade Brasileira de Diabetes (2015-2016). São Paulo: A.C. Farmacêutica; 2016.

Raduan RA. Controle da hiperglicemia intra-hospitalar em pacientes críticos e não críticos. In: Sociedade Brasileira de Diabetes. Diabetes na prática clínica [online]. 2011. [Acesso em 7 dez 2016]. Disponível em: http://www.diabetes.org.br/ebook/component/k2/item/61-controle-da-hiperglicemia-intra-hospitalar-em-pacientes-criticos-e-nao-criticos

Schvartsman C, Reis AG, Farhat SCL. Pronto-socorro: pediatria. Instituto da Criança do HC-FMUSP. Barueri: Manole; 2009.

Sociedade Brasileira de Diabetes. Posicionamento Oficial SBD n. 3/2015: controle da glicemia no paciente hospitalizado. São Paulo: SBD; 2015. [Acesso em 22 nov 2016] Disponível em: http://www.diabetes.org.br/images/2015/pdf/posicionamentos-acesso-livre/posicionamento-3.pdf.

18 Emergências Neurológicas

Edenir Aparecida Sartorelli Tomazini, Miriam de Araujo Campos, Lucia Tobase, Magda Bandouk, Luciana Vannucci e Elaine Cristina Rodrigues Gesteira

CRISE EPILÉPTICA

A crise epiléptica caracteriza-se por manifestações paroxísticas recorrentes de sintomas ou sinais motores, sensitivos, psíquicos ou vegetativos como consequência de descarga neuronal anômala. Tem duração de aproximadamente 1 min, acompanhada ou não de perda da consciência. Segundo o Ministério da Saúde (2002), a crise epiléptica é o evento mais frequente entre os distúrbios neurológicos, com cerca de 0,5 a 1% da população mundial.

Nem toda crise é sintoma de epilepsia, mas pode consistir em um indicativo deste quadro, caso se repita por mais de duas vezes. As causas podem advir de: febre; trauma cranioencefálico (TCE); meningite; encefalite; alteração específica ou infecção geral não específica do sistema nervoso central (SNC) de distúrbio no período pré-natal, perinatal ou pós-parto; hipoxia neonatal; alteração metabólica ou hidreletrolítica; medicamentos; álcool; drogas ilícitas; fatores genéticos e idiopáticos, além da epilepsia.

Nas situações em que se trata da primeira crise, é necessário efetuar uma avaliação criteriosa, a fim de relacionar as possíveis causas e definir precocemente o tratamento. As crises podem ser classificadas em:

- Crise parcial simples: manifestação em apenas uma parte do corpo, acometimento de um dos hemisférios cerebrais, manutenção de consciência. Exemplo: crise parcial motora
- Crise parcial complexa: inicia-se como uma crise parcial simples, ocorre desorientação temporoespacial, perda de noção da realidade e consciência, acometendo os dois hemisférios. Em crianças, as crises parciais complexas são mais comuns a partir dos 3 anos de idade e podem ocorrer até a adolescência. São caracterizadas por alteração de comportamento e amnésia, eventualmente com sintomas de estimulação do sistema nervoso autônomo, como salivação, ranger de dentes e mordedura de lábios. O episódio dura de 1 a 2 min. Exemplos: crise de ausência e crise clônica
- Crise tônico-clônica generalizada: ocorrência mais comum nas emergências, é caracterizada por descargas neuronais anômalas, com duração de aproximadamente 30 s. Compromete os dois hemisférios cerebrais, apresentando alterações na eletroencefalografia (EEG); inicialmente ocorrem movimentos tônico-clônicos nos quatro membros, sialorreia, mordedura de lábios e/ou língua, perda da consciência, descontrole esfincteriano vesical e/ou anal
- *Status epilepticus* ou mal epiléptico: caracteriza-se pela longa duração, permanecendo por cerca de 5 min ou mais, ou é recorrente, com diversas crises seguidas praticamente sem intervalos. Pode ocorrer perda da consciência, movimentos tônico-clônicos, sialorreia, versão ocular, cianose, perda do controle esfincteriano vesical e/ou anal.

Os episódios podem ser múltiplos e distintos, desencadeados sucessivamente e sem recuperação do nível de consciência inicial; a estimativa de mortalidade gira em torno de 20%, conforme a idade e a etiologia.

A crise epiléptica na gestante requer muita atenção, em razão do risco de queda, lesões e traumas, além da eclâmpsia nas emergências hipertensivas, com diminuição de oxigenação, inclusive para o feto, e alto risco para ambos.

No caso de recém-nascidos (RN), a crise epiléptica é considerada:

- Focal: quando há contração muscular de face ou de extremidades
- Multifocal: quando há contrações de grupos musculares em vários locais
- Mioclônica: caracterizada, na sua maior parte, por contrações sutis de membros, tremores finos, nistagmo e movimentos orais.

Exames complementares, como glicemia capilar, exames de sangue para pesquisa de perfil toxicológico, dosagem de medicamentos anticonvulsivantes, bioquímica, análise de líquor, tomografia computadorizada, ressonância magnética e eletroencefalografia podem auxiliar na elucidação diagnóstica. O tratamento emergencial é a correção da causa de base.

A administração de benzodiazepínicos e antiepilépticos deve ser analisada criteriosamente, pelo risco de agravar a depressão do SNC. Em casos de mal epiléptico ou condições que ultrapassem 5 min de crise, esses medicamentos podem ser necessários, associados ou não com anestésico e intubação orotraqueal.

No período após a cessação da crise, em pós-*ictus*, evitar a administração de líquidos ou alimentos ao paciente, pois, em geral, ele apresenta fadiga, tontura, sonolência, confusão, amnésia, alteração de comportamento e, por vezes, mostra-se agressivo ou constrangido pela situação em que se encontra. Essa fase pode durar de 1 a 2 h; durante esse período, procurar acalmar a pessoa, acolher e explicar, na medida do possível, sobre seu estado atual, provendo os cuidados necessários para segurança e estabilização.

Nas Figuras 18.1 e 18.2, estão descritos os procedimentos recomendados durante e após a crise epiléptica em atendimento pré-hospitalar (APH) e hospitalar, respectivamente. A manutenção das vias respiratórias pérvias e a oferta de suporte ventilatório são essenciais para a prevenção de lesões neurológicas subsequentes. A investigação das causas da crise epiléptica pode contribuir para a tomada de decisão das equipes de atendimento nas intervenções e no encaminhamento para unidades de tratamento adequado.

ACIDENTE VASCULAR CEREBRAL

O AVC, também conhecido como acidente vascular encefálico (AVE) ou, popularmente, como derrame, refere-se ao comprometimento neurológico agudo, caracterizado por alterações súbitas e déficits neurológicos frequentemente focais, ou seja, em determinada região do encéfalo. Pode evoluir rapidamente, devido à interrupção no suprimento sanguíneo, decorrente de alterações vasculares ou do sistema de coagulação. Acomete pessoas em diferentes faixas etárias, mas é prevalente em idosos, o que torna a doença mais preocupante, considerando o aumento da longevidade da população.

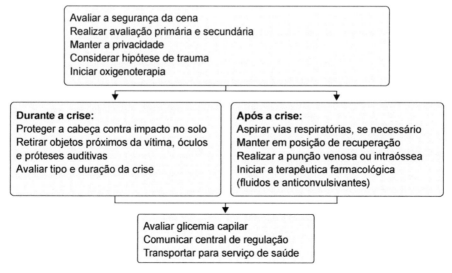

Figura 18.1 APH em caso de crise epiléptica.

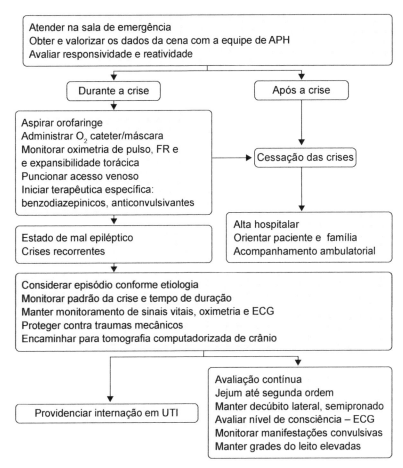

Figura 18.2 Atendimento hospitalar em caso de crise epiléptica. FR: frequência respiratória; ECG: eletrocardiografia; UTI: unidade de terapia intensiva.

Em crianças, incluindo na vida intrauterina e pós-nascimento, o AVC é ocasionado por malformação congênita, doença hematológica, infecção, síndrome nefrótica, entre outros.

Na literatura, o termo *acidente vascular encefálico* foi empregado na tentativa de ampliar o conceito, uma vez que pode envolver qualquer estrutura encefálica não apenas parte do cérebro. Essa denominação é adequada frente à terminologia anatômica utilizada em língua portuguesa, porém verifica-se que não acompanha a literatura universal, com margem de confusão com outras doenças. Nesse sentido, nesta obra, utiliza-se a denominação *acidente vascular cerebral*.

Classificação

A partir do fator causal, o AVC é classificado em:

Acidente vascular cerebral isquêmico (AVCI). Comumente causado por tromboses arteriais, aterosclerose, microinfartos nos hemisférios ou no tronco cerebral e êmbolos provenientes do coração em doenças cardíacas. Com a obstrução vascular cerebral, ocorre redução ou interrupção do fluxo sanguíneo e oferta inadequada de oxigênio e nutrientes à região do encéfalo atingida, resultando em isquemia potencialmente reversível ou morte celular. As manifestações refletem a região acometida e áreas motoras e sensitivas, linguagem, execução da fala, alterações visuais e coordenação, rebaixamento do nível de consciência, náuseas, vômitos e tonturas. Os sinais e sintomas duram mais que 60 min. Esse quadro auxilia no diagnóstico diferencial do ataque isquêmico transitório (AIT), no qual os sintomas regridem completamente em um período inferior a este, em média 14 min no território carotídeo e 8 min no vertebrobasilar.

Acidente vascular cerebral hemorrágico (AVCH). Causado principalmente pela hipertensão arterial não controlada, mas também decorrente de malformação vascular e aneurismas, ocorre quando um vaso sanguíneo cerebral se rompe subitamente, liberando sangue para os tecidos subjacentes. A incidência em idosos acima de 65 anos tem acometimento discretamente superior no sexo masculino. O sangramento assume maior vulto no indivíduo em tratamento com medicamentos anticoagulantes. Malformações vasculares, tumores e uso de drogas ilícitas são ainda fatores determinantes. É demonstrado por meio de cefaleia, rebaixamento do nível de consciência e vômitos, típicos da hipertensão intracraniana consequente de hemorragia cerebral. Outras manifestações são específicas do local acometido e a gravidade do quadro está diretamente relacionada à extensão do hematoma.

A Tabela 18.1 apresenta os tipos de AVC, incluindo o AIT, bem como as causas e as manifestações clínicas de cada um. Algumas manifestações neurológicas se assemelham ao AVC na fase aguda, podendo-se destacar distúrbio metabólico, TCE, intoxicação, tumor cerebral, crise epiléptica, patologias desmielinizantes e infecções.

Atendimento pré-hospitalar

O reconhecimento precoce dos sinais e sintomas seguido do atendimento rápido maximiza a recuperação do AVC e minimiza as sequelas e a mortalidade. A American Heart Association (AHA) e a American Stroke Association (ASA) estabeleceram a corrente da sobrevivência constituída por quatro elos, sendo eles, respectivamente:

1. Reconhecimento precoce dos sinais de alerta do AVC: em geral, o sucesso dessa etapa depende do conhecimento da população sobre os sinais que caracterizam o quadro para então solicitar o serviço de emergência, daí a importância das medidas educativas à comunidade.
2. Imediato acionamento do serviço de emergência: uma vez acionada, a Central de Regulação define a equipe do serviço de atendimento móvel a ser enviada.
3. Atendimento, transporte rápido e notificação antecipada pré-entrada no hospital de referência pela equipe de emergência pré-hospitalar.
4. Diagnóstico precoce e tratamento adequado no hospital.

No intuito de agilizar o diagnóstico do AVC para atendimento rápido e específico, diversas escalas podem ser utilizadas, como a Los Angeles Prehospital Stroke Screen (LAPSS), RO-SIER, Cincinnati e National Institute of Health Stroke Scale (NIHSS) – também conhecida como "escala do AVC do NIH". Conforme a escala escolhida, diferentes parâmetros são estabelecidos para a avaliação neurológica, em ambiente extra-hospitalar ou hospitalar.

Frequentemente, emprega-se a escala de Cincinnati (Tabela 18.2), em razão de sua baixa complexidade e rapidez na aplicação, podendo ser realizada tanto por profissionais da saúde quanto por leigos.

Tabela 18.1 Características do AVC e do AIT.

Tipo de agravo	Causas	Manifestações
AVCH	Hipertensão arterial não controlada, malformação vascular, alteração da coagulação e medicamentos	Cefaleia, náuseas, vômitos, tonturas, alteração motora, sensitiva, na linguagem, na fala, visão, no nível de consciência e na hemodinâmica.
AVCI	Trombose de artéria, aterosclerose, microinfartos nos hemisférios ou no tronco cerebral, estreitamento do	Os sinais e sintomas perduram por mais de 24 h, com ou sem sequelas
AIT	vaso cerebral e êmbolo proveniente do coração em doenças cardíacas	Os sinais e sintomas são semelhantes, mas regridem em cerca de 24 h, sem deixar sequelas

Tabela 18.2 Escala de Cincinnati.

Avaliação	Ação solicitada	Resposta normal	Resposta anormal
Queda facial	Pedir ao paciente para sorrir ou mostrar os dentes	Ambos os lados se movem igualmente	Desvio de rima labial
Debilidade dos braços	Com olhos fechados, manter os braços estendidos por 10 s	Ambos os braços se movem igualmente	Um dos braços se move para baixo
Fala anormal	Repetir uma frase simples; por ex.: o céu é azul	Fala normal	Dificuldade ou incapacidade para falar

Adaptada de AHA.

Por essa razão, a escala de Cincinnati favorece o reconhecimento do AVC e o encaminhamento imediato do indivíduo ao serviço de saúde. Para sua aplicação, 3 aspectos são avaliados e, diante de resposta positiva em pelo menos 1 aspecto, correlaciona-se à possibilidade de AVC em 72%; se todas as respostas forem positivas, as chances de ocorrência de AVC elevam-se para cerca de 82%. Assim, quanto mais rápido for o atendimento, menores serão os riscos de complicações e sequelas, implicando sobrevida, qualidade de vida, redução do tempo de internação e dos custos no tratamento. Na Figura 18.3, estão elencados os procedimentos a serem realizados no APH em caso de AVC.

Atendimento hospitalar

Já a escala do AVC do NIH é mais complexa, portanto, aplicada por profissionais da saúde, sendo mais utilizada na avaliação e no acompanhamento da evolução neurológica em ambiente hospitalar.

Para tanto, os principais passos que norteiam o diagnóstico e tratamento do AVC são representados pelos "8 D": detecção, despacho, destino, departamento de emergência, dados,

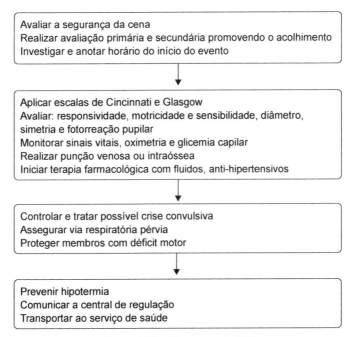

Figura 18.3 APH em caso de AVC.

decisão, droga e disposição. Essas ações estão relacionadas a identificação do quadro, acionamento do serviço de emergência para envio de ambulância com destino ao hospital mais adequado, informação precisa de dados e horários do início do quadro para decisão sobre exames diagnósticos e tratamento e medicamentos a serem utilizados.

Um fator importante é o controle pressórico nas primeiras horas. Não reduzir níveis pressóricos, exceto se pressão arterial sistólica (PAS) ≥ 220 mmHg, ou pressão arterial diastólica (PAD) ≥ 120 mmHg, ou ainda outra condição que necessite de redução imediata, em casos de dissecção de aorta, infarto agudo do miocárdio (IAM) ou edema agudo de pulmão (EAP). No AVCI, admite-se a redução gradativa da pressão arterial (PA), visando manter a perfusão tecidual e evitar hipoperfusão encefálica por queda brusca da pressão. No AVCH, a redução dos níveis pressóricos é mais rápida e o tratamento anti-hipertensivo deve ser mais agressivo, em função do maior risco de novo sangramento.

No pronto-socorro, o sucesso do atendimento depende da atuação da equipe multiprofissional, respeitando o período crítico para o tratamento desde a entrada do paciente no serviço de emergência.

Quanto à rapidez das ações orientadas, considera-se adequado o intervalo de tempo de até:

* 10 min: desde a admissão até a avaliação geral e solicitação de tomografia computadorizada (CT)
* 25 min: avaliação neurológica e realização de CT
* 45 min: interpretação da CT
* 60 min: início da terapia fibrinolítica
* 3 h: internação em UTI ou unidade específica para cuidados de AVC.

Para o Ministério da Saúde, é essencial que os protocolos de atenção sejam definidos e pactuados pelos diferentes componentes da Linha de Cuidados em AVC, para uniformizar a assistência em todos os níveis de atenção à saúde e permitir o acesso dos pacientes às terapias estabelecidas em diretrizes, respeitando-se as diferenças regionais. Considerando os fatores intervenientes no processo desde o primeiro atendimento do paciente, recomenda-se que a terapia fibrinolítica, quando indicada, seja iniciada em até 4,5 h por via intravenosa (IV), ou em até 6 h por via intra-arterial, após o início dos sintomas ou a última vez que o paciente foi visto sem as alterações. Ou seja, para determinar o início dos sintomas, deve-se considerar a hora referida pelo paciente ou pelo acompanhante. Se o início foi observado ao acordar, o horário corresponde ao último momento durante o qual o paciente foi visto sem sinais e sintomas neurológicos, antes de dormir. A Figura 18.4 apresenta sinteticamente os procedimentos a serem realizados no ambiente hospitalar em caso de AVC.

Cuidados gerais ao paciente com AVC

* Monitoramento: providenciar monitoramento cardíaco, oximetria, sinais vitais, evitar hipertermia e administrar antipiréticos se a temperatura axilar (TAx) > 37,5°C. Se possível, manter PAS > 160 mmHg e, conforme o quadro, administrar anti-hipertensivos como captopril, esmolol e nitroprussiato de sódio
* Oxigenação: manter fluxo de O_2 se a saturação de oxigênio (SatO$_2$) < 92%. Providenciar intubação traqueal se Glasgow ≤ 8, com evidência de rebaixamento de consciência, de insuficiência respiratória ou risco de aspiração
* Venopunção: obter acesso venoso calibroso em membro não parético; manter com soro fisiológico (SF) 0,9%. Evitar soro glicosado (SG) 5% para reposição de volume
* ECG: providenciar ECG em 12 derivações
* Glicemia capilar: realizar na admissão e controlar periodicamente, mantendo > 70 e < 200 mg/dℓ
* Jejum: solicitar avaliação da capacidade de deglutição em teste para triagem de disfagia; se inalterada, permitir ingesta oral sob supervisão e cabeceira elevada a 90°
* Avaliação neurológica: aplicar escala de Cincinnati, do NIH ou a determinada em protocolo institucional, mais avaliação do especialista
* Exames complementares: providenciar exames laboratoriais, como atividade de protrombina, tempo parcial de tromboplastina ativada, glicemia, sódio, potássio, ureia, creatinina e hemograma; e radiológicos, como CT do crânio sem contraste, angiografia e ressonância magnética
* Procedimentos específicos: avaliar se há indicação de trombólise em AVCI ou inter-

Capítulo 18 | Emergências Neurológicas **155**

Atender na sala de emergência
Obter e valorizar os dados sobre início do quadro com a equipe de APH
Realizar avaliação primária e secundária, promovendo o acolhimento
Aplicar escalas de avaliação neurológica (LAPSS, NIHSS, Glasgow)

↓

Garantir via respiratória pérvia e suporte ventilatório, se necessário
Monitorar sinais vitais, oximetria, ECG, glicemia capilar
Avaliar responsividade, motricidade e sensibilidade, diâmetro, simetria e fotorreação pupilar

Puncionar acesso venoso e coletar sangue para exame
Administrar terapia farmacológica com fluidos, anti-hipertensivos
Manter decúbito elevado
Realizar ECG de 12 derivações
Encaminhar para CT de crânio
Solicitar avaliação do especialista
AVCI: Iniciar terapia com fibrinolíticos
AVCH: providenciar transferência (CC, UTI ou unidade especializada)
Manter jejum

↓

Documentar assistência e informar o profissional responsável pela unidade receptora
Providenciar transporte e transferência (CC, UTI ou unidade de internação)
Orientar familiares

Figura 18.4 Atendimento hospitalar em caso de AVC. CC: centro cirúrgico.

---

venção cirúrgica em AVCH; providenciar os cuidados requeridos previamente ao procedimento.

Os medicamentos mais utilizados durante a trombólise, segundo o Ministério da Saúde, são:

Alteplase (rt-PA). 50 mg/50 mℓ: 0,9 mg/kg (até 90 mg) = administrar 10% IV embólus e o restante em bomba de infusão, em 1 h.
Esmolol ou metoprolol ou nitroprussiato de sódio. Administrar por via IV para manter PAS > 160 e < 180 mmHg. Não iniciar trombólise se a PA não estiver controlada.

DIAGNÓSTICOS DE ENFERMAGEM

Os principais diagnósticos e intervenções de enfermagem para as emergências neurológicas

✂ Atenção após a trombólise

- Não administrar antiagregante plaquetário heparina ou anticoagulante oral nas primeiras 24 h
- Não realizar cateterização venosa central, punção arterial e/ou sonda nasoenteral nas primeiras 24 h
- Aguardar no mínimo 30 min após o término da infusão para passagem de sonda vesical.

estão relacionadas a alterações nos processos de pensamento, risco de lesão e de aspiração, perfusão tissular cerebral prejudicada e comunicação verbal ineficaz. Os resultados esperados após as intervenções sugeridas estão apontados na Tabela 18.3.

CONSIDERAÇÕES FINAIS

A epilepsia é um agravo crônico neurológico que afeta uma grande parcela da população, sendo a infância a faixa etária mais prejudicada, podendo perdurar na vida adulta. A epilepsia é caracterizada por manifestações convulsivas. A crise convulsiva por si só não caracteriza um quadro emergencial. A urgência ou emergência ocorre quando a manifestação convulsiva perdura por mais de 30 min, ou mesmo quando não há retorno da consciência entre as crises convulsivas no paciente epiléptico, o que é denominado "estado de mal epiléptico". Isso ocorre principalmente nos pacientes que apresentam privação da medicação anticonvulsiva, em etilistas ou mesmo em decorrência do uso de outras drogas ilícitas e da privação de sono no paciente em tratamento para epilepsia. Os danos cerebrais provenientes do quadro de mal epiléptico ocorrem por hipoxia ou hipoglicemia cerebral.

Tabela 18.3 Diagnósticos de enfermagem e intervenções em convulsão e AVC.

Diagnósticos de enfermagem	Resultados esperados	Intervenções principais
Risco de lesão	Esforços do indivíduo ou do cuidador para controlar comportamentos capazes de causar lesão física	Controle do ambiente: segurança Educação para a saúde Controle da doença
Processos do pensamento perturbados	Estado de alerta, orientação e atenção em relação ao ambiente	Monitoramento neurológico Promoção da perfusão cerebral Monitoramento da pressão intracraniana Tratamento e uso de medicamentos
Risco de aspiração	Movimento de entrada e saída de ar nos pulmões	Controle de vias respiratórias Monitoramento respiratório Precauções contra aspiração
Comunicação verbal prejudicada	Capacidade para receber, interpretar e expressar mensagens faladas, escritas e não verbais	Controle do ambiente Melhora da comunicação Redução da ansiedade
Perfusão tissular cerebral ineficaz	Fluxo sanguíneo unidirecional, livre de obstruções e com pressão adequada nos grandes vasos da circulação sistêmica e pulmonar	Promoção da perfusão cerebral
	Estado de alerta, orientação e atenção em relação ao ambiente	Monitoramento neurológico Oxigenoterapia Posicionamento neurológico
	Adequação do fluxo sanguíneo nos vasos cerebrais para a manutenção da função cerebral	Precauções contra convulsões Reanimação cardiopulmonar

Fonte: Johnson *et al.*, 2009.

Apesar de o diagnóstico e o tratamento serem amplamente conhecidos pelos médicos e aqueles que acompanham esse paciente, deparamos com o estigma que a doença e o paciente ainda carregam. Portanto, trata-se de um problema de saúde pública, sobre o qual a equipe de saúde deve se comprometer a orientar o paciente e a família quanto à necessidade de seguir o tratamento medicamentoso corretamente, evitando outras complicações.

O AVC é uma emergência e, na suspeita de ocorrência, encaminhar o paciente ao hospital o mais rápido possível para diagnóstico e tratamento imediatos. Os medicamentos trombolíticos são eficazes e melhoram o prognóstico quando administrados nas primeiras 3 horas a partir do início dos sintomas. O reconhecimento dos sinais característicos de AVC deve ser de conhecimento das equipes de saúde e da população, a fim de melhorar o prognóstico e agilizar o encaminhamento do paciente para a emergência hospitalar, assim como ocorre nos casos de infarto do miocárdio.

BIBLIOGRAFIA

Aehlert B. ACLS, advanced cardiac life support: emergências em cardiologia: suporte avançado de vida em cardiologia: um guia para estudo. 3. ed. Rio de Janeiro: Elsevier; 2007.

American Heart Association. Guidelines for Cardiopulmonary Resuscitation and Emergency Cardiovascular Care. Part 11: Adult Stroke. 2010. [Acesso em 2 maio 2016] Disponível em: http://circ.ahajournals.org/content/122/18_suppl_3/S818.full.pdf+html

American Heart Association. Suporte Avançado de Vida em Cardiologia. Livro do profissional da saúde. São Paulo: Prous Science; 2008. p.103-17.

American Heart Association/American Stroke Association. TIA (Transient Ischemic Attack). [Acesso em 2 maio 2016] Disponível em: http://www.strokeassociation.org/STROKEORG/AboutStroke/TypesofStroke/TIA/TIA-Transient-Ischemic-Attack_UCM_310942_Article.jsp#.VyeJb_krLIU.

Andrade IS. Emergências neurológicas. In: Fonseca AS, Peterlini FL, Cardoso MLAP, Lopes LLA, Diegues SRS, organizadores. Enfermagem em emergência. São Paulo: Elsevier; 2011. p.318-20.

Brasil. Ministério da Saúde. Secretaria de Atenção à Saúde, Departamento de Atenção Básica. Cadernos de Atenção Básica: acolhimento à demanda espontânea: queixas mais comuns na Atenção Básica. Brasília: Ministério da Saúde, 2012;(28)2:290. [Acesso em 22 nov 2016] Disponível em: http://189.28.128.100/dab/docs/publicacoes/cadernos_ab/caderno_28.pdf.

Brasil. Ministério da Saúde. Linha de cuidado em acidente vascular cerebral (AVC) na rede de atenção às urgências e emergências. [Acesso em 1º maio 2016]. Disponível em: http://portal.saude.gov.br/portal/arquivos/pdf/linha_cuidado_avc_rede_urg_emer.pdf

Brasil. Ministério da Saúde. Manual de rotinas para atenção ao AVC. Ministério da Saúde, Secretaria de Atenção à Saúde, Departamento de Atenção Especializada [Acesso em 1º maio 2016] Brasília: Editora do Ministério da Saúde; 2013. Disponível em: http://bvsms.saude.gov.br/bvs/publicacoes/manual_rotinas_para_atencao_avc.pdf.

Brasil. Ministério da Saúde. Secretaria de Atenção à Saúde. Portaria n. 1.319, de 25 de novembro de 2013. Protocolo Clínico e Diretrizes Terapêuticas da Epilepsia. [Acesso em 16 ago 2016]. Disponível em: http://u.saude.gov.br/images/pdf/2014/fevereiro/07/pcdt-epilepsia-2013.pdf

Brasil. Ministério da Saúde. Área Técnica da Saúde da Mulher. Urgências e Emergências Maternas: guia para diagnóstico e conduta em situações de risco de morte materna. Secretaria de Políticas de Saúde. 2. ed. Brasília: Ministério da Saúde; 2000.

Calil AM, Paranhos WY. O enfermeiro e as situações de emergência. São Paulo: Atheneu; 2007.

Diccini S, Silveira DAP. Acidente vascular cerebral isquêmico e hemorrágico. In: Sallum AMC, Paranhos WY. O enfermeiro e as situações de emergência. 2. ed. São Paulo: Atheneu; 2010. p.417-30.

Evaristo EF. Acidente vascular cerebral. In: Martins HS, Brandão Neto RA, Scalabrini Neto A, Velasco IT. Emergências clínicas: abordagem prática. 10. ed. Barueri: Manole; 2015.

Fortes JI, Cruz SCGR, Oliveira SC, Matsui T, coordenadoras. Curso de especialização profissional de nível técnico em enfermagem: livro do aluno: urgência e emergência. São Paulo: Fundap; 2010.

Gagliardi RJ. Acidente vascular cerebral ou acidente vascular encefálico? Qual a melhor nomenclatura? Rev Neurocienc. 2010;(2)18:131-2.

Johnson M, Bulechek G, Butcher H, Dochterman JM, Maas M. Ligações NANDA, NOC e NIC: diagnósticos, resultados e intervenções de enfermagem. 2. ed. Porto Alegre: Artmed; 2009.

Martins HS, Brandão Neto RA, Scalabrini Neto A, Velasco IT. Emergências clínicas: abordagem prática. 10. ed. São Paulo: Manole; 2015.

National Institutes of Health. NIH Stroke Scale. [Acesso em 2 set 2016] Disponível em http://www.NihStrokeScale.org/Portuguese/2_NIHSS-português-site.pdf

Oliveira RG. Blackbook Pediatria. 3. ed. Belo Horizonte: Blackbook; 2005.

Peets AD, Berthiaume LR, Bagshaw SM, Federico P, Doig CJ, Zygun DA. Prolonged refractory status epilepticus following acute traumatic brain injury: a case report of excellent neurological recovery. Critical Care. 2005;9(6):725-8.

Schvartsman C, Reis AG, Farhat SCL. Pronto-Socorro: pediatria. Barueri: Manole; 2009.

Wong DL. Enfermagem pediátrica. Rio de Janeiro: Guanabara Koogan; 1999.

19 Abdome Agudo

Lucia Tobase, Edenir Aparecida Sartorelli Tomazini, Magda Bandouk, Eliana da Cunha Ferreira, Maria Elisa Diniz Nassar, Débora Maria Alves Estrela, Luciana Vannucci, Elaine Cristina Rodrigues Gesteira e Miriam de Araujo Campos

INTRODUÇÃO

Abdome agudo não traumático é uma situação frequente nos serviços de emergência que requer rápida abordagem e precisão nas condutas para otimizar a ação em diferentes tratamentos.

Pode ter características benignas, como casos de dispepsia, bem como implicar em situações de intensa gravidade e por vezes fatais, como nas situações de isquemia mesentérica.

Observa-se como principal característica a dor abdominal. O estabelecimento do diagnóstico, a partir da etiologia, norteará a necessidade de intervenção clínica ou cirúrgica e de terapias complementares.

ABDOME AGUDO

O termo abdome agudo é usado para designar uma situação de emergência ou urgência, como síndrome comumente manifestada por dor em região abdominal de aparecimento súbito e progressivo e intensidade variável, em perído inferior a 24 h. Associada ou não a outras sintomatologias locais ou sistêmicas, em variados níveis de gravidade, requer decisão terapêutica rápida, seja clínica ou cirúrgica. Esse quadro não relacionado ao trauma inicia-se repentinamente, apresentando dor abdominal difusa e abdome tenso à palpação, advindo de várias causas, como: colecistite aguda, apendicite aguda, cólica renal, pancreatite aguda, doença diverticular, intestino delgado obstruído, doença ginecológica, neoplasias e úlcera péptica perfurada.

Classificação

O abdome agudo pode ser classificado segundo a natureza do processo determinante e a localização anatômica da dor. No primeiro caso, pode ser dos tipos:

Inflamatório. Quando há sinais e sintomas de processo inflamatório intra-abdominal, diverticulite, abscesso intra-abdominal, peritonite, apendicite, colecistite aguda, pancreatite aguda, doença inflamatória pélvica. As principais manifestações são dor intensa e localizada, associada à febre; podem ocorrer náuseas e vômitos, distensão abdominal, sinais de irritação peritoneal, icterícia, leucocitose e/ou proteína C reativa > 10 mg/l, descompressão brusca dolorosa. Na palpação do abdome, pode-se identificar sinais que sugerem processos inflamatórios específicos como:

- Sinal de Murphy: dor à palpação do hipocôndrio direito durante a inspiração, indicativo de colecistite
- Sinal de Blumberg: descompressão dolorosa no ponto de McBurney, sugestivo de apendicite.

Obstrutivo. Quando há obstrução no trânsito gastrintestinal, hérnia estrangulada, fecaloma, bolo de áscaris, aderências intestinais, obstrução pilórica, cálculo biliar, corpo estranho, entre outros. As manifestações clínicas incluem dor em cólica seguida de vômitos e parada de eliminação de fezes e gases, distensão abdominal, ruídos hidroaéreos intensos e, às vezes, sangramento no intestino. Durante a palpação do abdome, pode ser identificado:

- Sinal de Gersuny: massa moldável que recupera a forma lentamente após palpação é sugestivo de fecaloma.

Perfurativo. Quando há a perfuração do tubo digestivo, levando a comunicação com a cavidade peritoneal, úlcera péptica, diverticulite, neoplasia gastrintestinal perfurada, amebíase, febre tifoide, divertículos do cólon. A principal característica é dor localizada tipo lancinante com rápida irradiação para todo o abdome, além de náuseas e vômitos, distensão abdominal e ruídos hidroaéreos reduzidos ou abolidos. Dependendo do tempo de perfuração e contaminação da cavidade abdominal, o quadro poderá culminar em septicemia e sinais de choque. Durante a palpação do abdome, pode ser identificado:

• Sinal de Jobert: perda da macicez à percussão na projeção hepática, indicativo de pneumoperitônio.

Vascular. Quando ocorre isquemia visceral, provocando interrupção do trânsito gastrintestinal, trombose mesentérica, torção do omento, isquemia intestinal, torção de pedículo de cisto ovariano, infarto esplênico, entre outros. As manifestações são dor aguda e difusa, às vezes em pontadas, distensão abdominal, vômitos e fezes com presença de sangue com odor e características de necrose, sinais de choque e presença de claudicação abdominal

Hemorrágico. Quando há acúmulo de sangue na cavidade peritoneal, ruptura do baço, de aneurisma de aorta abdominal, de cisto de ovário hemorrágico, gravidez ectópica rota, necrose tumoral, endometriose, cisto ovariano hemorrágico. Caracteriza-se por dor abdominal aguda difusa, podendo ser acompanhada de melena, enterorragia, sinais de irritação peritoneal e de choque hipovolêmico. Durante a inspeção, é possível detectar sinais indicativos de hemoperitônio:

• Sinal de Cullen: equimose (mancha arroxeada) na região periumbilical
• Sinal de Gray-Turner: equimose (manchas arroxeadas) na região dos flancos, dorsal.

A classificação da síndrome do abdome agudo segundo a localização anatômica da dor diz respeito à origem da dor e ao reflexo na região abdominal acometida, conforme a Figura 19.1.

Diagnóstico

O diagnóstico preciso e rápido é determinante no tratamento do abdome agudo, dada sua gravidade na maioria dos casos. Deve-se considerar:

• História clínica atual e pregressa informada pelo paciente, familiares ou acompanhantes, enfocando aspectos que melhoram e/ou pioram a dor, como alimentos, respiração e medicações; ou ainda sinais e sintomas como náuseas, vômitos, constipação intestinal, melena, entre outros

Úlcera, cálculo biliar, doença hepática, doença pulmonar	Úlcera, doença pancreática, doença esofágica, isquemia cardíaca e mesentérica	Úlcera, ruptura esplênica, pancreatite, pielonefrite, tromboembolia pulmonar
Cálculo renal, infecção urinária, obstipação, hérnia lombar	Apendicite, obstrução intestino delgado, dissecção da aorta abdominal, gastroenterite	Cálculo renal, diverticulite, constipação, doença intestinal
Apendicite, doença de ovário, gravidez ectópica, hérnia inguinal	Apendicite, diverticulite, infecção urinária, doença inflamatória intestinal	Doença de ovário, doença inflamatória intestinal, ileocolite, hérnia inguinal

Figura 19.1 Patologias relacionadas ao abdome agudo, segundo a localização anatômica.

- Exame físico geral minucioso e seriado para acompanhamento da evolução da dor. Inclui inspeção, ausculta, percussão e, por último, palpação, que pode fornecer informações valiosas para a hipótese diagnóstica
- Evolução clínica, se o paciente estiver internado
- Avaliação dos resultados de exames laboratoriais como hemoglobina, leucograma, glicemia, urinálise, beta-HCG (*human chorionic gonadotropin* ou gonodotropina coriônica humana), bilirrubina, amilase, lipase, fosfatase alcalina, provas de função e de lesão hepática, de forma isolada e/ou seriada
- Exames de imagem como radiografia, ultrassonografia (USG), tomografia e ressonância, associados à avaliação clínica complementar
- Lavagem peritoneal e laparoscopia diagnóstica.

As manifestações clínicas do abdome agudo são bastante variadas e, em geral, bem evidentes, como dor, febre, alteração do trânsito gastrintestinal, alterações hidreletrolíticas; e sinais e sintomas de choque como diaforese, taquicardia e hipotensão, que podem ser determinantes para uma intervenção cirúrgica imediata. Mas, em algumas situações, podem apresentar-se de forma discreta e inespecífica, o que requer processo investigativo minucioso para instituir a terapêutica adequada.

Por isso, a caracterização da dor é importante para orientar o raciocínio clínico. Distinguir se é do tipo cólica, sensação de peso ou queimação. Avaliar intensidade e duração da dor, bem como localização e sinais de irradiação. Investigar os possíveis fatores desencadeantes do quadro álgico, o que piora ou melhora a dor. Considerar outras condições ou antecedentes possíveis de serem relacionados ao quadro atual, como alterações urinárias e ginecológicas.

O tratamento pode ser clínico ou cirúrgico, sendo este último o que abrange a maioria dos casos de abdome agudo perfurativo e hemorrágico. Na terapêutica, podem ser associados períodos de jejum, hidratação, antibioticoterapia, medicamentos sintomáticos. Em situações específicas observadas no abdome agudo vascular, empregar fibrinólise e anticoagulação.

Em crianças, o abdome agudo se dá principalmente em decorrência de apendicite aguda, divertículo de Meckel, invaginação intestinal, hérnia inguinal encarcerada e estenose hipertrófica do piloro. Considerar as particularidades anatômicas e metabólicas dessa faixa etária, especialmente crianças pequenas, é relevante nas condutas diagnósticas e exames subsidiários.

A dor é um fenômeno que pode apresentar-se com intensidades e características distintas em pacientes idosos, debilitados ou imunodeprimidos. É possível classificar a dor abdominal não traumática pela anatomia, pelas causas ou pela natureza do processo desencadeante. Assim, a educação permanente, reforçada em treinamentos periódicos oferecidos aos profissionais de saúde envolvidos nesse atendimento, contribuirá para o sucesso na correta investigação, detecção e implementação de tratamento adequado.

ATENDIMENTO PRÉ-HOSPITALAR

Nessa etapa do atendimento, conforme mostra a Figura 19.2, o exame físico e a coleta de informações na entrevista são essenciais para compreender o agravo. Como a dor é sintoma muito frequente, deve-se administrar a terapia farmacológica com analgésicos, de maneira criteriosa, com base no tipo de dor e suspeição diagnóstica do quadro, principalmente em caso de bradicardia, hipotensão (pressão arterial sistólica, PAS < 90 mmHg), intoxicação por uso abusivo de substâncias, gravidez em estágio inicial ou avançado e choque.

O uso de analgésico potente, como opioide intravenoso (IV), requer diluição do medicamento e infusão lenta, para evitar consequências como rigidez da caixa torácica e laringospasmo, que agravam o quadro.

Na vigência de diminuição do nível de consciência, choque, suspeição de pressão intracraniana elevada e abdome agudo com indicação cirúrgica, administrar antieméticos com cautela, se indicados.

A reposição volêmica pode ser prescrita diante de sinais e sintomas de instabilidade hemodinâmica. Sinais de potencial gravidade do quadro podem ser norteados por alterações dos sinais vitais como taquicardia (pulso > 100 bpm), variação dos níveis pressóricos (60 < pressão arterial diastólica, PAD > 120 mmHg; 90 < PAS > 220 mmHg), hipertermia e mau estado geral.

Durante o transporte até o serviço de saúde, permitir que o paciente adote a posição em que se sentir mais confortável, no decúbito

162 Parte 3 | Emergências Não Traumáticas

mais adequado conforme as necessidades, seja elevado, se apresentar dificuldade respiratória; decúbito lateral esquerdo (DLE) se gestante; ou lateralizado se apresentar vômito.

ATENDIMENTO HOSPITALAR

Na unidade de emergência, as avaliações primária e secundária exigem rapidez e precisão, conforme apresenta a Figura 19.3. Após estabilização inicial, monitoramento do paciente e

avaliação do especialista, segue a decisão pelos exames que nortearão a conduta terapêutica.

Atualmente, os métodos diagnósticos tendem a ser menos invasivos. A radiografia ainda é utilizada com frequência, em razão de sua disponibilidade nos serviços, mesmo os de menor porte; sendo bastante eficiente para identificar obstruções, presença de cálculos ou perfurações do trato gastrintestinal. Já a USG permite avaliar as vias biliares e em suspeição

Avaliar a segurança da cena
Realizar avaliação primária e secundária, promovendo o acolhimento
Considerar gestação em mulheres em idade fértil

↓

Avaliar o abdome: inspeção, ausculta, percussão, palpação; localização, tipo e duração da dor
Verificar ocorrência de náuseas, vômitos, eliminações, sangramento
Monitorar sinais vitais, oximetria, glicemia capilar
Realizar punção venosa ou intraóssea
Iniciar terapia farmacológica com fluidos e analgésicos

↓

Permitir a adoção de posicionamento antálgico
Comunicar a central de regulação
Transportar ao serviço de saúde

Figura 19.2 APH em caso de abdome agudo.

Atender na sala de emergência
Obter e valorizar a história clínica com a equipe de APH
Expor abdome e realizar exame físico detalhado
Considerar gravidez em mulheres em idade fértil

↓

Monitorar sinais vitais, oximetria, ECG, glicemia capilar
Realizar punção venosa e coleta de sangue para exames
Administrar terapia farmacológica com fluidos e analgésicos
Solicitar avaliação de especialista
Encaminhar para USG do abdome (FAST); radiografia de tórax, abdome e bacia; CT de abdome
Preparar material, se houver indicação para LPD
Passar SNG e manter aberta
Controlar débito urinário

↓

Documentar assistência e informar o profissional responsável na unidade receptora
Providenciar transporte e transferência (CC, UTI ou unidade de internação)
Orientar familiares

Figura 19.3 Atendimento hospitalar em caso de abdome agudo. ECG: eletrocardiografia; FAST: *focused assessment with sonography for trauma* (avaliação ultrassonográfica direcionada ao trauma); LPV: lavado peritoneal diagnóstico; SNG: sonda nasogástrica; CC: centro cirúrgico; UTI: unidade de terapia intensiva.

de apendicite, além dos quadros ginecológicos, com a vantagem de não utilizar radiação, o que é benéfico especialmente para gestantes e, conforme o caso, pode ser realizada a beira leito.

A tomografia computadorizada (CT) também é indicada, inclusive sem contraste, o que torna o exame mais rápido e com menor risco de reações; além de possibilitar a avaliação da etiologia com maior especificidade e sensibilidade, principalmente em casos de perfuração, obstrução, intussuscepção ou invaginação de alça intestinal, diverticulite, apendicite, presença de corpo estranho e áreas infartadas – como infarto omental ou isquemia mesentérica.

Diante da possibilidade de intervenção cirúrgica, preparar o paciente e orientar os familiares sobre os procedimentos contribui na decisão para autorização e compreensão dos riscos, na expectativa dos melhores desfechos.

DIAGNÓSTICOS DE ENFERMAGEM

A partir das repercussões do quadro de abdome agudo, como dor intensa e risco de desequilíbrio hidreletrolítico consequente de vômito e sangramentos, alguns diagnósticos de enfermagem desse agravo foram elencados, apontando-se os resultados esperados para o cliente quando realizadas as intervenções especificadas na Tabela 19.1.

CONSIDERAÇÕES FINAIS

Os casos de abdome agudo constituem uma série de situações que podem levar ao risco iminente de morte. Por se tratar de uma síndrome caracterizada pela dor em região abdominal que se instala de forma súbita e progressiva, faz-se necessária uma rápida abordagem tanto para minimizar o quadro doloroso quanto para elucidar o diagnóstico. Destaca-se ainda a importância de uma anamnese abrangente associada a exames laboratoriais e de imagem, bem como ações que colaborem com a hipótese diagnóstica e resultem na aplicação do tratamento adequado, seja clínico ou cirúrgico, de acordo com os aspectos evidenciados e de forma assertiva para o restabelecimento da condição de saúde do paciente.

Tabela 19.1 Diagnósticos de enfermagem e intervenções em casos de abdome agudo.

Diagnósticos de enfermagem	Resultados esperados	Intervenções principais
Dor aguda	Nível de conforto: extensão da percepção positiva do quanto o indivíduo se sente física e psicologicamente à vontade	Administração de medicamentos Controle da dor Controle de medicamentos Controle da sedação e do ambiente
Risco de infecção	Diminuição do risco de infecção e dos sintomas associados	Controle de infecção Proteção contra infecção Controle de imunização
Náuseas	Diminuição dos sintomas de náuseas, espasmos e vômito	Controle do vômito e das náuseas Controle hidreletrolítico
Débito cardíaco diminuído	Controle da gravidade da perda sanguínea	Controle da hemorragia Controle do choque hipovolêmico Redução do sangramento Regulação hemodinâmica

Fonte: Johnson *et al.*, 2009.

BIBLIOGRAFIA

Brasil. Ministério da Saúde. Secretaria de Atenção à Saúde. Protocolos de Intervenção para o SAMU 192 – Serviço de Atendimento Móvel de Urgência. 2. ed. Brasília: Ministério da Saúde; 2016. [Acesso em 4 jan 2017]. Disponível em: http://portalsaude. saude.gov.br/images/pdf/2016/outubro/26/livro-avancado-2016.pdf

Edelmuth RCLE, Ribeiro Junior MAF. Abdome agudo não traumático. Emergência Clínica. 2011;06(28):27-32.
Feres O, Parra RS. Abdome agudo. Medicina (Ribeirão Preto). 2008;41(4):430-6.
Johnson M, Bulechek G, Butcher H, Dochterman JM, Maas M. Ligações NANDA, NOC e NIC: diagnósticos, resultados e intervenções de enfermagem. 2. ed. Porto Alegre: Artmed; 2009.

Martins HS, Damasceno MCT, Awada SB. Pronto-socorro: condutas do Hospital das Clínicas da Faculdade de Medicina da Universidade de São Paulo. 2. ed. Barueri: Manole; 2008.

Petroianu A, Miranda MEM, Oliveira RG. Blackbook Cirurgia. Belo Horizonte: Blackbook; 2008.

Sallum AMC, Paranhos WY. O enfermeiro e as situações de emergência. 2. ed. São Paulo: Atheneu; 2010.

Santos Jr JCM. O Paciente Cirúrgico Idoso. Rev Bras Coloproct. 2003;23(4):305-16.

Schvartsman C, Reis AG, Farhat SCL. Pronto-socorro: pediatria. Barueri: Manole; 2009.

20 Emergências Obstétricas

Elaine Cristina Rodrigues Gesteira, Lucia Tobase e Magda Bandouk

INTRODUÇÃO

Durante a gestação, a mulher e o concepto são acompanhados no pré-natal, a fim de verificar as condições em que se encontram o binômio mãe-filho para que a gravidez transcorra sem prejuízos, e, quanto mais cedo iniciado o processo, maiores serão os benefícios na prevenção e detecção de doenças e alterações. Portanto, em se tratando de emergências obstétricas, é preciso lembrar-se de que a assistência é oferecida, no mínimo, para duas pessoas.

Conhecer as alterações anatômicas e fisiológicas decorrentes da gestação contribui no raciocínio clínico e na decisão durante o manejo das diferentes situações. O período gestacional tem duração aproximada de 40 semanas, dividido em 3 trimestres e, da concepção ao nascimento, o feto e consequentemente o útero se mantém em crescimento.

O 1º trimestre termina por volta da 12ª semana; nesse período, o útero permanece protegido pela pelve. No 2º trimestre, que termina em torno da 28ª semana, o fundo do útero se encontra próximo ao nível do umbigo. No 3º trimestre, o fundo do útero se aproxima do processo xifoide.

O aumento do volume e do peso uterino altera o centro de gravidade e predispõe a gestante a maior risco de quedas. Consequentemente, a proeminência do abdome gravídico expõe o feto ao trauma.

No decorrer da gestação, há alterações na volemia materna, chegando a aumentar em cerca de 50% até o final da gestação. Essa condição influencia na frequência cardíaca, com aumento de cerca de 15 a 20 bpm, o que dificulta a interpretação em relação a taquicardia. Em torno da 10ª semana, o débito cardíaco aumenta aproximadamente 1 a 1,5 ℓ/min. A pressão arterial sistólica e diastólica reduz cerca de 5 a 15 mmHg durante o 2º trimestre e normaliza ao final da gestação. Diante de hipovolemia, a gestante pode perder aproximadamente 30 a 35% do volume sanguíneo sem manifestar sinais de choque hipovolêmico. Entretanto, essa condição pode induzir ao parto prematuro, como resposta do organismo à redução da volemia; juntamente com hormônio antidiurético, libera oxitocina, que estimula as contrações uterinas.

Ao acompanhar a evolução do quadro, no início dos primeiros atendimentos, é importante conhecer os antecedentes maternos, como: estado de saúde, doenças pregressas e atuais, número de gestações e tipos de partos anteriores e idade gestacional atual. Investigar também perdas vaginais, como sangramento e hemorragia, saída de tampão mucoso e líquido amniótico, que podem indicar início de trabalho de parto e rompimento da bolsa amniótica; além da necessidade de monitorar a dinâmica uterina. Contrações frequentes, aproximadamente a cada 3 minutos, e duradouras, por cerca de 1 minuto, são indicativos do período expulsivo do trabalho de parto.

Em algumas situações, os sinais vitais podem indicar quadros hipertensivos. A glicemia capilar permite identificar alterações, inclusive na ocorrência de convulsão em vigência de hipoglicemia, como diferencial para quadros hipertensivos gestacionais.

Na medida em que o útero aumenta de tamanho, provoca alterações no padrão respiratório e no esvaziamento gástrico, que se torna mais lento. É importante orientar a mãe para manter-se em decúbito lateral esquerdo (DLE) elevado, para evitar riscos de broncoaspiração – em caso de vômito – e deslocamento do útero e promover a descompressão aorto-cava, facilitando o retorno venoso, com melhora da circulação.

Essa posição também é recomendada durante o transporte de emergência e até mesmo em casos de parada cardiorrespiratória (PCR) materna, quando a mãe é mantida em decúbito dorsal horizontal (DDH) com coxim apoiado sob direito, ou com deslocamento manual, para reduzir a compressão uterina sobre a aorta e a cava (Figura 20.1). Nessa condição crítica, é importante considerar que, embora a mãe esteja em PCR, possivelmente há viabilidade fetal, o que justifica os esforços para manter as possibilidades de sobrevivência da criança; ou seja, óbito materno não implica óbito fetal.

Nesse contexto, quando a mãe já apresenta uma doença de base, como doença cardíaca, distúrbios autoimunes, diabetes, entre outros, a gravidez é denominada de alto risco. Além disso, outras complicações obstétricas podem aparecer durante a gestação, como: infecções; transtornos psicossociais; depressão; uso de substâncias; sobrepeso; doença hipertensiva da gravidez; síndrome HELLP (do inglês, *hemolysis, elevated liver enzymes, low patelet count*); ruptura prematura de membrana; descolamento prematuro da placenta; morte fetal intrauterina; placenta prévia; traumas e outros. Esses problemas necessitam de monitoramento em serviços de referência para alto risco, a fim de prolongar a gestação ou mesmo antecipar o parto, visando a saúde materno-infantil.

Entre essas patologias, serão abordadas as que comumente se constituem em emergências obstétricas.

SÍNDROME HIPERTENSIVA DA GRAVIDEZ

Ocorre quando a pressão arterial (PA) atinge valores iguais ou superiores a 140 × 90 mmHg antes de completar 20 semanas de gestação. Se a PA se mantém elevada em até 12 semanas após o parto, caracteriza-se como *hipertensão arterial crônica*.

Nesse caso, além do controle da PA no acompanhamento pré-natal, torna-se imprescindível o monitoramento do nível de plaquetas, enzimas hepáticas e proteinúria.

A síndrome hipertensiva na gravidez inclui pré-eclâmpsia, eclâmpsia e síndrome HELLP.

Pré-eclâmpsia

Quando a gestante apresenta proteinúria ≥ 300 mg/24 h antes da 20ª semana de gestação ou há elevação abrupta da proteinúria, está instalado o quadro conhecido por pré-eclâmpsia.

Os fatores associados se referem a hipertensão essencial, idade, histórico familiar, trombofilias, diabetes, gestação múltipla, hidropisia fetal e cromossomopatias.

A proteinúria é definida como a excreção de 0,3 g de proteína ou mais em urina de 24 h, ou 1 ou mais na fita reagente em duas ocasiões, em determinação de amostra única sem evidência de infecção. Devido à discrepância entre a proteinúria de amostra única e a proteinúria de 24 h na pré-eclâmpsia, o diagnóstico deve ser baseado em exame de urina de 24 h. Outra opção é

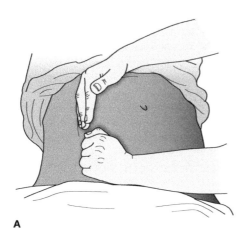 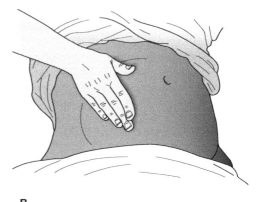

Figura 20.1 A e B. Deslocamento manual do útero.

a relação proteína/creatinina urinária em coleta única de urina. Nessa técnica, o resultado da divisão do valor da proteinúria pela creatinina urinária (em mg/dℓ) $\geq$ 0,3 tem uma boa correlação com a proteinúria na urina de 24 h $\geq$ 0,3 g.

Quando a pressão arterial diastólica (PAD) for $\geq$ a 110 mmHg, com proteinúria $\geq$ 2,0 g em 24 h ou 2 ou mais em fita urinária, débito urinário de 25 mℓ/h, creatinina > 1,2 mg/dℓ, provocando condições como visão turva, coagulopatia, plaquetopenia, alteração de enzimas hepáticas, edema e cefaleia grave ou persistente, a equipe multiprofissional avaliará a emergência para monitorar intensivamente a gestante de alto risco se a gestação estiver entre 24 e 33 semanas ou decidirá pela interrupção da gestação, se $\geq$ 34 semanas.

Na evolução persistente do quadro com PA $\geq$ 160 $\times$ 110 mmHg e com sinais de eclâmpsia, plaquetopenia, elevação das enzimas hepáticas, edema pulmonar, oligúria, descolamento de placenta, elevação de creatinina e proteinúria, a indicação de emergência é a antecipação do parto, independentemente da idade gestacional. Nessa situação, a morbimortalidade perinatal é a principal consequência do parto prematuro.

O monitoramento de emergência inclui:

- Administração de sulfato de magnésio, agentes anti-hipertensivos (hidralazina) e corticoide (betametasona)
- Infusão de solução de lactato de Ringer
- Exames laboratoriais: hemograma completo, creatinina sérica, ácido úrico, aspartato aminotransferase/transaminase glutâmica oxolacética (AST/TGO), alamina aminotransferase/transaminase glutâmica pirúrica (ALT/TGP), desidrogenase láctica e proteinúria de 24 h
- Jejum por via oral (VO).

Eclâmpsia

A pré-eclâmpsia poderá evoluir para eclâmpsia com convulsões tipo tônico-clônicas generalizadas e coma, constituindo-se em emergência que desencadeia trabalho de parto prematuro em qualquer fase do período gestacional, com risco de morte.

A eclâmpsia é a principal causa de morte materna e perinatal, manifestando-se inicialmente por cefaleia intensa, náuseas, vômitos, dor epigástrica, visão turva e agitação psicomotora, podendo ainda evoluir para convulsões.

Ao detectar pré-eclâmpsia grave e eclâmpsia recomenda-se terapia anticonvulsivante e interrupção da gestação. O fármaco utilizado é o sulfato de magnésio; se a paciente está em trabalho de parto, é indicado até 24 h após o parto. No puerpério, manter por 24 h após a primeira dose.

Embora seja uma condição de emergência, não antecipar o parto durante ou imediatamente após a crise convulsiva. Se possível, aguardar a estabilização do quadro para o parto de emergência, devido à hipoxia e acidose na gestante e no concepto.

Síndrome HELLP

A síndrome HELLP é consequente ao agravamento da pré-eclâmpsia, caracterizada por hemólise (H: *hemolysis*), elevação das enzimas hepáticas (EL: *elevated liver enzymes*) e diminuição de plaquetas (LP: *low platelet*). Essa tríade pode vir acompanhada de dor no quadrante superior direito do abdome, hemorragia e icterícia.

Os níveis de hemoglobina podem atingir valores < 10,5 g%, incluindo desidrogenase láctica > 600 U, bilirrubina > 1,2 mg/dℓ, plaquetas < 100.000/mm^3 e transaminases > 70 U/ℓ.

É importante identificar corretamente a síndrome HELLP diferenciando-a de outros agravos – como hepatite viral, colecistite, lúpus eritematoso, insuficiência renal aguda, doença hepática, glomerulonefrite e cardiomiopatias –, para o adequado manejo da situação.

A equipe multiprofissonal deve atentar-se para a avaliação dos reflexos, visão, ingesta, eliminações, pressão sanguínea e frequência cardíaca fetal, devido ao risco de morbimortalidade materna e infantil.

Em gestante com idade gestacional $\geq$ 34 semanas, preparar para o parto em até 24 h. Entre a 24ª e a 34ª semana, proceder ao monitoramento materno e fetal, iniciando o tratamento com sulfato de magnésio por 24 h para prevenção de convulsões, anti-hipertensivo para o controle da PA e corticoide para acelerar a maturação pulmonar fetal. Se houver o agravamento do quadro materno-fetal, o parto deverá ser antecipado.

SÍNDROMES HEMORRÁGICAS NA GESTAÇÃO

As principais causas de sangramento durante a gravidez incluem abortamento e gravidez ectópica no primeiro trimestre da gestação.

Na segunda metade do período, é frequente o descolamento prematuro de placenta (DPP) e a placenta prévia (PP). Além disso, os traumas ocasionados por acidentes automobilísticos e catástrofes podem ser considerados emergências, pois configuram riscos ao binômio mãe-filho e conduzem à antecipação do parto.

Abortamento

É a expulsão ou extração do concepto antes da viabilidade fetal, ou seja, o produto conceptual com peso < 500 g e idade gestacional < 22 semanas.

O abortamento abaixo de 12 semanas de idade gestacional ocorre em 80% das gestações, sendo considerado tardio quando acontece entre 12 e 20 semanas.

Os tipos de abortamento são classificados em:

- Espontâneo: é a perda espontânea do concepto
- Incompleto: parte dos produtos da concepção fica retida, com restos placentários aderidos ao útero
- Completo: é perda completa do concepto, incluindo os anexos
- Retido: ocorre a morte do embrião ou feto, sem eliminação de nenhum componente dessa concepção
- Infectado: é o aborto acompanhado de infecção, podendo evoluir para o choque séptico, pois o colo permanece dilatado, favorecendo a invasão bacteriana.

A conduta de emergência no caso de abortamento completo consiste na observação da mulher, avaliação do sangramento em relação a quantidade, odor, risco de infecções e choque hipovolêmico.

Para tanto, a hidratação é fundamental, além do acompanhamento posterior a fim de detectar as causas do abortamento e dar continuidade de tratamento, favorecendo gestações posteriores.

Nos casos em que o abortamento é provocado, há maior risco de aborto infectado, o que requer a internação da paciente, em função do risco de choque séptico. Assim, hidratação e antibioticoterapia intravenosa (IV) são primordiais no atendimento de emergência.

Em aborto retido ou incompleto, é indicada a intervenção cirúrgica e a aspiração manual intrauterina (AMIU); na impossibilidade, realiza-se curetagem. Antes de iniciar a AMIU e a curetagem, é administrado misoprostol, via sublingual, oral ou vaginal, com a finalidade de eliminar partes do concepto e anexos.

Após o tratamento de emergência, a paciente permanece em observação para avaliação do nível de hidratação e sangramento escoado por via vaginal; e, quando necessário, receber a infusão de hemoderivados e antibióticos.

Gravidez ectópica

É a implantação do zigoto fora do corpo uterino. Após a fecundação, o concepto não se implanta adequadamente no útero e esse processo poderá ocorrer nas trompas, paramétrio, cavidade pélvica, ovário e cérvice uterina.

Apesar dos avanços nos métodos diagnósticos, a gravidez ectópica é uma emergência pelo risco acentuado de ruptura da estrutura, com risco iminente de hemorragia que poderá evoluir para choque hipovolêmico, caso haja atraso no diagnóstico. Os fatores relacionados incluem história pregressa de salpingites, endometrioses, cirurgias anteriores e infecções do aparelho reprodutor interno.

As manifestações sugestivas da gravidez ectópica são sangramento variável, dor pélvica unilateral e progressiva, amenorreia, vertigens e alterações gastrintestinais.

O diagnóstico é realizado a partir do exame físico; na palpação do abdome há intensa queixa álgica, sinalizando a presença de sangue na pelve (sinal de Blumberg). Além disso, os níveis de beta-HCG (*human chorionic gonadotropin*, ou gonadotrofina coriônica humana), que duplicam em 48 h na gestação normal não ocorrem na gravidez ectópica. A ultrassonografia (USG) revela a presença do saco gestacional e de embrião com batimentos cardíacos fetais (BCF) fora da cavidade uterina.

O tratamento clínico poderá ser aplicado com metrotrexato, que altera a multiplicação celular, a síntese de RNA e DNA, após avaliação de hemograma, coagulograma, prova de função renal e hepática. No acompanhamento ambulatorial, avalia-se a dosagem quantitativa de beta-HCG no período de 4 a 7 dias. Espera-se que neste intervalo haja queda acentuada nos níveis de beta-HCG até a negativação; caso contrário, é recomendada nova dose.

O tratamento cirúrgico é preconizado quando há ruptura tubária ou se o diâmetro do saco gestacional ultrapassa 4 cm. Na cirurgia conservadora, a salpingostomia preserva a trompa afetada; na impossibilidade, a cirurgia é radical, realizando a salpingectomia.

Ambos os tipos de intervenção cirúrgica poderão se dar via laparoscopia ou laparotomia, exceto em casos de hipovolemia, com risco iminente de choque hipovolêmico.

Segundo Zugaib, a salpingostomia por laparoscopia no tratamento da gravidez ectópica é considerada procedimento-chave para a manutenção do futuro reprodutivo da mulher.

Descolamento prematuro de placenta

Consiste na separação da placenta do local de implantação, no interior da cavidade uterina, e poderá ocorrer a partir da 20ª semana ou antes da expulsão fetal. Os fatores relacionados incluem: síndromes hipertensivas, traumatismos, retração uterina, tabagismo, anemia, uso de drogas ilícitas, miomas e trombofilias.

O sangramento retroplacentário forma o hematoma decidual, ocasionando separação, compressão e destruição da placenta subjacente, com pequenos sangramentos que não se exteriorizam. Com o passar do tempo, a evolução do sangramento compromete a perfusão do miométrio, que perde a força de contração; gradativamente, a hipertonia uterina é acompanhada por sangramento vaginal intenso, de cor vermelha viva, e dor abdominal.

O DPP pode ser classificado em:

- Grau 1: sangramento genital discreto, sem hipertonia uterina significativa e alterações fetais
- Grau 2: sangramento genital moderado, taquicardia materna, BCF com sinais de comprometimento vital
- Grau 3: sangramento genital importante com hipertonia uterina, hipotensão materna e óbito fetal.

O diagnóstico é realizado a partir de anamnese, exame físico e avaliação de exames laboratoriais, incluindo hemograma, coagulograma e tipagem sanguínea. As alterações fetais são detectadas pela cardiotocografia, indicando oscilação do BCF até bradicardia grave.

As principais repercussões que conferem o atendimento de emergência incluem risco de choque hipovolêmico devido a sangramento, coagulopatia, atonia uterina e insuficiência renal aguda.

A conduta da equipe multiprofissional deve basear-se nas condições materna e fetal:

- Reposição volêmica: solução de lactato de Ringer para manter hematócrito e débito urinário adequado, reposição de eletrólitos e infusão de hemoderivados
- Parto: se o trabalho de parto é iminente, em DPP de 2º grau, a via vaginal é indicada desde que a vitalidade fetal esteja preservada. Em casos de óbito fetal, em DPP de 3º grau, a preferência para realizar o parto é pela via vaginal; a cesariana pode ser realizada, mas depende da condição materna.

Placenta prévia

A placenta prévia (PP) relaciona-se à implantação da placenta no segmento inferior do colo uterino ou cérvice uterina. Os principais fatores relacionados são história de cesárea anterior, multiparidade, tabagismo, idade materna superior a 35 anos e cirurgias uterinas anteriores. É classificada em:

- Placenta prévia total: o segmento inferior da cérvice uterina é recoberto totalmente pela placenta
- Placenta prévia parcial: o segmento inferior da cérvice é recoberto parcialmente pela placenta
- Placenta prévia marginal: a borda da placenta passa muito próxima (margem) do orifício cervical.

Deve ser diferenciada de outras patologias, como o DPP e a ruptura uterina, na identificação de dados como reação dolorosa, hipertensão e vitalidade do concepto. Pode ser assintomática, indolor ou apresentar sangramento em pequena quantidade; e o concepto, em geral, nasce saudável.

Na suspeita de PP, ocorre sangramento na segunda metade da gravidez. O diagnóstico é assegurado por meio de exame físico e ultrassonografia. A intervenção inicial exige monitoramento da perda sanguínea, acompanhamento do estado hemodinâmico materno e da vitalidade fetal.

Caso a equipe decida pela interrupção da gestação, esse procedimento será favorável após 34 semanas; caso contrário, recomenda-se a avaliação materno-fetal, incluindo medidas como repouso, hidratação e corticoterapia para a maturação pulmonar fetal.

A escolha da via de parto será baseada no julgamento clínico, conforme as condições reveladas pela USG. Na indicação de histerectomia pela condição de placenta percreta, recomenda-se a cesariana.

Ruptura uterina

Trata-se de uma complicação obstétrica grave, podendo levar a morte materna e fetal. Existem dois tipos de ruptura uterina:

- Incompleta: o peritônio permanece intacto mesmo após um parto vaginal
- Completa: ruptura total da parede uterina.

O tipo "completa" requer atendimento de urgência.

As causas relacionadas à ruptura uterina incluem história de cesariana anterior, placenta percreta (1% em 5.000 gestantes), curetagem uterina com perfuração, miomectomia, traumas e uso inadequado de ocitocina.

Pode ocorrer nos períodos do pré-parto, intraparto e puerpério, com ou sem sinais de sangramento, e risco de choque hipovolêmico. No período do pós-parto, requer intervenção com urgência, incluindo o tratamento hemodinâmico e a histerectomia.

Em casos de PCR, proceder a reanimação cardiopulmonar (RCP), corrigir a hipovolemia, monitorar rigorosamente os sinais vitais e encaminhar para laparotomia.

PROLAPSO DE CORDÃO UMBILICAL

O prolapso de cordão umbilical ocorre principalmente no período em que há a dilatação completa do colo uterino e o polo cefálico já está insinuado. Apesar do risco iminente ao feto, que poderá sofrer asfixia perinatal, o parto vaginal com o apoio de fórceps é indicado, a fim de aliviar o sofrimento fetal.

No entanto, quando não há a possibilidade de realização do parto vaginal, a cesariana é indicada como procedimento de urgência, evitando-se a morbimortalidade perinatal. A equipe deve agir de forma rápida e precisa.

O posicionamento da parturiente nas posições genupeitoral ou de Trendelemburg promoverá a elevação do quadril, prevenindo o agravamento da compressão do cordão. Durante o transporte da gestante ao centro obstétrico, apoiar a cabeça do feto para cima, com as mãos, tem por objetivo descomprimir o cordão, até o momento da intervenção para realizar o parto.

APRESENTAÇÃO FETAL

Apresentação é a parte do feto localizada na entrada pélvica. As apresentações podem ser cefálica, pélvica e córmica (Figura 20.2).

Apresentação cefálica

Determina-se apresentação cefálica quando a cabeça fetal está localizada no estreito superior da pelve. O polo cefálico pode assumir diferentes posições ao centro da pelve materna, como de vértice, de bregma, de fronte e de face.

Apresentação pélvica

Determina-se apresentação pélvica (AP) quando o feto está com o polo pélvico situado no estreito superior da bacia. O parto em AP é considerado pelos especialistas como o "parto das dificuldades crescentes", porque, na medida em que os segmentos do corpo fetal vão se des-

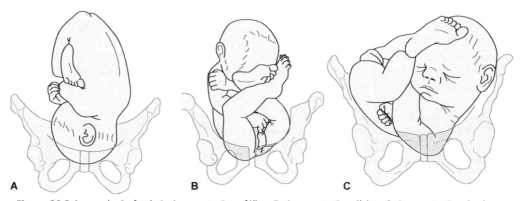

Figura 20.2 Acomodação fetal. **A**. Apresentação cefálica. **B**. Apresentação pélvica. **C**. Apresentação córmica.

prendendo, maiores são as complicações, o que acarreta aumento na morbimortalidade materna, neonatal e infantil.

A classificação da AP pode ser completa, na qual o feto assume a atitude fisiológica, com as coxas fletidas e aconchegadas ao abdome e as pernas fletidas e junto às coxas; ou incompleta, que é subdividida em três modos distintos:

- Modo de pés: apenas um pé se apresenta e a outra perna mantém posição de apresentação pélvica completa. Ou ainda ambos os pés assumem a posição pélvica, conhecida por apresentação de pé dupla
- Modo de nádegas: coxas fletidas sobre o abdome e as pernas estendidas sobre a face anterior do tronco; as nádegas são as partes que se apresentam
- Modo de joelhos: as coxas estão estendidas e as pernas dobradas para trás; os joelhos são a parte que se apresenta.

Nos partos prematuros, a AP incide em frequência mais elevada, reduzindo-se conforme se aproxima a gestação a termo. Outros fatores podem predispor essa situação, como polidrâmnio, gemelaridade, placenta prévia, vício pélvico, anomalias do cordão umbilical, malformação uterina, prematuridade e malformação fetal.

A decisão mais adequada quanto à via do parto para o feto em AP está relacionada ao modo que conjugar o menor risco, quer para a mãe, quer para o feto. Contudo, o trabalho de parto pélvico fora do centro obstétrico demanda a conduta expectante, ou seja, proteger as partes da criança para evitar perda de calor.

A realização desse tipo de parto requer a presença de profissional experiente, e as ações imediatas nesses casos são:

- Comprimir o fundo do útero materno para melhorar a prensa abdominal
- Puxar delicadamente os pés do feto
- Rodar o tronco fetal até que apareça um dos braços
- Auxiliar o desprendimento do braço com dois dedos (2º e 3º dedos)
- Rodar o tronco fetal para o outro lado até aparecer o outro braço
- Auxiliar o desprendimento do outro braço com dois dedos (2º e 3º dedos)
- Rodar o tronco do feto de modo que o dorso fique para cima e a face para baixo

- Elevar o feto e posicionar o dorso em direção ao abdome da gestante
- Enquanto outro profissional comprime o abdome da gestante, colocar o dedo na boca do feto para auxiliar o desprendimento da cabeça.

Apresentação córmica

A apresentação córmica (AC) é a situação em que o eixo longitudinal do feto está perpendicular ao eixo longitudinal do útero. A cabeça e a pelve fetais ficam nas extremidades, enquanto os polos uterinos ficam vazios.

Se o parto progredir espontaneamente, a AC evolui na direção da chamada "transversa desatendida", uma situação extremamente grave, dados os riscos de complicações, como ruptura uterina. A mortalidade fetal é rápida e frequente. Diante da impossibilidade de nascimento espontâneo, constitui indicação absoluta de cesárea.

As causas que resultam nessas condições podem ser maternas, como malformações do útero, multiparidade, fibroma, tumores de ovário, entre outras; e fetais, como prematuridade, cordão curto, placenta prévia e feto morto.

TRABALHO DE PARTO PREMATURO

Trata-se da antecipação do parto eletivamente por causas obstétricas, colocando em risco a vida materna e de seu concepto ou quando o trabalho de parto é prematuro por caráter espontâneo, caracterizando-se como emergência pela equipe multiprofissional.

Essa emergência inclui o preparo e o manejo de recursos humanos e materiais para o atendimento efetivo do binômio mãe-filho, a fim de manter o padrão hemodinâmico da gestante e do RN pré-termo, que poderá depender de cuidados intensivos neonatais em função de sua vulnerabilidade.

A prematuridade e suas possíveis consequências são um grave problema de saúde pública e principal causa de morbimortalidade neonatal. A prematuridade é classificada em:

- Extrema: de 20 a 27 semanas
- Moderada: de 28 a 31 semanas
- Leve: de 32 a 36 semanas.

As causas da prematuridade podem ser associadas a: deficiência nutricional e baixo ganho de peso materno; tabaco; infecção; hipertensão arterial grave (doença hipertensiva específica da gravidez – DHEG); cardiopatia; diabetes gestacional; idade gestacional superior a 35 anos; morte fetal; corioamnionite; malformação fetal; PP; polidrâmnio; gemelaridade; restrição do crescimento intrauterino; amniorrexe prematura; partos prematuros anteriores e iatrogenias.

As complicações da prematuridade para o RN incluem hemorragia intracraniana, enterocolite necrosante, broncodisplasia, taquipneia transitória, hipertensão pulmonar persistente e membrana hialina, influenciando na morbimortalidade perinatal.

A equipe de saúde deve se organizar para implementar e efetivar manejos apropriados na prevenção do parto prematuro. Nesse contexto, a avaliação da idade gestacional, vitalidade e maturação fetal fornecem parâmetros para estabelecer medidas preventivas e auxiliar na conduta imediata.

O parto poderá ser antecipado em gestantes com controle metabólico inadequado, vasculopatia, nefropatia e histórico de natimorto. Quando o controle é difícil, sugere-se o uso de corticoide para antecipar o parto. Entre os tocolíticos selecionados para a prevenção do parto prematuro e maturação pulmonar fetal, estão os corticoides, que devem ser prescritos entre 24 e 34 semanas de gestação, como betametasona: 1ª dose de 12 mg via instramuscular (IM) e 2ª dose com intervalo de 24 h; ou dexametasona: 1 dose de 6 mg via IM de 12/12 h.

Há outros fármacos também utilizados na tentativa de prevenção do parto prematuro, como salbutamol, terbutalina (maturação pulmonar fetal) e atosibana (inibidor da ocitocina).

Diante da impossibilidade de prolongar a gestação, mesmo após a realização das condutas mencionadas até aqui, é necessário preparar a gestante para o parto, visando impedir hipoxia e traumatismo fetal. Embora não haja consenso de que a cesariana melhora o prognóstico dos recém-nascidos prematuros, ela pode diminuir a mortalidade neonatal, no entanto, não protege o concepto dos riscos de morbidade neonatal.

ATENDIMENTO PRÉ-HOSPITALAR

No atendimento pré-hospitalar (APH), as situações mais frequentes estão relacionadas com os quadros de sangramento e trabalho de parto. Em relação ao primeiro, requer atenção aos parâmetros vitais, oximetria, oxigenoterapia, venopunção para soroterapia e prevenção de choque hipovolêmico. Verificar os antecedentes obstétricos favorece o raciocínio sobre os fatores desencadeadores da hemorragia, possivelmente relacionada com abortamento, descolamento da placenta, parto prematuro.

No trabalho de parto, deve-se considerar a idade gestacional como parâmetro para definir se o nascimento é a termo (≥ 37 semanas) ou prematuro (≥ 22 semanas). Se < 22 semanas, trata-se de abortamento.

Inicialmente, controlar a dinâmica uterina; verificar se há perdas vaginais, como tampão mucoso, líquido amniótico e sangue; avaliar se é possível visualizar partes fetais como cabeça, mão, pé ou nádega. Em caso de contrações regulares, com duração > 30 s, com intervalo de 3 a 5 min, possivelmente haverá tempo para efetuar o transporte da paciente, principalmente se for primípara, até o serviço de saúde para o atendimento definitivo.

Em caso de contrações fortes e frequentes (duas ou mais a cada 10 min), com sensação de puxos espontâneos e pressão no períneo, provavelmente não haverá tempo para o transporte. Em geral, o parto realizado no domicílio requer conhecimentos e habilidades para conduzi-lo de maneira natural, sem intervenções desnecessárias que podem prejudicá-lo.

Contudo, em casos de distocia, é necessário atendimento de profissional especializado e algumas posições podem ser úteis até a chegada no serviço hospitalar, conforme Figura 20.3.

ATENDIMENTO HOSPITALAR

Diante das emergências obstétricas, no âmbito hospitalar, é importante que a paciente seja atendida por serviço com estrutura para atender o binômio mãe-filho, geralmente com centro obstétrico com equipe especializada nesses tipos de intervenções no período periparto. No entanto, conforme a situação, como em caso de trabalho de parto expulsivo, eventualmente não há tempo hábil para encaminhamento e os procedimentos para o nascimento da criança serão efetuados na unidade de emergência. Para tanto, é necessário que a equipe multiprofissional esteja preparada para atender até a chegada do especialista e o encaminhamento à unidade específica (Figura 20.4).

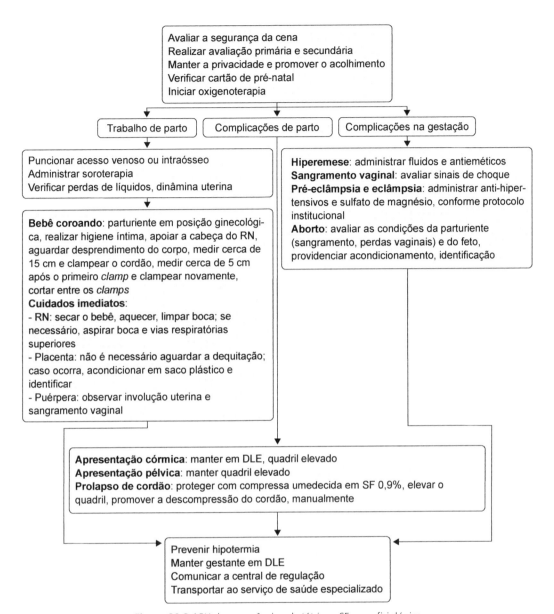

Figura 20.3 APH de emergências obstétricas. SF: soro fisiológico.

DIAGNÓSTICO DE ENFERMAGEM

Os principais diagnósticos de enfermagem para os casos de pré-eclâmpsia e eclâmpsia estão descritos na Tabela 20.1.

CONSIDERAÇÕES FINAIS

Este capítulo foi desenvolvido a fim de informar aos leitores os principais agravos e complicações obstétricas que podem envolver o binômio mãe-filho.

Além disso, espera-se que esta síntese possa facilitar o rápido atendimento a esses clientes, que são tão peculiares e exigem uma equipe qualificada. Desse modo, para melhor atendê-los, cabe destacar o papel dos profissionais de enfermagem, os quais necessitam de conhecimento específico na área de obstetrícia, bem como de urgência e emergência, a fim de traçar e executar intervenções baseadas em evidências que possam garantir melhor qualidade de vida materno-fetal.

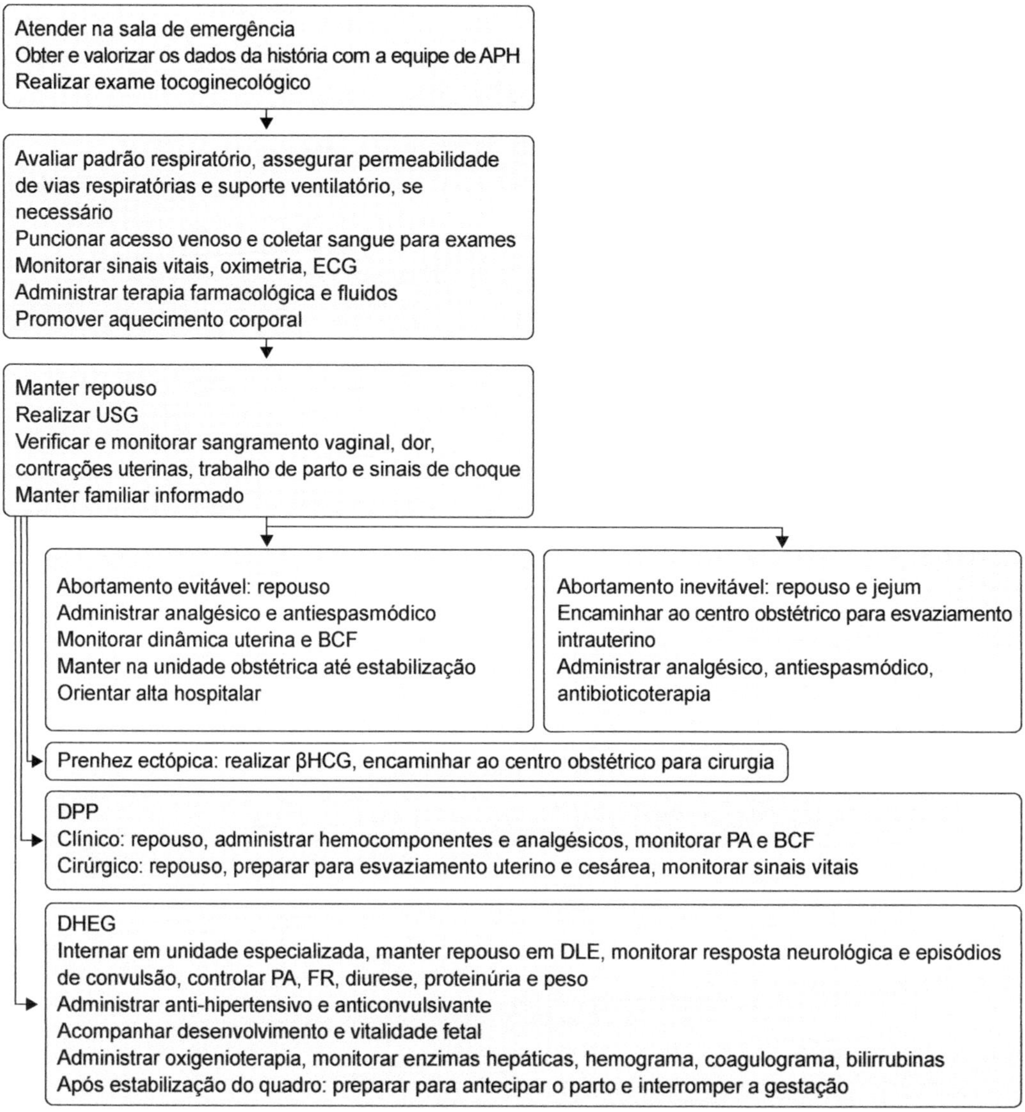

174 Parte 3 | Emergências Não Traumáticas

Atender na sala de emergência
Obter e valorizar os dados da história com a equipe de APH
Realizar exame tocoginecológico

↓

Avaliar padrão respiratório, assegurar permeabilidade
de vias respiratórias e suporte ventilatório, se
necessário
Puncionar acesso venoso e coletar sangue para exames
Monitorar sinais vitais, oximetria, ECG
Administrar terapia farmacológica e fluidos
Promover aquecimento corporal

↓

Manter repouso
Realizar USG
Verificar e monitorar sangramento vaginal, dor,
contrações uterinas, trabalho de parto e sinais de choque
Manter familiar informado

↓ ↓

Abortamento evitável: repouso
Administrar analgésico e antiespasmódico
Monitorar dinâmica uterina e BCF
Manter na unidade obstétrica até estabilização
Orientar alta hospitalar

Abortamento inevitável: repouso e jejum
Encaminhar ao centro obstétrico para esvaziamento
intrauterino
Administrar analgésico, antiespasmódico,
antibioticoterapia

Prenhez ectópica: realizar βHCG, encaminhar ao centro obstétrico para cirurgia

DPP
Clínico: repouso, administrar hemocomponentes e analgésicos, monitorar PA e BCF
Cirúrgico: repouso, preparar para esvaziamento uterino e cesárea, monitorar sinais vitais

DHEG
Internar em unidade especializada, manter repouso em DLE, monitorar resposta neurológica e episódios
de convulsão, controlar PA, FR, diurese, proteinúria e peso
Administrar anti-hipertensivo e anticonvulsivante
Acompanhar desenvolvimento e vitalidade fetal
Administrar oxigenioterapia, monitorar enzimas hepáticas, hemograma, coagulograma, bilirrubinas
Após estabilização do quadro: preparar para antecipar o parto e interromper a gestação

Figura 20.4 Atendimento hospitalar de emergências obstétricas. ECG: eletrocardiograma; FR: frequência respiratória.

Tabela 20.1 Diagnósticos de enfermagem, resultados esperados e intervenções em emergências obstétricas.

Diagnósticos de enfermagem	Resultados esperados	Intervenções principais e sugeridas
Risco de lesão	Bem-estar materno dentro dos parâmetros normais desde o início do trabalho de parto até o nascimento	Cuidados durante o parto: parto de alto risco Indução ao trabalho de parto Controle de medicamentos Precauções contra sangramento Supressão do trabalho de parto

(continua)

Tabela 20.1 (*Continuação*) Diagnósticos de enfermagem, resultados esperados e intervenções em emergências obstétricas.

Diagnósticos de enfermagem	Resultados esperados	Intervenções principais e sugeridas
Troca de gases prejudicada	Equilíbrio dos eletrólitos e não eletrólitos nos compartimentos intracelulares e extracelulares do organismo	Controle de eletrólitos Monitoramento de sinais vitais Regulação hemodinâmica
Perfusão tissular periférica prejudicada	Diminuição da gravidade do excesso de líquidos nos compartimentos intra e extracelular do organismo	Controle da hipervolemia Controle hídrico Cuidados circulatórios
Nutrição desequilibrada: menor que as necessidades corporais	Componente dos fluidos corporais e indicadores químicos do estado nutricional	Controle de eletrólitos Monitoramento de eletrólitos
Perfusão tissular renal ineficaz	Filtração do sangue e eliminação dos resíduos metabólicos por meio da formação de urina	Controle de eletrólitos Monitoramento acidobásico
	Fluxo sanguíneo unidirecional, livre de obstruções e com pressão adequada nos grandes vasos da circulação sistêmica e pulmonar	Controle da hipervolemia
Débito cardíaco diminuído	Adequação do fluxo sanguíneo nos vasos cerebrais para a manutenção da função cerebral	Monitoramento neurológico Promoção da perfusão cerebral
Risco de lesão fetal	Risco mínimo de lesão relacionada à interrupção da gravidez	Monitorar sinais de sangramento, cólicas, BCF Avaliação dos sinais vitais
Déficit de volume de líquidos	Equilíbrio dos eletrólitos e não eletrólitos nos compartimentos intra e extracelulares do organismo	Reposição de eletrólitos Monitoramento de sinais vitais Regulação hemodinâmica Observação do sangramento Monitoramento de hematócrito e hemoglobina
Dor relacionada com hipertonia uterina, hiperestesia do fundo uterino e contrações uterinas	Espera-se redução das queixas de dor	Manutenção de analgésicos prescritos Controle de sinais vitais Monitorar sinais de trabalho de parto prematuro
Risco de infecção relacionado ao traumatismo da ruptura tubária*	Ausências de sinais de infecção	Monitorar sinais vitais, leucometria, VHS Avaliar sangramento e reação dolorosa Administrar analgésicos e outros medicamentos prescritos
Medo relacionado ao prognóstico fetal	Diminuição do medo	Explicar os procedimentos realizados Tranquilizar a mãe sobre as condições fetais
Risco de infecção intrauterina	Ausência de sinais de infecção	Cobrir inteiramente o cordão prolapsado com compressa embebida em soro fisiológico Monitorar sinais vitais

(*continua*)

176 Parte 3 | Emergências Não Traumáticas

Tabela 20.1 (*Continuação*) Diagnósticos de enfermagem, resultados esperados e intervenções em emergências obstétricas.

Diagnósticos de enfermagem	Resultados esperados	Intervenções principais e sugeridas
Dor aguda	Espera-se que a parturiente tenha uma percepção positiva frente à reação fisiológica do trabalho de parto	Pedir à paciente para classificar o desconforto das contrações uterinas que desencadeiam reação dolorosa em escala de 1 a 10 Questionar quais as medidas de conforto com as quais ela se sente melhor, a fim de amenizar a sensação de dor Desencorajar o decúbito dorsal e mantê-la em DLE Encorajar o companheiro a participar deste momento, ajudando na alternância de posições Sugerir banho morno para o alívio do desconforto Administração de analgésicos Monitoramento de sinais vitais
Ansiedade	Ações pessoais e ações encorajadas pela equipe a fim de minimizar sensações de apreensão, tensão e desconforto decorrentes do trabalho de parto	Estimular a parturiente a utilizar técnicas de relaxamento que envolvam a posição e o controle da respiração
Fadiga	Ações pessoais de controle da energia necessária para iniciar e manter uma atividade	Cuidados circulatórios Controle hídrico Monitoramento de sinais vitais Deambulação dependente da fase do trabalho de parto
Risco de desequilíbrio do volume de líquidos	Equilíbrio de eletrólitos e não eletrólitos nos compartimentos intra e extracelulares do organismo	Controle acidobásico Controle hidreletrolítico Monitoramento respiratório

*Relacionado aos casos de gravidez ectópica.

VHS: velocidade de hemossedimentação.

Fonte: Johnson *et al.*, 2009.

BIBLIOGRAFIA

American Heart Association. Part 10: Special Circumstances of Resuscitation. 2015. [Acesso em 22 nov 2016] Disponível em: http://circ.ahajournals. org/content/132/18_suppl_2/S501.

Brasil. Ministério da Saúde. Secretaria de Atenção à Saúde. Departamento de Ações Programáticas Estratégicas. Gestação de alto risco: manual técnico. 5. ed. Brasília: Ministério da Saúde; 2010.

Brasil. Ministério da Saúde. Secretaria de Atenção à Saúde. Protocolos de Intervenção para o SAMU 192 – Serviço de Atendimento Móvel de Urgência. 2. ed. Brasília: Ministério da Saúde; 2016. [Acesso em 14 dez 2016] Disponível em: http://portal-saude.saude.gov.br/images/pdf/2016/outubro/26/livro-avancado-2016.pdf.

Cabral ACV. Fundamentos e prática em obstetrícia. São Paulo: Atheneu; 2009.

Fortes JI, Cruz SCGR, Oliveira SC, Matsui T, coordenadoras. Curso de especialização profissional de nível técnico em enfermagem: livro do aluno: urgência e emergência. São Paulo: Fundap; 2010.

Hofmeyr GJ, Gülmezoglu AM, Novikova N, Linder V, Ferreira S, Piaggio G. Misoprostol to prevent and treat postpartum haemorrhage: a systematic review and meta-analysis of maternal deaths and dose-related effects. Bull World Health Organ. 2009;87(9):666-77.

Johnson M, Bulechek G, Butcher H, Dochterman JM, Maas M. Ligações NANDA, NOC e NIC: diagnósticos, resultados e intervenções de enfermagem. 2. ed. Porto Alegre: Artmed; 2009.

Neto CN, Souza ASR, Amorim MMR. Tratamento da pré-eclâmpsia baseado em evidências. Revista Brasileira de Ginecologia e Obstetrícia. 2010;32(9):459-68.

Orshan SA. Enfermagem na saúde das mulheres, das mães e dos recém-nascidos: o cuidado ao longo da vida. Porto Alegre: Artmed; 2010.

São Paulo. Secretaria Municipal da Saúde. Protocolos de atendimento pré-hospitalar: suporte básico à vida – SAMU 192. 4. ed. São Paulo: Secretaria Municipal da Saúde; 2014. [Acesso 14 dez 2016]

Disponível em: http://www.prefeitura.sp.gov.br/cidade/secretarias/upload/saude/protocolodeatendimentoprehospitalar.pdf.

Souza AR, Amorim MMR, Porto AMF. Indicações de cesariana baseadas em evidências: parte II. Feminina. 2010;38(9):459-68.

Tamez RN, Silva MJP. Enfermagem na UTI neonatal: assistência ao recém-nascido de alto risco. 4. ed. Rio de Janeiro: Atheneu; 2009.

Zugaib M. Obstetrícia. Barueri: Manole; 2008.

21 Emergências Psiquiátricas

José Gilberto Prates, Divane de Vargas, Lucia Tobase,
Elaine Cristina Rodrigues Gesteira e Viviane Del Franco

INTRODUÇÃO

Atualmente, calcula-se que 1 bilhão de pessoas, ou cerca de 24% da população mundial, sofre de algum tipo de desordem neuropsiquiátrica, com um terço delas podendo, além disso, estar comprometido por mais de um tipo de transtorno mental.

O termo "emergência psiquiátrica" aplica-se a condições clínicas nas quais o transtorno mental agudo ou subagudo causa alteração no comportamento do indivíduo e cuja gravidade coloca em risco a integridade física e moral da própria pessoa ou de terceiros, necessitando de intervenção imediata em nível extra-hospitalar ou hospitalar.

Nessa direção, a Política Nacional de Saúde Mental, apoiada na Lei n. 10.216/2001, com base na reforma psiquiátrica, defende a progressiva redução de internações e substituição dos hospitais psiquiátricos de grande porte/ longa duração, buscando consolidar um modelo de atenção à saúde mental aberto e de base comunitária. Visa garantir a livre circulação de pessoas com transtornos mentais pelos serviços, tanto na comunidade quanto na cidade, e oferecer cuidados mediante os recursos disponíveis, por meio de variada rede de serviços e equipamentos, como os Centros de Atenção Psicossocial (CAPS), que estão subdivididos em diferentes modalidades de serviço de acordo com seu porte e complexidade, abrangência populacional e tipo de público a que se destina: CAPS I, II, III, CAPSi (infanto-juvenil) e CAPS ad (álcool e drogas). Além disso, há ainda os Serviços Residenciais Terapêuticos (SRT), os centros de convivência e cultura, os leitos de atenção integral em hospitais gerais e o Programa De Volta para Casa, que oferece bolsas para egressos de longas internações em hospitais psiquiátricos.

Assim, diferentes serviços e atividades podem ser utilizados para atendimento durante o manejo da crise, estabelecidos de acordo com o Projeto Terapêutico Singular (PTS) junto ao indivíduo e/ou familiares ou responsáveis legais.

Nesse contexto, o matriciamento contribui como um método de trabalho para viabilizar a interconexão entre os serviços primário, secundário e terciário em saúde, com a construção de um projeto de cuidados compartilhado entre os diversos setores e secretarias do município, visando o acolhimento integral do cidadão, no âmbito da saúde física, psíquica e social.

No âmbito dos desafios da reforma psiquiátrica, o Ministério da Saúde preocupa-se com vários aspectos, incluindo a vulnerabilidade dos pacientes e as respostas da atenção básica para garantir a acessibilidade aos cuidados em saúde mental, nas ações de prevenção e assistência, como a redução de danos.

Apesar do grande desenvolvimento na área de saúde mental a partir da Lei n. 10.216/2001, faz-se necessário um protocolo mínimo para regular a atenção às emergências psiquiátricas. Contudo, a realidade dos serviços de saúde ainda apresenta dificuldades a serem superadas pelos gestores, técnicos, usuários e sociedade, em nível nacional.

No atendimento às emergências psiquiátricas ou no enfrentamento da crise, é essencial perceber o indivíduo em sua singularidade e estabelecer um processo terapêutico que favoreça o diálogo em detrimento de ações restritivas, medicamentosas e manicomiais. É preciso dar voz e atenção à pessoa em sofrimento psíquico, para compreendê-la em um contexto mais amplo, incluindo o sociocultural, evitando criar rótulos ou fazer pré-julgamentos. Para tanto, os profissionais da saúde precisam de preparo técnico-cientifico e prático para prestar assistência de qualidade, desconstruindo preconceitos e medos em atendimentos aos portadores de transtornos mentais.

Esse desafio se concretiza ante o aumento das emergências psiquiátricas, que constituem cerca de 10% dos atendimentos realizados em prontos-socorros gerais e psiquiátricos, exigindo intervenções imediatas para evitar desfechos que, por vezes, são catastróficos.

Tais situações afetam adultos, adolescentes e crianças, mas a maioria das emergências psiquiátricas ocorre em adultos jovens, acometidos por quadro confusional, depressivo – com tentativa e ideação suicida –, de transtorno psicótico, de ansiedade, pós-traumático e de agitação psicomotora, de intoxicação, abstinência de álcool e drogas psicoativas.

No idoso, as alterações mentais podem decorrer de trauma, por hematoma subdural, tumor cerebral, quadro infeccioso e *delirium*. É possível que os sintomas de agitação psicomotora se iniciem com ansiedade intensa, humor irritável, insônia e heteroagressividade física e verbal, além de comportamento de recusa a medicamentos. Entretanto, as alterações decorrentes de senilidade podem ter manifestações semelhantes, o que exige uma avaliação adequada para a distinção do quadro vigente.

Já no puerpério, há a possibilidade de ocorrência da síndrome denominada "psicose puerperal". Em geral, os sintomas aparecem nos primeiros dias até 2 semanas após o parto, embora alguns casos apresentem início mais abrupto, com a puérpera apresentando insônia, inquietação e labilidade emocional. A evolução do quadro inclui confusão, depressão grave, alteração de sintomas afetivos, da função motora, alucinação, atos irracionais, confusão mental, desorientação espaço-temporal, alteração da memória, delírio e preocupação obsessiva com o recém-nascido. Nessa situação, a mulher necessita de tratamento, companhia e vigilância, evitando-se deixar a criança sozinha com ela, em razão do risco de lesão ao bebê ou a si mesma. Após a alta, orientar a paciente e a família sobre o atendimento em saúde mental (CAPS) para a continuidade do tratamento.

Diante da diversidade e complexidade das situações enfrentadas no serviço de emergência psiquiátrica, uma das ferramentas mais importantes é a comunicação, além das medidas terapêuticas, como um diferencial que torna o ambiente mais saudável e livre de maiores riscos ao usuário e à equipe. Isso requer conhecimento, preparo técnico-científico e controle emocional da equipe multiprofissional que irá atuar no atendimento.

COMUNICAÇÃO TERAPÊUTICA

A comunicação tem o poder de transformar o ambiente em um local favorável para o tratamento, portanto, é fundamental que o profissional da saúde fique atento a esse fator, o que facilitará o acesso ao paciente, ao familiar, a sua história e necessidade que o trouxe ao serviço.

Além de obter informações do paciente, a comunicação terapêutica permite que o próprio indivíduo seja informado sobre os procedimentos que serão adotados durante o tratamento, a fim de que possa se sentir seguro, o que, consequentemente, garantirá melhor adesão ao que está sendo proposto.

Para desenvolver uma comunicação terapêutica é essencial:

- Adotar uma atitude tranquila e utilizar um tom de voz adequado, evitando falar alto ou usar expressões provocadoras ou críticas, demonstrando respeito pelo paciente
- Manter distância relativa e nunca ficar de costas para o paciente
- Ouvir o paciente, facilitar a verbalização, tentar compreender o que ele expressa, evitando interpretações e julgamentos precoces
- Utilizar frases curtas, claras e diretas, mantendo tom de voz adequado, para facilitar a compreensão do paciente
- Demonstrar controle sobre a situação, mas evitar assumir atitude extremamente autoritária ou utilizar expressões desafiadoras
- Orientar sobre local e espaço, ajudando-o a perceber o que está acontecendo e buscando obter sua colaboração
- Observar a comunicação não verbal do paciente, como dentes cerrados, punhos fechados e fala em tom abafado, que podem ser sinais iminentes de comportamento violento manifesto.

EMERGÊNCIAS PSIQUIÁTRICAS MAIS FREQUENTES

Quadro confusional

A confusão mental é um quadro de origem orgânica com causas diversas, decorrente de intoxicação ou abstinência de substâncias, acidente vascular cerebral (AVC), infecção, distúrbio eletrolítico, tumor e trauma. O comportamento do paciente é variável, mas a diminuição da percepção do mundo exterior e a desorientação em relação a si mesmo e ao ambiente externo são comuns. No quadro delirante, apresenta alucinações, que são percepções reais de um objeto inexistente, ou seja, é a percepção sem estímulo externo. Difere do delírio/ilusão, que consiste na interpretação falsa ou distorcida da realidade.

No quadro confusional, as alucinações são geralmente assustadoras, deixando o paciente agitado, agressivo e com expressão apavorada. Ele não se lembra das orientações recentes, apesar de recordar de fatos antigos; assim, devido ao déficit de memória, é necessário repetir as informações inúmeras vezes, pacientemente, e utilizar técnicas de comunicação terapêutica, com frases curtas e perguntas diretas e, às vezes, repetir a pergunta utilizando exatamente as mesmas palavras.

O quadro é alternado com períodos de lucidez, demonstração de medo e ansiedade intensa por não compreender o que está ocorrendo; pode associar-se à defenestração, como alteração grave caracterizada por impulso irresistível de lançar-se por espaços abertos, janelas e portas. Entretanto, as manifestações desaparecem com tratamento clínico. Nesse sentido, a assistência especializada objetiva avaliar o estado mental, identificar o quadro de confusão, monitorar o paciente, corrigir as variações fisiológicas e mantê-lo em ambiente seguro, ponderando sobre a necessidade de contenção.

Quadro de intoxicação e abstinência por álcool e outras drogas

O abuso e a abstinência de álcool e outras substâncias psicoativas são as causas mais frequentes nesse quadro, que pode evoluir para condições irreversíveis e até para a morte, se não tratados adequadamente. Conforme o tipo de substância utilizada ou em quadro de abstenção, o paciente apresentará diferentes manifestações clínicas, requerendo competência da equipe que o assiste para reconhecimento e intervenção apropriada. A equipe multiprofissional não deve fazer pré-julgamento da pessoa em atendimento; o acolhimento do paciente e do acompanhante influenciará significativamente na continuidade do tratamento, após o atendimento de emergência. Caso necessite de acompanhamento, deve-se encaminhá-lo para a rede de atenção em saúde mental, no CAPS ad II.

Quadro depressivo com tentativa e ideação suicida

Segundo a Associação Brasileira de Psiquiatria (ABP), anualmente, 1 em cada 20 pessoas, principalmente mulheres, desenvolve depressão e um número expressivo de pessoas busca, diariamente, ajuda especializada como resposta às suas angústias.

Estima-se que 50% das pessoas atendidas tentam suicídio ou verbalizam vontade de morrer, cujo motivo geralmente é associado às alterações do pensamento, à percepção desolada da vida ou ansiedade intensa que causa um sofrimento muito grande, acrescido da ambivalência de viver e morrer. Logo, um dos princípios no atendimento da pessoa com ideação ou tentativa de suicídio é assegurar a vida, manter vigilância em tempo integral e estabelecer o vínculo terapêutico, valorizando os aspectos positivos do indivíduo. Confirmar se não ingeriu medicamentos ou outras substâncias é medida de segurança necessária, bem como observar comportamento sugestivo de eventual tentativa posteriormente.

Após o atendimento, ainda que apresente melhora do quadro, a pessoa não deve sair desacompanhada. O suporte familiar ou de amigos é essencial na prevenção de novos incidentes e nas orientações de encaminhamento para continuidade do tratamento no CAPS I ou II ou em Unidade Básica de Saúde (UBS) que tenha atendimento psiquiátrico disponível.

As manifestações desse quadro são caracterizadas por: angústia; ansiedade; desânimo; humor depressivo e irritável; sentimento de medo e desconfiança; isolamento social; pessimismo; sentimento de culpa, inutilidade, fracasso e ruína; interpretação distorcida da realidade; dificuldade de concentração; diminuição do apetite; redução da libido; insônia e hipersonia.

Quadro de transtornos psicóticos

As patologias psiquiátricas relacionadas à síndrome psicótica são esquizofrenia, depressão, transtorno bipolar do humor e psicose induzida por substância psicoativa, caracterizando-se por comportamento modificado, pensamento desorganizado, discurso desconexo e incoerente com a realidade, alucinação e delírio. A solicitação de atendimento ao paciente é motivada por agitação psicomotora, tentativa de auto e heteroagressividade. É necessário avaliar a segurança, embora a agitação não implique violência. Utilizar estratégias como boa escuta e empatia, sem expressar ansiedade, irritabilidade ou qualquer comportamento que possa dificultar o atendimento, pois a pessoa psicótica é muito desconfiada e o vínculo na abordagem terapêutica torna-se ferramenta importante na identificação e tratamento adequados.

Quadro de transtorno de ansiedade

O transtorno de ansiedade manifesta-se por reações emocionais, comportamentais e fisiológicas. No campo emocional, o medo causa sensação de desconforto, intranquilidade, apreensão e ansiedade. O comportamento é relacionado à personalidade, com irritabilidade, insônia, inquietação motora, alteração do apetite e, em alguns casos, abuso de álcool e outras substâncias psicoativas. As funções fisiológicas também se alteram, com o aumento de sudorese, taquicardia, sensação de opressão no tórax, dores musculares, cefaleia e micção urinária exagerada, diarreia e náuseas. Em situações de crise, a associação das manifestações pode causar pânico.

Quadro de transtorno pós-traumático

É desencadeado por situações inesperadas como assalto, agressão verbal e corporal. A pessoa experimenta sensações angustiantes e aversivas, que podem evoluir para problemas psiquiátricos mais sérios. Geralmente, é atendida no serviço de emergência e o acolhimento se faz necessário. Tranquilizar e explicar que está em segurança, orientar exercícios respiratórios e técnicas de relaxamento contribuem para o reequilíbrio do paciente. Essas técnicas e exercícios também podem ajudar no transtorno de ansiedade.

Quadro de agitação psicomotora

Nesse quadro, a pessoa apresenta excitabilidade descontrolada, inquietação motora e irritabilidade; frequentemente, com comportamento de agressividade verbal e física. Nesse momento, os profissionais envolvidos no atendimento devem ter calma, para que a pessoa entenda que o objetivo maior é ajudá-la.

INTERVENÇÕES FUNDAMENTAIS

Avaliar cuidadosamente o local e a situação

- Avaliar rapidamente a situação e os aspectos que influenciam na segurança dos presentes
- Verificar o estado do paciente, se está muito ansioso ou agressivo, antes de tentar tranquilizá-lo verbalmente ou de promover orientações
- Lembrar-se de que a ansiedade provoca diminuição da atenção e da memória, por isso, evitar informações complexas, utilizando frases curtas
- Tentar obter o máximo de informações, investigando junto às fontes disponíveis – familiares, acompanhantes, vizinhos, policiais ou profissionais que solicitaram o atendimento ou acompanham o paciente
- Determinar a causa da emergência, seja um quadro orgânico, psicótico ou outro, conforme o diagnóstico diferencial.

Propiciar local adequado para abordagem ao paciente

Um aspecto importante a ser considerado na assistência em emergências psiquiátricas é o ambiente terapêutico, compreendido como um local com o mínimo de estímulos e capaz de oferecer algum conforto. Se possível, escolha um lugar mais tranquilo, seguro, na presença de pessoas que colaboram nos cuidados ao paciente e mantenha afastadas aquelas que provocam alteração no seu comportamento. Evite abordagem em corredores ou locais com grande circulação de pessoas.

Escuta do paciente

- Aproximar-se devagar do paciente, evitando movimentos bruscos; a comunicação deve transmitir a real intenção de auxiliá-lo
- Apresentar atitude calma, respeitosa e direta, tratando o paciente com honestidade e dignidade
- Tentar desviar o discurso do paciente de assuntos irrelevantes e focar na ideia principal.

Por exemplo: "O senhor estava dizendo que ouve vozes..."

- Observar e avaliar o padrão dos comportamentos:
  - Atividade motora excessiva: gesticulação abundante; agitação; andar de um lado para o outro ou em círculos; bater portas ou em mesas; expressão tensa; olhos arregalados; dentes cerrados
  - Afeto sombrio: rubor facial; fala rápida, sonora ou gritos; comentários pejorativos e ameaçadores, em tom abafado, geralmente direcionado à equipe; gemidos incessantes
  - Comportamento agressivo manifesto: agressão física a si mesmo ou a terceiros, seja ao familiar ou aos membros da equipe.

ABORDAGEM AO PACIENTE COM RISCO POTENCIAL PARA COMPORTAMENTO VIOLENTO

Quem e como abordar o paciente

O profissional responsável pela primeira aproximação deve ser aquele que se sente mais seguro para a abordagem e disponível para estabelecer o vínculo inicial. Prestar atenção aos próprios sentimentos: o profissional amedrontado com o comportamento do paciente deve evitar a primeira aproximação, pois essa condição é percebida pelo paciente, que pode manifestar-se de maneira agressiva. A prudência é fundamental, visto que o paciente com risco para comportamento violento nunca deve ser abordado por um único profissional. Antes de iniciar o contato, solicitar a colaboração de outros profissionais da equipe e, se possível, evitar exposição do paciente a um grande número de pessoas. A comunicação terapêutica é utilizada para tranquilizar o paciente e evitar que a agitação se converta em agressividade. Essa técnica consiste em abordagem calma e controlada, orientando o indivíduo sobre sua atual situação e permitindo-lhe que expresse seus sentimentos e temores; além disso, ajuda o profissional a identificar as reais necessidades da pessoa e intervir de maneira mais assertiva.

Abordagens restritivas

As abordagens restritivas são consideradas o último recurso para o controle do comportamento violento ou quando o profissional não consegue a colaboração do paciente para realizar a contenção química – que deve ser aplicada somente quando as abordagens não restritivas se mostrarem ineficazes. Entre os métodos restritivos, inclui-se contenção física seguida de contenção mecânica e/ou química.

Contenção física, mecânica e química

Conforme o protocolo institucional, os métodos de contenção física e mecânica têm variações, entretanto, com a mesma finalidade de preservar a integridade física, psíquica e moral do paciente em situações de agitação psicomotora, bem como dos acompanhantes e profissionais, diante do insucesso de outras estratégias menos restritivas. Em razão do contato corporal entre paciente e profissional, é necessário treinamento e habilidade técnica, mediante autorização prévia do familiar ou responsável, antes de proceder à contenção.

Essa técnica deve ser do conhecimento de todos e as ações, previamente combinadas, na definição de quem dará início à comunicação e da posição dos demais, assim como na escolha prévia de um sinal, gesto ou palavra a ser utilizada como senha para que os profissionais efetuem os movimentos para a contenção, simultaneamente. Assim, durante a interlocução com o paciente, a palavra combinada como código é pronunciada em voz alta para deflagrar a abordagem simultânea; os movimentos devem ser rápidos e seguros, sem colocar em risco a integridade dos envolvidos durante a contenção física. Preferencialmente, deve ser realizada por cinco pessoas posicionadas estrategicamente para tentar imobilizar os movimentos corporais do paciente.

Cada pessoa é designada para segurar determinada parte do corpo, por exemplo: um profissional posicionado atrás do paciente será responsável por fazer a contenção da cabeça e do tronco; quatro profissionais posicionados na frente do paciente conterão membros superiores e inferiores.

Após a abordagem simultânea, deitar o paciente em local seguro, sobre prancha rígida, durante o atendimento pré-hospitalar (APH) ou no leito hospitalar.

Proceder à contenção mecânica como medida temporária, utilizando dispositivos e faixas específicas posicionadas no tórax, punhos e tornozelos para imobilização dos membros até a aplicação da contenção química, por meio da administração de medicamentos. Providenciar a retirada de adornos, como anel, relógio, pulseira e corrente, observando permanentemente possíveis alterações locais como vermelhidão, edema ou cianose nas áreas imobilizadas e alteração respiratória ou cardíaca, entre outras, que indiquem a necessidade de interromper a imobilização.

A contenção química é efetuada mediante orientação médica ou protocolada na instituição, por meio da aplicação de medicamentos por via intramuscular (IM) ou intravenosa (IV), na fase aguda de agitação e agressividade, diante da ausência de colaboração do paciente. Podem ser utilizados psicotrópicos do tipo tranquilizantes e antipsicóticos no manejo de emergências por agitação psicomotora, que reduzem os riscos agudos de sintomas extrapiramidais, disforia, sedação profunda e hipotensão arterial; a olanzapina pode ser recomendada para o controle de agitação associada a crises psicóticas e a ziprasidona foi aprovada para o controle de agitação em pacientes com esquizofrenia.

ATENDIMENTO PRÉ-HOSPITALAR

- Observar o local e certificar-se de que o ambiente esteja seguro para iniciar o atendimento
- Na aproximação do paciente, demonstrar atitude pacífica, mas firme; identificar-se e declarar a intenção de ajuda
- Na comunicação terapêutica para estabelecer o vínculo inicial, manter distância relativa durante a abordagem, enquanto um profissional inicia a interlocução
- Informar sobre os procedimentos a serem realizados e solicitar a cooperação do paciente sob contato visual, evitando contato físico, que pode ser interpretado como ameaça
- Encaminhar o paciente até a ambulância e explicar sobre a necessidade de colocar os cintos de contenção quando ele aceita a ajuda e concorda com a remoção ao hospital. Essa medida preventiva visa à segurança do paciente e da equipe durante o transporte em caso de alteração do comportamento em trânsito
- Comunicar à Central de Regulação sobre orientações de conduta, definição do destino hospitalar e solicitação de apoio. Conforme a situação, a contenção física, mecânica ou química pode ser necessária, caso o paciente não coopere, mas não possa ser dispensado no local.

ATENDIMENTO HOSPITALAR

O paciente em situação de emergência psiquiátrica deve ser encaminhado preferencialmente ao serviço que disponha dos recursos necessários às especificidades dessa condição, seja em pronto-socorro ou pronto atendimento. A assistência adequada assegura o vínculo entre o paciente, a equipe e a família, na busca da integralidade da atenção à saúde no sistema da rede territorial.

Cabe ao profissional de saúde promover o acolhimento e a humanização desde o atendimento inicial, evidenciados na recepção do paciente e do familiar e na avaliação do estado geral e do estado mental, registrando as observações acerca do paciente, desde o nível de consciência até os problemas identificados durante a entrevista em ambiente seguro:

- Observar as condições sobre o aspecto geral, higiene corporal e vestimenta: como se apresenta e estabelece o primeiro contato, se está desconfiado, tímido ou hostil; se está limpo ou em condições que indicam deficiência no autocuidado
- Avaliar o grau de orientação: se sabe dizer quem é, qual o próprio nome, idade, dia da semana, mês atual. Observar se há alteração na capacidade de atenção, se consegue manter a concentração, se exacerbada ou diminuída; bem como a memória imediata, recente e remota, se consegue descrever a situação atual e evocar fatos ocorridos
- Avaliar o grau de sensopercepção: se apresenta ilusão ou alucinação
- Avaliar a organização do pensamento e da linguagem: se consegue associar conhecimentos novos e antigos, integrar os estímulos internos e externos, expressar-se coerentemente, estruturar as ideias ou apresenta-se desorganizado, incoerente, com fuga de ideias.

Conforme o grau de colaboração do paciente, a entrevista é realizada em ambiente compartilhado com o familiar; se a figura familiar for motivadora do desequilíbrio emocional e mental do paciente, recomenda-se que essa pessoa se mantenha afastada, para evitar conflitos.

Após a avaliação inicial, o paciente pode ser medicado, orientado e encaminhado para acompanhamento ambulatorial em CAPS ou UBS, ou pode ainda necessitar de internação.

DIAGNÓSTICOS DE ENFERMAGEM

Os principais diagnósticos e intervenções de enfermagem para as emergências psiquiátricas estão associadas a alterações na percepção sensorial, risco de lesão e de suicídio, enfrentamento ineficaz, distúrbios do sono e processos familiares disfuncionais. Os resultados esperados após as intervenções sugeridas estão apontados na Tabela 21.1.

CONSIDERAÇÕES FINAIS

Diante da diversidade de situações que podem se apresentar nas emergências psiquiátricas, o acolhimento – sem pretensão de estabelecer julgamentos, mas de efetivamente colaborar na estabilização do quadro, com atitudes de atenção a paciente e familiares – de maneira segura e firme favorece o atendimento inicial e o acompanhamento do caso.

Para evitar riscos ao paciente e terceiros, a segurança no atendimento é essencial. Mas não se deve confundir segurança com atitudes intempestivas, abordagens abruptas e expressões pouco cordiais, pois elas agravam uma situação que poderia ser inicialmente controlada, por meio de atitudes cordatas, pacíficas e sensíveis no momento de crise.

Em geral, nesse tipo de emergência, os adultos são os pacientes mais frequentes, mas há que se atentar para crianças e adolescentes, que também podem adoecer e necessitar de atenção imediata no campo da saúde mental. Nesse contexto, há que se ponderar sobre os inúmeros fatores que influenciam a saúde mental da pessoa, como violência desencadeada por desestrutura no âmbito familiar, no trabalho, na escola, no acesso à saúde e em tantos outros que, no fim, configuram carga de grande

Tabela 21.1 Diagnósticos de enfermagem e intervenções em enfermagens psiquiátricas.

Diagnósticos de enfermagem	Resultados esperados	Intervenções principais e sugeridas
Percepção sensorial perturbada	Autocontrole de desordens na percepção, nos processos e no conteúdo do pensamento	Controle de ideias delirantes Manejo de alucinações Redução da ansiedade Orientação para a realidade
Risco de lesão	Extensão na qual o indivíduo percebe estimulação tátil, sonora, proprioceptiva, gustativa, olfatória e visual	Manejo de alucinações Orientação para a realidade Supervisão: segurança
Enfrentamento ineficaz	Autocontrole da impulsividade	Controle do comportamento: • Prevenção de autogressão e do uso de drogas ilícitas • Controle de humor • Participação em grupos de apoio
Risco de suicídio	Vontade de viver	Apoio espiritual Prevenção do suicídio Promoção da esperança Tratamento do uso de drogas lícitas e ilícitas
Padrão de sono perturbado	Bem-estar pessoal	Melhora do enfrentamento Melhora do sono Suporte emocional Aumento da segurança Prevenção do uso de drogas lícitas e ilícitas Terapia simples de relaxamento
Processos familiares disfuncionais	Ambiente social tal como caracterizado pelas relações e metas dos membros da família	Terapia familiar Mediação de conflitos Promoção da integridade familiar

Fonte: Johnson *et al.*, 2009.

monta para o indivíduo enfrentar, com maior risco de fazê-lo adoecer.

Esse adoecimento vai além do campo individual. Quando o paciente adoece, toda a família é afetada, assim como aqueles que convivem próximos e, por conseguinte, a sociedade. Portanto, é necessário ter o olhar integrador de atenção à saúde, aos aspectos sociais e às demais áreas do convívio humano para promover e manter o equilíbrio da saúde mental.

BIBLIOGRAFIA

Associação Brasileira de Psiquiatria. Debates: psiquiatria hoje. 2010. [Acesso em 27 nov 2016] Disponível em: http://www.abp.org.br/download/PSQDebates_7_Janeiro_Fevereiro_light.pdf

Barros REM, Tung TC, Mari JJ. Serviços de emergência psiquiátrica e suas relações com a rede de saúde mental brasileira. Rev Bras Psiquiatria. 2010; 32(Supl II):71-7.

Brasil. Ministério da Saúde. Lei n. 10.216, de 6 de abril de 2001. Dispõe sobre a proteção e os direitos das pessoas portadoras de transtornos mentais e redireciona o modelo assistencial em saúde mental. [Acesso em 11 jun 2016] Disponível em: http://portal.saude.gov.br/portal/saude/area.cfm?id_area=925.

Brasil. Ministério da Saúde. Portaria n. 336, de 19 de fevereiro de 2002. Modalidades dos Centros de Atenção Psicossocial. [Acesso em 11 jun 2016] Disponível em: http://bvsms.saude.gov.br/bvs/saudelegis/gm/2002/prt0336_19_02_2002.html

Calil LC, Terra JR, Chagas MHN. Como tratar: agitação em psiquiatria. Revista Brasileira de Clínica e Terapêutica. 2006;32:61-4.

Cantilino A, Zambaldi CF, Sougey EB, Rennó Jr J. Transtornos psiquiátricos no pós-parto. Rev Psiquiatr Clin. 2010;37(6):278/84.

Huf G, Coutinho ESF, Adams CE. Haloperidol mais prometazina para pacientes agitados: uma revisão sistemática. Rev Bras Psiquiatr. 2009;31(3): 265-70.

Johnson M, Bulechek G, Butcher H, Dochterman JM, Maas M. Ligações NANDA, NOC e NIC: diagnósticos, resultados e intervenções de enfermagem. 2. ed. Porto Alegre: Artmed; 2009.

Prates JG, Vargas D. Abordagens frente à agitação psicomotora e comportamento violento em emergências psiquiátricas. In: Martins HS, Damasceno MCT, Awada SBA, organizadores. Pronto-socorro: condutas do Hospital das Clínicas da Faculdade de Medicina da Universidade de São Paulo. 2. ed. Barueri: Manole; 2008. p. 1526-33.

Scivoletto S, Boarati MA, Turkiewicz G. Emergências psiquiátricas na infância e adolescência. Rev Bras Psiquiatria. 2010;32(Supl II):112-20.

Siqueira C. Comunicação terapêutica em saúde mental. Revista Portuguesa de Enfermagem de Saúde Mental. 2014;12:6-8.

Soares MS, Bueno SMV. Saúde mental: novas perspectivas. São Caetano do Sul: Yendis; 2011.

Stefanelli MC, Fukuda IMK, Arantes EC. Enfermagem psiquiátrica em suas dimensões assistenciais. Barueri: Manole; 2008.

22 Acidentes por Intoxicação, Envenenamento e Agressões de Animais

Lucia Tobase, Simone Valentim Teodoro, Luciana Vannucci, Elaine Cristina Rodrigues Gesteira e Miriam de Araujo Campos

INTRODUÇÃO

Intoxicação é uma condição, aguda ou crônica, causada pela absorção de agentes químicos na forma sólida, líquida, aerossol, gás ou vapor, por meio de contato, inalação, injeção ou ingestão. Conforme a via e o tempo de exposição ao agente, natureza da substância, toxicidade, quantidade, concentração do produto e suscetibilidade individual, acarreta danos ao organismo, por vezes, letais.

O envenenamento é provocado pela exposição ao veneno, definido como substância que ingerida, inalada, absorvida, aplicada, injetada ou desenvolvida no organismo, e mesmo em quantidade relativamente pequena, pode causar dano estrutural ou distúrbio funcional.

O conhecimento do perfil epidemiológico e a disseminação das informações sobre o agravo constitui fonte importante para gestores públicos, profissionais de saúde, pesquisadores, estudantes, imprensa e sociedade no delineamento de ações e políticas específicas de controle e prevenção das intoxicações e suas consequências.

Vinculado à Fundação Oswaldo Cruz, o Sistema Nacional de Informações Tóxico-Farmacológicas (Sinitox) é responsável pela coleta, compilação, análise e divulgação dos casos de intoxicação e envenenamento registrados pela Rede Nacional de Centros de Informação e Assistência Toxicológica (Renaciat). Essa rede é composta pelos Centros de Informação e Assistência Toxicológica (CIAT), localizados em vários estados. Funcionam todos os dias, durante 24 h, recebem solicitações via telefone, fornecem informação e orientação sobre diagnóstico, prognóstico, tratamento e prevenção de intoxicações, sobre a toxicidade das substâncias químicas e biológicas e os riscos à saúde.

Segundo a Renaciat e o Sinitox, os agentes são classificados em categorias, e, epidemiologicamente, as causas de intoxicação e envenenamento mais prevalentes são medicamentos, domissanitários, escorpiões, produtos químicos industriais, outros animais peçonhentos/ venenosos, agrotóxicos de uso agrícola, substâncias de uso abusivo, serpentes, animais não peçonhentos, aranhas, raticidas, agrotóxicos de uso doméstico, produtos veterinários, plantas, cosméticos, alimentos, metais, entre outros.

Em cerca de 90% dos casos pediátricos na faixa entre 0 a 5 anos, a intoxicação é evento frequente principalmente em domicílio por ingestão acidental. Por isso, requer atenção e orientação dos pais, responsáveis ou cuidadores para supervisionar as crianças, valorizar as medidas preventivas quanto ao ambiente seguro, restringir acessos e acondicionar e armazenar adequadamente produtos de limpeza e medicamentos.

Em idosos, em razão de as comorbidades associadas exigirem o uso terapêutico de medicamentos de maneira isolada ou combinada, tais fármacos podem aumentar a incidência

188 Parte 3 | Emergências Não Traumáticas

dos problemas relacionados. Trata-se de pessoas mais vulneráveis a eventos adversos por interação medicamentosa, ingestão incorreta em relação à dose ou troca de medicamento, principalmente na ausência de supervisão ou auxílio para medicar-se. O uso de álcool e outras substâncias também pode desencadear quadros de intoxicação.

Com o crescente desenvolvimento tecnológico, diversas substâncias são produzidas, comercializadas e transportadas – com mais frequência por via terrestre em veículos próprios. Respeitar as regras de segurança para o transporte de produtos químicos reduz significativamente o risco de acidente com produtos perigosos, a exposição de pessoas e o comprometimento ambiental. Essas situações requerem a intervenção de serviços especializados para contenção de vazamentos, controle dos riscos de exposição, contaminação ou explosão. Recomenda-se manter distância do local, controlar o fluxo de pessoas e veículos para evitar a aproximação, pois até mesmo a mudança de direção do vento pode espalhar a nuvem tóxica. Deve-se avisar o serviço de emergência sobre a ocorrência e informar os dados de identificação do produto químico, localizados na parte externa do veículo, em indicações referentes ao painel de segurança (retângulo de cor laranja com números) e rótulo de risco (losango com desenhos e cores variados). Cada número, desenho

e cor correspondem a determinados agentes e essas informações facilitam as providências no atendimento pela equipe especializada.

Os efeitos das substâncias variam conforme o agente tóxico, tempo e local de exposição, órgão ou sistema afetado, via de introdução e suscetibilidade individual, desde simples irritação nos olhos, nariz e garganta, até prurido, cefaleia, alterações cardíacas, musculares, urinárias, mentais e no sistema nervoso central (SNC), com alucinação, convulsão, coma e até morte. São frequentes as alterações gástricas com hipersialorreia, náuseas e vômito; e alterações respiratórias causadas por contato ou inalação de gás, vapor ou poeira, sendo que agentes asfixiantes como monóxido de carbono (CO), dióxido de carbono (CO_2), acetileno e metano são letais.

Conhecer as manifestações clínicas mais comuns das síndromes decorrentes da intoxicação e envenenamento é de grande valor na identificação do quadro para a intervenção rápida, além da confirmação do agente causal, com exames laboratoriais (Tabela 22.1).

O princípio básico do atendimento visa identificar o agente causal, reduzir a exposição minimizando a absorção, administrando substâncias adsorventes ou neutralizando a ação por meio de antídoto, minimizar as manifestações e evitar complicações, inclusive as advindas do vômito; por isso, recomenda-se

Tabela 22.1 Síndromes decorrentes de intoxicação e envenenamento.

Síndrome	Causa	Manifestações	Tratamento
Colinérgica	Carbamato ("chumbinho"), rivastigmina, fisostigmina, pilocarpina, organofosforado	Sialorreia, estertores, miose, vômito, confusão, sonolência, fraqueza muscular, tremores, convulsão, fasciculação, depressão e parada respiratória	Atropina, pralidoxima (em caso de organofosforado)
Anticolinérgica	Atropina, escopolamina (Buscopan®), antidepressivo (amitriptilina), antiparkinsoniano (biperideno), planta (lírio, saia branca), cogumelo (*A.muscaria*), maconha	Agitação, rubor facial, pele quente, midríase, retenção urinária, convulsão, arritmia, confusão mental, coma, depressão respiratória	Benzodiazepínico
Adrenérgica	Anfetamina, fenoterol, salbutamol, terbutalina, efedrina, cocaína, *crack*	Agitação, taquicardia hipertensão, sudorese, midríase, agressividade alucinação	

(continua)

Tabela 22.1 (*Continuação*) Síndromes decorrentes de intoxicação e envenenamento.

Síndrome	Causa	Manifestações	Tratamento
Sedativo--hipnótica	Benzodiazepínico, álcool, barbitúrico	Hipotensão, sonolência bradicardia, miose, torpor, coma	Flumazenil (antagoniza benzodiazepínico)
Opioide	Morfina, meperidina, fentanila, codeína, heroína		Naloxona (antagoniza opioide)
Seratoninérgica	Fluoxetina, ecstasy, LSD	Agitação, náuseas, rubor facial, pele quente, mucosa seca, desidratação taquicardia, arritmia	Clorpromazina
Extrapiramidal	Clorpromazina, bromoprida haloperidol, metronidazol, metoclopramida via IV	Hipertonia, rigidez de nuca, movimentos involuntários, tremores, disfagia, sialorreia, crises oculogíricas e oftalmoplegia ("olhar parado"), torpor, coma	Biperideno

não provocá-lo em caso de ingestão acidental ou voluntária. Orientações e encaminhamento para acompanhamento favorecem a recuperação em caso de uso abusivo de substâncias.

ACIDENTES COM ANIMAIS VENENOSOS E ANIMAIS PEÇONHENTOS

O envenenamento também pode ser causado por acidentes com animais peçonhentos e venenosos. São ditos peçonhentos aqueles que possuem órgãos inoculadores como dentes ocos, ferrões e aguilhões que se comunicam com glândulas de veneno, tais como serpentes, aranhas, escorpiões, lacraias, abelhas, vespas, marimbondos e arraias. Os animais venenosos não possuem órgão inoculador e provocam o envenenamento de modo passivo, por contato (água-viva, caravela, taturana, lagarta de fogo), por compressão (sapo) ou por ingestão (peixe baiacu).

O acidente por animais peçonhentos, particularmente os ofídicos, foi incluído pela Organização Mundial da Saúde (OMS) na lista de doenças tropicais negligenciadas, que acometem populações pobres em áreas rurais. No Brasil, desde 2010, o agravo foi incluído na Lista de Notificação Compulsória, em razão do elevado número de acidentes registrados no Sistema de Informação de Agravos de Notificação (Sinan). A partir da análise desses dados, por meio da vigilância epidemiológica, é possível fazer estimativas sobre a quantidade de

soro antiveneno a ser distribuída e determinar as localidades estratégicas para estruturar as unidades de atendimento e controlar os animais.

Na prevenção desses acidentes, recomenda-se manter a casa e arredores limpos, evitando acúmulo de lixo e entulho; vedar frestas e buracos em assoalho, parede e forro; colocar telas em portas e janelas; usar luvas e botas ao adentrar na mata ou em atividades na área rural.

Como cuidado básico em caso de acidentes com animais peçonhentos, recomenda-se lavar o local da picada com água e sabão. Não colocar outras substâncias, evitar garrotear o local e movimentar o acidentado excessivamente.

Em acidentes com serpentes, não postergar o atendimento na tentativa de capturar o animal. Na impossibilidade de identificação ou em caso de dúvidas se a cobra é peçonhenta ou não, encaminhar a vítima rapidamente ao serviço de saúde mais próximo para o tratamento adequado, principalmente se apresentar sintomas como:

- Dor intensa e sangramento contínuo no local, edema, hematoma
- Paresia e sensação incomum, tipo "agulhada"
- Náuseas, vômito, dor abdominal, ansiedade, agitação e mal-estar.

Conforme o tipo e a quantidade da peçonha, as manifestações podem ser tardias, requerendo a observação por, no mínimo, 12 h. No tratamento, pode acontecer de a soroterapia IV específica ser instituída somente várias horas após o acidente (6 a 12 h), o que aumenta o risco de complicações. Em razão da probabilidade de insuficiência renal, recomenda-se a hidratação parenteral e o controle do débito urinário. Considerando-se a contaminação da ferida ocasionada pela picada, indica-se a profilaxia do tétano. A Tabela 22.2 apresenta os tipos de serpentes, a manifestação no organismo após a picada e os soros recomendados para cada caso.

Os acidentes mais frequentes com aranhas são provocados por 3 tipos desse aracnídeo:

- *Loxosceles* ou aranha-marrom, que tem cerca de 3 cm, vive atrás ou embaixo de móveis, quadros, telhas, tijolos, madeiras, objetos armazenados em depósitos, garagens e ambientes com pouca iluminação e movimentação, também se alojando em sapatos
- *Phoneutria* ou aranha armadeira, que vive sob troncos, vegetação e folhas de bananeira, atrás de móveis, cortinas, sob vasos, entulhos e material de construção
- *Latrodectus* ou viúva-negra, que vive em arbustos, gramíneas, canaletas de chuva, sob

pedras, próxima ou dentro das casas, em ambientes sombreados, sob cadeiras e mesas em jardins.

Já as aranhas caranguejeiras, embora grandes, frequentemente encontradas próximas às residências, não causam acidentes graves. Quando ameaçadas, raspam as pernas traseiras contra o abdome, liberando cerdas urticantes que provocam reações alérgicas. A picada causa dor local pouco intensa e edema discreto.

O quadro de envenenamento ocasionado por aranha, também chamado de araneísmo, depende dos tipos de veneno. Denomina-se loxoscelismo o envenenamento por *Loxosceles*; foneutrismo, por *Phoneutria*; e *latrodectismo*, por *Latrodectus*.

Já o acidente escorpiônico, ou escorpionismo, é o quadro de envenenamento provocado pela inoculação de veneno dos escorpiões, frequentemente do gênero *Tityus*, de várias espécies, como escorpião-amarelo, escorpião-marrom e escorpião-preto.

Não há exame específico para confirmação do diagnóstico. Em análises laboratoriais, veri-

Tabela 22.2 Espécies mais comuns de serpentes e soros específicos.

Tipo de serpente	Ação do veneno (manifestações)	Tratamento específico
Bothrops: jararaca, jararacuçu, urutu, caiçara, cotiara, encontradas em região úmida, hábitos noturnos	Veneno de ação proteolítica, interfere na coagulação: dor, edema, sangramento local, vesículas, hematoma, hematúria, risco de infecção, necrose e insuficiência renal	Soro antibotrópico – acidente mais frequente
Lachesis: surucucu, encontrada em região úmida, florestas	Veneno de ação proteolítica, neurotóxica, interfere na coagulação: dor, sangramento local, vesículas, hematoma, edema, dor abdominal, vômitos, diarreia, bradicardia, hipotensão, risco de infecção, hematúria e insuficiência renal	Soro antilaquético Soro antibotrópico – laquético, se não distinguir o animal
Crotalus: cascavel, encontrada em regiões secas, arenosas	Veneno de ação proteolítica, neurotóxica, interfere na coagulação: lesão com ou sem marca das presas ou dor local, com sensação de formigamento, náuseas, parestesia, dor muscular generalizada, visão turva, dificuldade em manter olhos abertos e aspecto sonolento, urina escura, mioglobinúria, anúria	Soro anticrotálico
Micrurus: coral verdadeira, de hábito noturno, vive sob folhas, galhos, pedras, dentro de buracos	Veneno de ação neurotóxica, com lesão da picada pouco evidente – as presas são pequenas: dor local de intensidade variável, vômito, fraqueza muscular, visão turva, dificuldade em manter olhos abertos e aspecto sonolento, ptose palpebral, sensação de asfixia, insuficiência respiratória que pode ocasionar óbito	Soro antielapídico

fica-se que hiperglicemia, leucocitose e hipopotassemia ocorrem precocemente após acidentes moderados e graves. Em dosagens seriadas, a elevação de enzimas isoenzima MB de creatina quinase (CK-MB, do inglês *creatire kinase MB izoenzyme)*, aspartato aminotransferase/transaminase glutâmica oxalacética CAST/TGO), desidiogenase láctica (LDH, do inglês *lactate desidrogenase*) e Troponina I indica comprometimento cardíaco, principalmente nos casos mais graves. Desequilíbrio ácido/básico do tipo misto, acidose metabólica e alcalose respiratória também podem ocorrer.

Os acidentes com aranhas e escorpiões podem ser prevenidos por medidas de cuidado com o meio ambiente. Evitar acúmulo de lixo e entulho em áreas circunvizinhas ao domicílio ou local de trabalho, preservar os predadores naturais, evitar pendurar roupas na parede, manter cama e berço afastados da parede e inspecionar o calçado antes do uso estão entre os cuidados. A Tabela 22.3 apresenta as espécies mais comuns de aranha e escorpião, a manifestação no organismo após a picada e os soros recomendados para cada caso.

Independentemente do tipo de animal peçonhento que ocasionou o acidente, a vítima deve ser encaminhada rapidamente para avaliação no serviço de saúde. No Brasil, não existe soro polivalente ou universal e, para cada tipo de acidente, há um soro específico a ser aplicado, em dose proporcional à gravidade de cada caso. Em grau leve, que não necessariamente vai exigir soroterapia específica, podem ser utilizadas medidas sintomáticas para alívio da dor, como analgésico, anestésico local, sedativo e anti-inflamatório. Já em grau moderado a grave, a soroterapia específica é necessária e não há contraindicação para aplicação do soro em gestantes.

Outros tipos de acidentes têm características menos fatais, como os causados por himenópteros (abelha, vespa), lepidópteros (lonomia, lagarta, taturana) e celenterados ou cnidários (água viva, caravela). Abelhas formam sociedades e, quando próximas ao enxame, ao serem atacadas, as primeiras que picam o alvo liberam feromônio, estimulando as demais para o ataque coletivo. Assim, evitar barulho e som alto, odores fortes e cores berrantes são recursos para a prevenção desse tipo de ataque.

Em relação aos lepidópteros, acidentes com lonomia são os mais preocupantes. Cerdas e espinhos contêm o veneno que, quando inoculado ao contato, provoca desde dor intensa e queimadura local até reações sistêmicas e hemorragia por coagulopatia.

Tabela 22.3 Espécies mais comuns de aranhas e escorpiões e soros específicos.

Aranha e escorpião	Ação do veneno (manifestações)	Recomendações
Phoneutria: aranha armadeira. É agressiva, salta até 40 cm de distância, de hábitos noturnos	Veneno neurotóxico. A picada, com poucos sinais visíveis no local, causa dor imediata e intensa. Raramente, ocorre agitação, náuseas, vômitos e diminuição da pressão sanguínea	Lidocaína Soro antiaracnídico
Loxosceles: aranha marrom. É pequena, de hábitos noturnos, não é agressiva	Veneno de ação proteolítica. A picada acontece quando comprimida, ao vestir roupa ou calçado. É pouco dolorosa, causa edema, mal-estar, náuseas, febre. A lesão com bolhas tende a ficar endurecida, escurecida, com necrose, de difícil cicatrização; pode ocorrer hemólise intravascular, escurecimento da urina e insuficiência renal aguda	Lidocaína Soro antiloxoscélico Soro antiaracnídico
Latrodectus: aranha viúva negra. Não é agressiva, de hábitos noturnos	Veneno neurotóxico. Dor local, agitação, ansiedade, mialgia, fasciculação, hipertensão, taquicardia	Soro antilatrodectus (SALatr por via IM)
Escorpião preto e amarelo	Veneno neurotóxico. Dor e parestesia local, náuseas, vômito, agitação, ansiedade, sudorese, falta de ar, arritmia, edema agudo de pulmão	Lidocaína Soro antiescorpiônico ou antiaracnídico, se necessário

IM: intramuscular.

Acidentes com celenterados durante o banho de mar requerem precaução, pois os tentáculos aderidos na pele inoculam o veneno contido nos nematocistos, mesmo com a pessoa fora da água.

As manifestações clínicas podem ser de natureza tóxica ou alérgica. Além do desconforto físico, dor e reação inflamatória local, a hipersensibilidade individual e as múltiplas picadas/agressões determinam a gravidade das reações, podendo culminar em alterações sistêmicas, como edema de glote, anafilaxia e até mesmo óbito. Por isso, epinefrina, anti-histamínicos, corticosteroides e oxigenoterapia compõem o arsenal terapêutico nessas situações. A Tabela 22.4 apresenta os cuidados especiais para casos de lesão envolvendo himenópteros, lepidópteros e celenterados.

ACIDENTES COM ANIMAIS DOMÉSTICOS

Nos acidentes e agressões por animais domésticos, principalmente na área urbana, o cão é o principal animal envolvido na maioria dos casos. Nessas situações, a atenção inicial é direcionada aos cuidados locais com os ferimentos, mas é preciso considerar também o risco de exposição ao vírus da raiva, em razão da alta letalidade da doença, de aproximadamente 100%. Compreendida como uma antropozoonose, apenas mamíferos transmitem e adoecem pelo vírus. O morcego é o principal responsável pela manutenção da cadeia silvestre, além de outros reservatórios como macaco, guaxinin, cachorro-do-mato e raposa. Na área urbana, destaca-se o cão e, menos frequentemente, o gato. Os poucos casos de raiva inter-humana indicam relação com transplante de órgãos de doador infectado.

As manifestações clínicas iniciais são inespecíficas, com duração de 2 a 4 dias, e caracterizam-se por mal-estar, discreta elevação da temperatura, cefaleia, dor de garganta, náuseas, anorexia, irritabilidade e sensação de angústia. Pode ocorrer hiperestesia e parestesia no trajeto de nervos periféricos próximos ao local da mordedura, além de alterações de comportamento.

Tabela 22.4 Cuidados especiais para casos de lesão envolvendo himenópteros, lepidópteros e celenterados.

Animais e manifestações	Cuidados especiais
Himenópteros: abelha, vespa. A picada ocasiona dor local, prurido, edema, eritema. Picadas múltiplas (acima de 100) ocasionam reações sistêmicas, hemólise intravascular, insuficiência respiratória, rabdomiólise, insuficiência renal, coagulopatias	Retirar os ferrões pela raspagem com lâmina, evitar pinça – que pode comprimir as bolsas de veneno e piorar o quadro. As bolsas possuem musculatura própria e, após 2 min do acidente, o veneno é completamente inoculado. Compressas frias aliviam a dor. O tratamento é sintomático, não há soroterapia específica
Lepidópteros: lonomia, taturana, lagarta. O contato com as espículas ocasiona reações urticariformes, dor, eritema. Em casos graves, ocorrem náuseas, dor abdominal, tontura, coagulopatia, gengivorragia e hematúria	Manter o membro elevado, aplicar compressa fria, analgésico, anti-histamínico, corticoide. Compressas frias ou geladas aliviam a dor. Em acidente por lonomia, avaliar indicação do soro antilonômico
Celenterados: água viva, caravela. O contato com os tentáculos contendo nematocistos provoca lesões urticariformes, dolorosas, eritema linear, arritmia, insuficiência respiratória. Evitar lavar com água doce (provoca osmose e passagem do veneno) ou esfregar o local (ocasiona o rompimento dos nematocistos)	Manter o membro afetado em repouso. Retirar os tentáculos cuidadosamente: usar luvas, pinça ou objeto de ponta romba Lavar o local com solução salina, água do mar ou solução de vinagre (ácido acético 5%) por cerca de 10 min para inativação do veneno Remover os nematocistos remanescentes: aplicar uma pasta de bicarbonato de sódio e solução salina ou água do mar no local, esperar secar e retirar com objeto de ponta romba Aplicar bolsa de gelo ou compressa de água do mar fria por 5 a 10 min e corticoide tópico aliviam a dor e os sintomas locais

Posteriormente, a raiva humana pode se apresentar na forma furiosa ou paralítica. Na primeira, evolui com manifestações de ansiedade e hiperexcitabilidade progressivas, febre, delírios, espasmos musculares involuntários e até convulsões. Na tentativa de ingestão de líquidos, espasmos dos músculos da laringe, faringe e língua dificultam a deglutição, com sialorreia intensa, disfagia, hiperacusia e fotofobia. Na forma paralítica, ocorre parestesia, dor e prurido no local da mordedura, evoluindo com paralisia muscular flácida precoce e febre elevada e intermitente. A paralisia ocasiona alterações cardiorrespiratórias, retenção urinária e obstipação intestinal. Em geral, não apresenta hidrofobia e a consciência é preservada.

Diante dos sintomas, o diagnóstico laboratorial da raiva humana é realizado por imunofluorescência direta para identificação do antígeno rábico, em decalques de células de córnea, biopsia da pele da nuca (folículo piloso) ou da saliva (coletada antes da higienização oral ou aspiração da via respiratória). Em casos de não vacinação prévia do paciente, a pesquisa de anticorpos no soro, por meio da soroneutralização, é importante no diagnóstico *in vivo*. Anticorpos no liquor, mesmo após vacinação, também indicam infecção pelo vírus da raiva, traduzida em encefalite grave.

A transmissão percutânea da raiva é favorecida pela inoculação do vírus contido na saliva e secreções do animal infectado por meio da mordedura, arranhadura ou lambedura de mucosa ou pele lesionada, uma vez que os receptores do vírus rábico localizam-se na pele e nas mucosas do ser humano. Inicialmente, o vírus se multiplica no ponto de inoculação, atinge o sistema nervoso periférico e migra para o SNC, disseminando-se para outros órgãos e glândulas salivares.

Com frequência, a mordedura atinge membros inferiores e superiores. Por vezes, acomete cabeça e tronco. Lesões em extremidades, área genital e acima do pescoço são mais preocupantes em relação à evolução na exposição rábica, por serem áreas mais inervadas.

Segundo a profundidade, a extensão e o número de ferimentos provocados, as lesões são classificadas em:

- Leves: decorrentes de lambedura ou arranhadura superficial, em membros e tronco, exceto extremidades

- Graves: provocadas por lambedura em mucosas, com depósito de saliva e risco de o vírus da raiva atravessar a barreira da mucosa; lesão em cabeça, mãos e pés devido a grande concentração de terminações nervosas nessas regiões; ferimentos múltiplos, extensos ou profundos que dificultam a limpeza local e oferecem maiores riscos de exposição ao vírus.

Em se tratando de ataque por gato ou cão, a observação por 10 dias é essencial para avaliar o comportamento do animal. Se mantido inalterado, dispensa terapêutica do paciente. Diante de alteração do comportamento do animal ou na impossibilidade de observação, as medidas de tratamento são estabelecidas conforme a classificação da lesão, com aplicação de vacina ou soro antirrábico, segundo protocolo institucional elaborado com base nas orientações do Ministério da Saúde.

A indicação é determinada pelo tipo de exposição e condição do animal agressor, como mostra a Tabela 22.5.

A recomendação de dose (0,5 ou 1 mℓ) independe da idade e do peso e a via de aplicação (intramuscular, em deltoide ou vasto lateral da coxa) varia conforme o fabricante. Em crianças até 2 anos, administrar no vasto lateral da coxa. A vacina não deve ser administrada na região glútea, pois pode resultar em níveis de anticorpos mais baixos. O esquema profilático na pré-exposição é indicado aos grupos que se expõem aos animais, sejam profissionais ou pessoas viajando para locais de alta prevalência da doença. Na pós-exposição, conforme o caso, a imunização deve ser iniciada imediatamente, mesmo em procura tardia de tratamento (após 1 ano do acidente), em razão da variação do período de incubação, em média de 2 semanas a 3 meses após a agressão.

A profilaxia da raiva canina, por meio da vacinação anual, contribui para a redução dos riscos de ocorrência da raiva humana. Entretanto, as agressões decorrentes dos ataques desses animais podem provocar sequelas físicas e psicológicas, infecção, tétano e até mesmo o óbito, de acordo com a gravidade dos danos resultantes.

Em geral, não se recomenda a sutura das lesões, a fim de evitar o aprofundamento do vírus em outros tecidos; mas, se houver ris-

Tabela 22.5 Profilaxia da raiva humana.

Tipo de exposição	Condições do animal agressor e procedimentos		
	Cão ou gato sem suspeita de raiva (animais vacinados, sadios, que vivem em domicílio, circulam na rua acompanhados pelo dono)	Cão ou gato com suspeita de raiva (animais conhecidos com comportamento anormal ou de origem desconhecida)	Cão ou gato raivoso, desaparecido ou morto Animais silvestres (mesmo domiciliados) Animais domésticos de interesse econômico ou de produção
Contato indireto	Lavar ferimento com água e sabão; não tratar		
Acidentes leves Ferimento superficial, pouco extenso, geralmente único, em tronco e membros (exceto mãos e polpas digitais e planta dos pés), por mordeduras ou arranhaduras Lambedura de pele com lesões superficiais	Lavar com água e sabão Observar o animal por 10 dias após a exposição Se o animal permanecer sadio: encerrar o caso Se morrer, desaparecer ou se tornar raivoso: administrar 5 doses de vacina (dias 0, 3, 7, 14 e 28)	Lavar com água e sabão Observar o animal por 10 dias após a exposição Iniciar profilaxia: • 2 doses (dias 0 e 3). • Se permanecer sadio: suspender profilaxia e encerrar o caso • Se morrer, desaparecer ou se tornar raivoso: administrar 5 doses de vacina (dias 0, 3, 7, 14 e 28)	Lavar com água e sabão Iniciar o esquema com 5 doses de vacina nos dias 0, 3, 7, 14 e 28
Acidentes graves Ferimentos na cabeça, face, pescoço, mãos, polpas digitais e/ou planta do pé Ferimentos profundos, múltiplos ou extensos, em qualquer região do corpo Lambedura de mucosas e/ou de pele onde já existe lesão grave Arranhadura profunda	Lavar com água e sabão Observar o animal por 10 dias após exposição e iniciar esquema de profilaxia Administrar 2 doses: no dia 0 e no dia 3 Se animal permanecer sadio, encerrar o caso Se o animal morrer, desaparecer ou se tornar raivoso: continuar profilaxia, administrar soro e completar até 5 doses: 1 dose nos dias 7, 14 e 28	Lavar com água e sabão Observar o animal por 10 dias após exposição e iniciar esquema de profilaxia: iniciar com soro e 5 doses de vacina nos dias 0, 3, 7, 14 e 28. Se animal permanecer sadio, suspender profilaxia e encerrar o caso	Iniciar o esquema com soro e 5 doses de vacina nos dias 0, 3, 7, 14 e 28

Fonte: Ministério da Saúde, 2014.

co de comprometimento funcional, estético e necessidade de reconstrução, pode ser efetuada mediante infiltração prévia com soro antirrábico.

Em todas as situações, verificar se o tipo de acidente ocorrido é de notificação compulsória e proceder aos encaminhamentos necessários. É importante destacar que a comunicação eficiente durante os processos favorece o controle e monitoramento dos eventos, locais de ocorrência, previsão na aquisição e distribuição de recursos terapêuticos e imunobiológicos.

ATENDIMENTO PRÉ-HOSPITALAR

No atendimento pré-hospitalar (APH), depara-se com acidentes por intoxicação e com animais ocorridos nos mais diferentes cenários, desde residência, via pública, local de trabalho, em momento de lazer, ambiente terrestre ou aquático. Diferentes abordagens são realizadas, conforme a situação e em função do agente causador, conforme o algoritmo apresentado na Figura 22.1.

ATENDIMENTO HOSPITALAR

No atendimento hospitalar, as ações imediatas são estabelecidas conforme a identificação do agente causador do acidente e as possíveis repercussões orgânicas decorrentes da exposição, como mostra o algoritmo na Figura 22.2.

DIAGNÓSTICOS DE ENFERMAGEM

No processo de atendimento ao cliente vítima de intoxicação, envenenamento ou acidentes envolvendo animais, é necessário identificar os principais problemas produzidos por esses agravos, como disfunção física e mental, a fim de traçar os diagnósticos de enfermagem e as intervenções necessárias (Tabela 22.6).

CONSIDERAÇÕES FINAIS

Na atenção em caso de intoxicação, envenenamento ou acidentes com animais, diversas áreas são envolvidas, desde as ações de prevenção até o atendimento. Requer a integração dos serviços relacionados à ecologia e cuidados ambientais, atenção à saúde nas diferentes complexidades, planejamento e infraestrutura para determinar os pontos estratégicos de vigilância, monitoramento e atendimento dos eventos, na disponibilização e distribuição de recursos terapêuticos de acordo com as especificidades de cada quadro. É relevante promover ações de educação permanente, acesso aos conhecimentos atualizados, treinamento aos profissionais da saúde para reconhecer suspeito do acidente

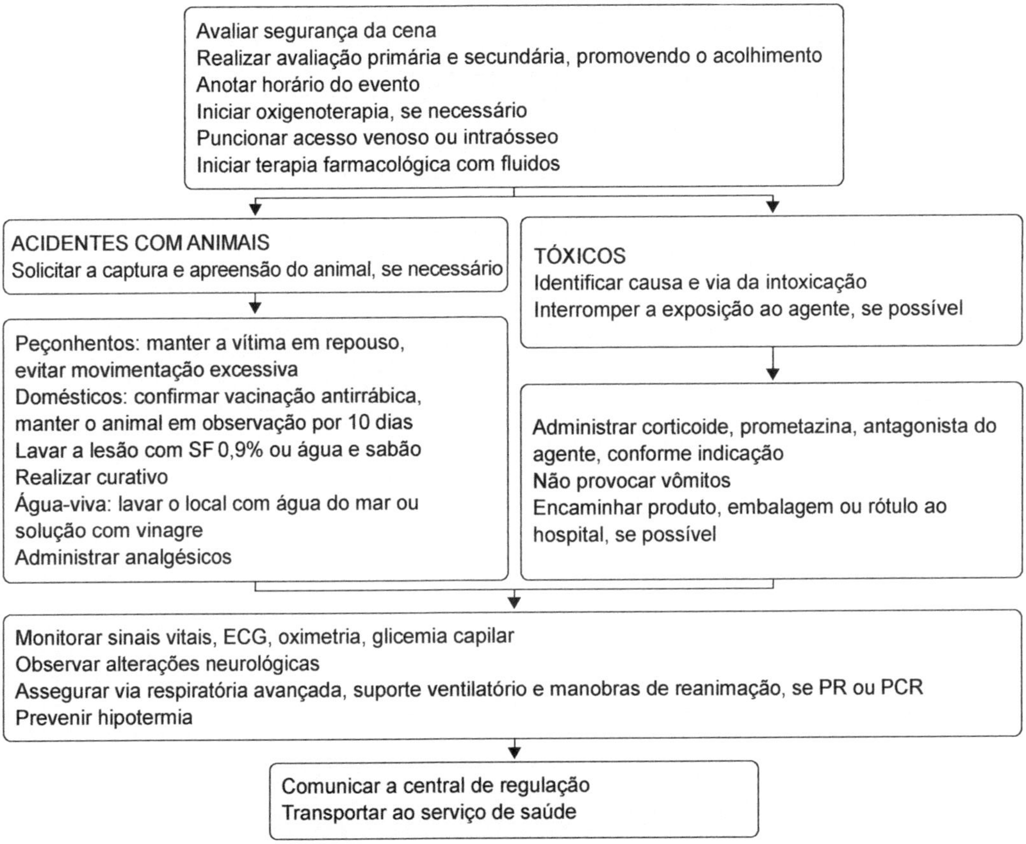

Figura 22.1 APH em caso de intoxicação, envenenamento ou acidentes com animais. SF: soro fisiológico; ECG: eletrocardiografia; PR: parada respiratória; PCR: parada cardiorrespiratória.

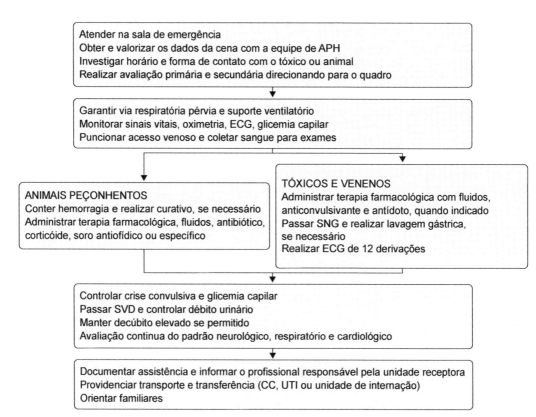

Figura 22.2 Atendimento hospitalar em caso de intoxicação, envenenamento ou acidentes com animais. SNG: sonda nasogástrica; SVD: sonda vesical de demora; CC: centro cirúrgico; UTI: unidade de terapia intensiva.

Tabela 22.6 Diagnósticos de enfermagem e intervenções em caso de intoxicação, envenenamento ou acidentes com animais.

Diagnósticos de enfermagem	Resultados esperados	Intervenções principais
Risco de lesão	Esforços do indivíduo ou do cuidador para controlar comportamentos capazes de causar lesão física	Controle do ambiente: segurança Educação para a saúde
Processos do pensamento perturbados	Estado de alerta, orientação e atenção em relação ao ambiente	Monitoramento neurológico Promoção da perfusão cerebral Tratamento e uso de drogas lícitas e ilícitas
Risco de aspiração	Movimento de entrada e saída de ar nos pulmões	Controle de vias respiratórias Monitoramento respiratório Precauções contra aspiração
Padrão respiratório ineficaz	Diminuição da gravidade da resposta imune sistêmica de hipersensibilidade a um antígeno ambiental (exógeno)	Controle da anafilaxia Controle de vias respiratórias Administração de medicamentos Cuidados de emergência
Náuseas	Redução dos sintomas de náuseas, espasmos e vômito	Controle de náuseas, vômitos Controle hidreletrolítico Reposição rápida de líquidos

(continua)

Tabela 22.6 (*Continuação*) Diagnósticos de enfermagem e intervenções em caso de intoxicação, envenenamento ou acidentes com animais.

Diagnósticos de enfermagem	Resultados esperados	Intervenções principais
Comunicação verbal prejudicada	Capacidade para receber, interpretar e expressar mensagens faladas, escritas e não verbais	Controle do ambiente
Perfusão tissular cerebral ineficaz	Fluxo sanguíneo unidirecional, livre de obstruções e com pressão adequada nos grandes vasos da circulação sistêmica e pulmonar	Promoção da perfusão cerebral
	Adequação do fluxo sanguíneo nos vasos cerebrais para a manutenção da função cerebral	Precauções contra convulsões
Confusão aguda	Estado de alerta, orientação e atenção em relação ao ambiente	Monitoramento neurológico Promoção da perfusão cerebral Controle do ambiente

Fonte: Johnson *et al.*, 2009.

por animal peçonhento e assegurar agilidade, qualidade no atendimento e tratamento específico. No âmbito da sociedade, ações de educação em saúde, atenção à saúde ambiental, estimulando o senso de cidadania, na conscientização e adoção de comportamentos seguros, podem traduzir-se na reflexão sobre os hábitos e costumes de risco, principalmente em grupos sociais mais vulneráveis.

BIBLIOGRAFIA

Aehlert B. ACLS: emergências em cardiologia: um guia para estudo. 3. ed. São Paulo: Elsevier; 2004.

American Heart Association. Circulation. 2010;122(18 Suppl 3). [Acesso em 15 dez 2016]. Disponível em: http://circ.ahajournals.org/content/122/18_suppl_3

Brasil. Agência Nacional de Transportes Terrestres. Produtos Perigosos. [Acesso em 19 out 2016] Disponível em: http://www.antt.gov.br/index.php/content/view/4961/Produtos_Perigosos.html.

Brasil. Ministério da Saúde. Acidentes por animais peçonhentos. [Acesso em 15 dez 2016] Disponível em: http://portalsaude.saude.gov.br/index.php/o--ministerio/principal/secretarias/svs/acidentes--por-animais-peconhentos

Brasil. Ministério da Saúde. Esquema para profilaxia da raiva humana com vacina de cultivo celular. Brasília: Ministério da Saúde; 2014. [Acesso em 4 jan 2017] Disponível em: http://portalsaude.saude.gov.br/images/pdf/2014/agosto/06/af-cartaz-profilaxia-raiva-ago2014-grafica.pdf.

Brasil. Ministério da Saúde. Fiocruz. Intoxicações e envenenamentos. [Acesso em 15 dez 2016] Disponível em: http://www.fiocruz.br/biosseguranca/Bis/virtual%20tour/hipertextos/up2/intoxicacoes_envenenamentos.htm.

Brasil. Ministério da Saúde. Manual de diagnóstico e tratamento de acidentes por animais peçonhentos. 2. ed. Brasília: Fundação Nacional de Saúde; 2001. [Acesso em 22 jan 2016]. Disponível em: http://portal.saude.gov.br/portal/arquivos/pdf/manu_peconhentos.pdf.

Brasil. Ministério da Saúde, Fiocruz, Sinitox. Tabela 3. Casos, óbitos e letalidade de intoxicação humana por agente e por região. Brasil, 2008. [Acesso em 22 jan 2016]. Disponível em: http://www.fiocruz.br/sinitox_novo/media/tab03_brasil_2008.pdf.

Brasil. Ministério da Saúde. Ministério da Saúde, Secretaria de Vigilância em Saúde, Departamento de Vigilância Epidemiológica Normas técnicas de profilaxia da raiva humana. Brasília: Ministério da Saúde; 2014.

Calil AM, Paranhos WY. O enfermeiro e as situações de emergência. São Paulo: Atheneu; 2007.

Criança Segura Brasil. Como prevenir envenenamento e intoxicação. [Acesso em 26 jan 2016] Disponível em: http://criancasegura.org.br/categoria--dica/area-risco/intoxicacao/

Instituto Butantan [homepage]. [Acesso em 15 dez 2016] Disponível em: http://www.butantan.gov.br/

Johnson M, Bulechek G, Butcher H, Dochterman JM, Maas M. Ligações NANDA, NOC e NIC: diagnósticos, resultados e intervenções de enfermagem. 2. ed. Porto Alegre: Artmed; 2009.

Martins HS, Damasceno MCT, Awada SB. Pronto-socorro: condutas do Hospital das Clínicas da Faculdade de Medicina da Universidade de São Paulo. 2. ed. Barueri: Manole; 2008.

Oliveira RG. Blackbook Pediatria. 4. ed. Belo Horizonte: Blackbook; 2011.

Queiroz MCAP, Caldas JNAR. Dermatologia comparativa: lesão de ataque por caravela portuguesa (Physalia physalis). An Bras Dermatol. 2011;86(3):611-12.

Sistema Nacional de Informações Tóxico-Farmacológicas [homepage]. [Acesso em 15 dez 2016] Disponível em: http://sinitox.icict.fiocruz.br/.

Wilson D, Hockenberry M. Wong: manual clínico de enfermagem pediátrica. Rio de Janeiro: Elsevier; 2012.

23 Eventos com Múltiplas Vítimas

Lucia Tobase, Edenir Aparecida Sartorelli Tomazini e Simone Valentim Teodoro

INTRODUÇÃO

Frequentemente nos deparamos com notícias veiculadas nos meios de comunicação sobre acontecimentos que atingem um grande número de pessoas, seja por causa natural ou decorrente de intervenções humanas.

Conceitualmente, o Ministério da Saúde define catástrofe como "um acontecimento súbito de consequências trágicas e calamitosas". Segundo a Organização Mundial de Saúde (OMS), catástrofe é um "fenômeno ecológico súbito de magnitude suficiente para necessitar de ajuda externa". Ainda segundo o Ministério da Saúde, "desastre é um acontecimento calamitoso que ocorre de súbito e ocasiona grande dano ou prejuízo". Para a OMS, desastre é um "fenômeno de causas tecnológicas de magnitude suficiente para necessitar de ajuda externa".

Esses acontecimentos catastróficos, de causa natural, como terremotos e enchentes, ou desastrosos, provocados pelo ser humano, como explosões e ataques com armamentos, promovem o desequilíbrio entre os recursos disponíveis para o atendimento de um número maior de pessoas, requerendo ajuda externa. Como consequência, desencadeiam outros problemas, relacionados ao incremento de traumatismos, exposição às intempéries, maior ocorrência de doenças evitáveis, redução dos padrões de resistência imunológica coletiva, alteração da saúde mental, escassez de alimentos, fome e desnutrição, além da exposição a produtos perigosos.

Cada tipo de situação, pelas características intrínsecas, apresenta determinado padrão de lesões. Nos acidentes aéreos, abundam os grandes queimados e os traumas multissistêmicos; os desastres ferroviários provocam muitas mutilações e amputações; os acidentes de trânsito produzem graves traumatismos cranianos e de coluna.

A imprevisibilidade do acontecimento e a instabilidade do cenário exigem a atuação de profissionais capacitados para delinear as medidas de prevenção e atuar na intervenção. Diferentes recursos são priorizados de acordo com cada contexto, seja em situações locais de grande proporção, de projeção nacional ou frente a eventos internacionais, quando os danos ultrapassam as fronteiras da saúde, abrangendo questões políticas e diplomáticas que podem colocar em risco a segurança e as relações entre as nações.

Mesmo eventos de menores proporções, em que o número de vítimas é superior a 5, são considerados *eventos com múltiplas vítimas*. Segundo o Ministério da Saúde, a definição do número 5 (cinco) é considerada limite, em razão da necessidade de mudança de comportamento das equipes de atendimento, baseando-se no conceito do "melhor cuidado de saúde para o maior número possível de vítimas, no momento em que elas mais precisam, no menor tempo possível e com os recursos disponíveis".

Nesse sentido, o atendimento em eventos com múltiplas vítimas é um desafio aos serviços de atendimento pré-hospitalar (APH) móvel e hospitalares que atendem urgências. Independentemente das dimensões do acontecimento, alguns aspectos merecem especial atenção na organização do atendimento emergencial, pois nas situações em que as necessidades de cuidados excedem os recursos imediatamente disponíveis, esse desequilíbrio pode refletir a incapacidade dos serviços no manejo desse problema.

Às vezes, essa dificuldade sequer é percebida, mas o caos se agrava e muitas vidas podem ser perdidas, apesar das medidas extraordinárias adotadas para manter a capacidade mínima de atendimento imediato.

Para o enfrentamento desse desafio, segundo a OMS, é necessário considerar alguns aspectos:

- Liderança: iniciada em nível federal, fomentada pela criação de um centro nacional de organização de desastres com interface multissetorial, constitui-se em ferramenta que evidencia o preparo da nação para o enfrentamento da situação. A organização em diferentes níveis, considerando a atenção por parte das três esferas governamentais (municipal, estadual e federal) ao priorizar a questão e promover o intercâmbio, nas ações preventivas e de intervenção são recomendadas. Essa liderança também é necessária inclusive na cena do evento; o comando é preferencialmente horizontal, com, no máximo, cerca de 5 a 6 pessoas em posições estratégicas – comando geral, transporte, posto médico, distribuição de recursos e destino das vítimas
- Recursos humanos: dispor de profissionais suficientes para atendimento às urgências, considerando o aspecto quantitativo e qualitativo, é fundamental. Nesse aspecto, a ênfase na capacitação dos recursos humanos para a formação de competências em manejos posteriores é determinante para o sucesso do atendimento. Em algumas situações, conforme a dimensão do evento, a presença de profissionais de outras áreas, voluntários que desconhecem aspectos que os colocam em risco no APH, pode ser um fator agravante; até mesmo o profissional da área de APH, se movido pela alta carga emocional vigente na situação, no ímpeto de ajudar, pode se colocar em risco também. Nesse sentido, a atenção psicológica, inclusive após o evento, é suporte importante aos envolvidos e aos profissionais, em razão dos riscos de traumas emocionais, depressão e suicídio, conforme a magnitude da situação enfrentada
- Recursos materiais: referem-se à disponibilidade de recursos materiais, como medicamentos, tecnologia e equipamentos, bem como sistemas de gestão de suprimentos que influenciam no manejo e distribuição dos recursos. Em nível local, por exemplo, um serviço de saúde que trabalha com estoques mínimos, em razão da redução de custo, ao atender a demanda emergencial subitamente aumentada, tem os recursos esgotados em pouquíssimo tempo, caracterizando o deslocamento do caos, de um cenário de rua para o interior do hospital
- Informação: estabelecer programas de informação em saúde para prevenção e redução dos riscos favorece o enfrentamento da comunidade, principalmente diante da comunicação prévia dos eventos previsíveis. Ações educativas junto à população fortalecem a prevenção e instrumentalizam a comunidade nas ações básicas diante de ocorrências inesperadas, minimizando os efeitos danosos. Quando a própria população tem noção de cuidado para autoajuda e capacidade de ajudar o outro, colabora na sobrevivência de muitos e reduz a dependência da assistência de profissionais especializados. No âmbito institucional, recomenda-se que o plano de emergência estabelecido pelo serviço seja previamente testado, em simulações-piloto para identificação dos aspectos a serem adequados e, periodicamente, conferindo regularidade no preparo necessário para garantir bom atendimento nessa situação inesperada. Durante o evento, a comunicação das informações por meio de rádio, telefone, sinalizadores e apitos facilita o contato entre os elementos da cena para assegurar a efetividade do atendimento
- Recursos financeiros: estabelecer estratégias de financiamento em saúde nas situações emergenciais, considerando o alto custo decorrente desses eventos. O planejamento intersetorial com interface e articulação de diferentes esferas governamentais e ações interinstitucionais devem estar em sinergia pelo objetivo comum. A superação de entraves políticos e administrativos na integração entre instituições fortalece as parcerias na prevenção e redução dos riscos e no preparo para os eventos
- Prestação dos serviços de saúde: é a capacidade de resposta adequada dos serviços de saúde, capacitados por meio de educação continuada para o atendimento de eventos com múltiplas vítimas e manejo de incidentes em massa, mediante suporte operacional e logística, na alocação dos recursos.

ORGANIZAÇÃO E COORDENAÇÃO DO ATENDIMENTO COM MÚLTIPLAS VÍTIMAS

Os serviços de APH e hospitalar recebem a comunicação do evento e iniciam as primeiras ações do plano de contingências.

Após a comunicação do evento à Central de Regulação Médica, o primeiro objetivo é controlar a área para limitar a extensão do dano, orientar ações e medidas efetivas de segurança, proteção e atendimento aos envolvidos, no menor tempo possível.

O papel da Central de Regulação Médica inclui:

- Identificar o evento: estabelecer os dados da ocorrência e organizar as informações fornecidas na solicitação de atendimento
- Informar a cadeia hierárquica: situar os responsáveis, nos diferentes níveis hierárquicos e, conforme a dimensão do evento, comunicar às esferas governamentais
- Avaliar a magnitude da ocorrência: dimensionar e providenciar os recursos humanos, materiais e a área física necessária
- Alertar serviços e equipes de apoio: a interface entre os diferentes serviços de saúde, bombeiros, policiamento, companhia de gás, energia, tráfego e outras instâncias, como defesa civil, facilita a comunicação e é essencial na integração da rede de atendimento
- Manter contato com a coordenação local: monitor as ações locais, garantindo a provisão de recursos para o atendimento e encaminhamento das vítimas.

DELIMITAÇÃO DE ÁREAS DE RISCO E SEGURANÇA NO LOCAL DO EVENTO

No serviço de atendimento móvel de urgências, a primeira equipe que chega à cena dá início à avaliação rápida, informa à Central de Regulação sobre as condições do local, o tipo de apoio e os recursos adicionais necessários para o enfrentamento da situação.

Em seguida, define a área de segurança para realocar as vítimas a serem retiradas do local de risco e inicia a triagem até a chegada das outras equipes e profissionais que efetivamente assumirão o comando na organização e a coordenação das ações de atendimento e transporte.

O local e as proximidades do evento são classificados em diferentes áreas ou zonas, segundo o risco e a segurança:

- Zona quente: área central do desastre, onde pode haver grande risco remanescente do evento gerador da ocorrência
- Zona morna: área de transição entre a quente e a fria, onde a situação de risco é moderada
- Zona fria: área de segurança, de menor risco para as vítimas, equipes de APH móvel e resgate.

✂ Importante

Os princípios básicos no atendimento são: triagem, transporte e tratamento. E o foco das ações na triagem: comando, classificação e controle. A comunicação e os registros são essenciais.

Após análise rápida, as áreas de risco e segurança são definidas para que a equipe inicie o processo de triagem somente para avaliar sobre a maior quantidade possível de vítimas com potencial de recuperação. Se o profissional se detém no atendimento de uma única vítima, as demais poderão ser prejudicadas e não receberão o auxílio necessário em tempo hábil.

No APH, em razão dos riscos iminentes no local do evento, é necessário ponderar sobre as vantagens e desvantagens na seleção do método mais adequado ao serviço. Se a área quente não estiver controlada, com probabilidade de ocorrer novos episódios, as vítimas devem ser retiradas da área de risco e triadas em local mais seguro. A outra possibilidade é quando a área quente estiver controlada e sem risco de novo incidente; aqui, as vítimas são triadas no local e retiradas para tratamento imediato no posto médico avançado (PMA), conforme as cores atribuídas na triagem.

Esse PMA é montado em área fria, posicionado estrategicamente para facilitar o fluxo de saída das vítimas, separadas em locais distintos segundo prioridade de atendimento. A estrutura é formada por lonas, tendas ou barracas, identificadas também pelas cores vermelha, amarela, verde e preta, onde as equipes multiprofissionais realizam os procedimentos necessários para estabilização e imobilização do paciente; providenciam identificação e registro de dados no cartão de cada indivíduo, preparando-o, conforme o caso, para o transporte e encaminhamento à rede hospitalar, de acordo com orientações do coordenador local ou da Central de Regulação Médica.

CLASSIFICAÇÕES NO LOCAL DO EVENTO E TRIAGEM

A triagem consiste na classificação das pessoas vitimadas pelo evento, baseando-se na gravidade do estado de saúde, com a finalidade de beneficiar o maior número possível de pacientes. Essa divisão é estabelecida em função das condições de cada vítima, conforme o número de acometidos. Existem vários métodos de triagem aplicáveis no serviço de atendimento extra-hospitalar e hospitalar, como: CRAMP, START, JumpSTART, START modificado, SALT, Sacco e Care Flight Triage.

O método START (do inglês, *simple triage and rapid treatment*) é empregado por profissionais da área da saúde ou não, devido a sua facilidade e rapidez na triagem, realizada, no máximo, em 30 s na avaliação de cada vítima.

Utiliza tiras ou cartões coloridos e baseia-se nos seguintes critérios:

- Capacidade de deambulação
- Frequência respiratória (FR)
- Reenchimento capilar (RC) ou pulso radial
- Estado neurológico (responde à ordem simples).

A Tabela 23.1 apresenta a classificação de vítimas em relação ao código de cores.

A triagem é um processo dinâmico e necessita de avaliação permanente, pois uma vítima classificada inicialmente com uma cor pode ter seu estado agravado e ser reclassificada com outra em curto intervalo de tempo; por exemplo: uma vítima verde pode piorar e ser reclassificada como vermelha.

Utilizando o START durante o processo de triagem, como mostra a Figura 23.1, o objetivo do profissional é classificar as vítimas, não prestar cuidado direto, de imediato, exceto em duas condições: estancar hemorragias rapidamente e promover a abertura de via respiratória, ao identificar que a vítima não respira.

As demais intervenções serão realizadas por outros profissionais que não estejam envolvidos na triagem.

Outro método utilizado é o CareFlight Triage, com abordagem qualitativa, desenvolvido na Austrália, em 2001, com a intenção de padronizar os critérios de triagem em incidentes de múltiplas vítimas, tanto com adultos quanto com crianças. É simples e rápido, realizado em

Tabela 23.1 Classificação por cores no método START.

Cor	Prioridade	Locomoção	Características	Parâmetros
Vermelho	1ª prioridade: atendimento e transporte imediatos	Não deambula	Risco de morte iminente; deve ser socorrida e transportada imediatamente	FR > 30 rpm ou RC > 2 s ou ausência do pulso radial ou alteração neurológica (não responde a ordem simples)
Amarelo	2ª prioridade: recebe atendimento enquanto aguarda o transporte de todas as vítimas vermelhas	Não deambula	Não há indicativos de risco de morte imediata, enquanto aguarda o transporte	FR: 10 a 29 rpm RC < 2 s Integridade neurológica
Verde	3ª prioridade: recebe atendimento enquanto aguarda o transporte de todas as vítimas amarelas	Deambula	Não necessita de transporte imediato, apresenta lesões de menor gravidade	Se deambular, a vítima é retirada da zona quente, sem avaliação imediata de FR, RC e estado neurológico
Preto (alguns países utilizam as cores branca ou cinza)	Última prioridade no transporte	Não deambula	Apresenta sinais de lesões graves, não respira	FR ausente após abertura de via respiratória

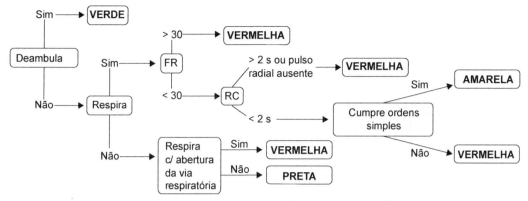

Figura 23.1 Fluxograma de triagem utilizando o START modificado.

até 15 s, baseado na observação qualitativa dos sinais vitais, ao avaliar a capacidade da vítima em responder a comandos simples, seguido da presença de respiração e pulso radial. Esse método se diferencia do START por não avaliar o ritmo respiratório e considerar a resposta ao comando no início da avaliação.

Ao chegar ao ambiente hospitalar, nova triagem é efetuada para confirmar as condições atuais das vítimas e as reais necessidades de prioridades no atendimento (Figura 23.2).

Além do método START, a avaliação na triagem pode ser baseada em cinco itens: circulação, respiração, abdome, motricidade, palavra (método CRAMP).

FLUXOGRAMA DE TRIAGEM UTILIZANDO O CRAMP

O método CRAMP é utilizado somente por profissionais da saúde, porque exige conhecimento de anatomia e fisiologia. As pontuações variam de 0 a 2 para cada item e, quanto maior a pontuação, melhor a condição da vítima (Tabela 23.2).

Os valores totalizados de 0 a 10 são relacionados com a cor previamente estabelecida em tabela própria. A classificação final resulta no mesmo fluxo do método START (Tabela 23.3).

A capacidade da instituição para prover os primeiros atendimentos depende da disponibilidade, em relação ao número de profissionais, de diferentes categorias e especialidades, e de recursos, desde insumos materiais para

✍ Importante

Considerar que, além das pessoas vitimadas no evento, haverá procura pelo serviço em demanda espontânea, por pessoas não relacionadas ao evento e que buscam atendimento na instituição. Portanto, isso também requer previsão de recursos.

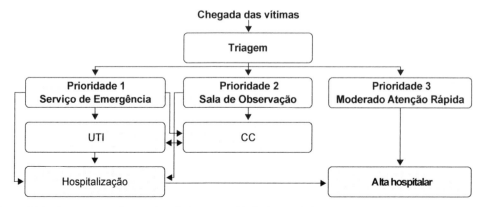

Figura 23.2 Triagem e atendimento hospitalar. UTI: unidade de terapia intensiva; CC: centro cirúrgico.

Tabela 23.2 Critérios de avaliação na triagem pelo método CRAMP.

Pontos	Circulação	Respiração	Abdome	Motricidade	Palavra
2	100 < pulso > 60 RC < 2 s PAS > 100	36 < FR > 10 Tórax íntegro	Íntegro	Preservada, obedece aos comandos	Fala normal, orientada
1	60 < pulso > 100 RC > 2 seg 100 < PAS > 85	10 < FR > 36 Tórax comprometido, alteração do padrão respiratório	Comprometido	Resposta motora sob estímulo doloroso	Confuso, resposta incoerente
0	Pulso e RC ausentes PAS < 85	Respiração agônica ou ausente	Abdome rígido ou aberto	Sem resposta	Não fala

PAS: pressão arterial sistólica.

Tabela 23.3 Classificação da vítima segundo a cor e a totalização da pontuação atribuída.

Pontos	Cartão	Significado	Prioridade de evacuação
-	Branco	Morto	5ª
0 a 1	Preto	Crítico não recuperável, com lesão muito grave e risco de morte em 5 a 15 min	3ª
2 a 6	Vermelho	Crítico recuperável, lesão grave e risco de morte nas próximas 2 h	1ª – transporte imediato
7 a 8	Amarelo	Pode aguardar, lesão grave sem risco de morte nas próximas 24 h	2ª
9 a 10	Verde	Pode aguardar, lesão leve ou ausente	4ª

assistência e equipamentos, como salas operatórias, leitos de UTI, serviço de laboratório e exames.

De modo geral, o enfrentamento do evento requer mobilização, articulação e integração de diferentes áreas e serviços. Essa intersetorialidade entre serviços de saúde, controle de trânsito, órgãos sanitários e controle do ambiente, segurança pública, controle de água e energia, entre outros, são essenciais para organizar as ações de atendimento às vítimas.

Após o evento, é necessário acompanhar a evolução dos acometidos e analisar as possíveis causas para proposição de medidas preventivas, a fim de evitar eventos futuros.

As Figuras 23.3 e 23.4 apresentam as ações recomendadas para APH e atendimento hospitalar de casos de trauma envolvendo múltiplas vítimas.

Esses eventos com múltiplas vítimas ocorrem de forma inesperada, surpreendendo, sobrecarregando e alterando profundamente as atividades da rotina diária dos hospitais, especialmente das unidades de emergência.

Segundo o Ministério da Saúde, o planejamento hospitalar para circunstâncias de desastres deve incluir um Plano de Mobilização Hospitalar para garantir o atendimento às vítimas de desastre ocorrido na região de influência do hospital; além disso, deve contemplar um Plano de Segurança Hospitalar para minimizar os efeitos de um sinistro ocorrido nas próprias dependências do hospital. Exigências semelhantes são critérios estabelecidos para a acreditação das organizações hospitalares, como propõe a Joint Commission on Accreditation of Healthcare Organizations (JCAHO).

No âmbito hospitalar, diante da comunicação sobre evento com múltiplas vítimas, prioriza-se:

- Nas ações institucionais:
  - Preparar a área de recepção e triagem, desocupando locais que poderão ser utilizados no atendimento de múltiplas vítimas, imediatamente ao receber a informação, antes da chegada das primeiras vítimas.

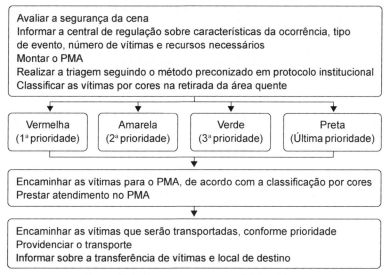

Figura 23.3 APH em eventos de múltiplas vítimas.

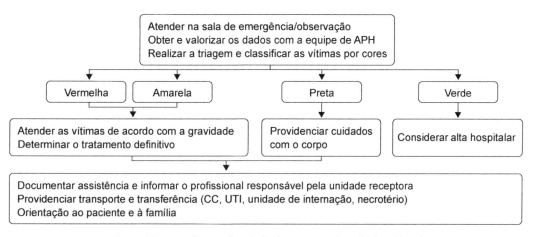

Figura 23.4 Atendimento hospitalar (em eventos de múltiplas vítimas).

Considerar a característica do evento e prováveis condições de saúde afetadas, segundo os diversos riscos e mecanismos de lesão, exposição a agentes diversos, explosão, desabamento e intoxicação

- Definir, comunicar e identificar, inclusive visualmente – por meio de colete ou crachá –, os profissionais coordenadores do atendimento; enfermeiro e médico organizam os atendimentos – sem prestar assistência direta –, atribuem funções, decidem pelas intervenções prioritárias e encaminhamentos para outras instituições. Conforme a situação, é necessário convocar outros profissionais, mesmo fora do horário de trabalho
- Alertar as equipes multiprofissionais, os setores de apoio e outras unidades para a reorganização dessa nova demanda
- Informar sobre a localização de recursos materiais, equipamentos e áreas pré-definidas para descontaminação ou intervenções para conhecimento e autonomia de todos
- Nas ações assistenciais:
  - Receber, identificar e (re)classificar rapidamente as vítimas, avaliando seu estado atual: as vítimas são recepcionadas, aco-

lhidas e novamente triadas para encaminhamento às diferentes áreas, sendo identificadas com as cores vermelha, amarela, verde ou preta e organizadas conforme a prioridade de atendimento e protocolos da instituição

- Realizar o primeiro atendimento rapidamente: priorizar as condições que colocam a vida da vítima em risco iminente. Em presença de lesões menores, apenas proteger os ferimentos; posteriormente, os demais cuidados serão prestados
- Encaminhar os pacientes menos graves para outras unidades, a fim de diminuir o movimento na unidade de emergência, favorecendo o atendimento simultâneo e imediato aos que necessitam de cuidado emergencial
- Assistir todos os pacientes de forma equânime e padronizada, mesmo que não oriundos do evento de múltiplas vítimas.

CONSIDERAÇÕES FINAIS

Os eventos que envolvem múltiplas vítimas podem acarretar desordem ambiental, social, cultural, econômica, afetiva, de saúde pública, entre outras. Para responder adequadamente a essas situações, é essencial que toda a população tenha conhecimentos mínimos sobre as ações a serem realizadas, que haja controle, comando e comunicação efetiva para que profissionais e voluntários possam trabalhar com o mesmo objetivo.

As equipes de saúde, assim como profissionais do corpo de bombeiros, da defesa civil, da companhia de energia elétrica, de empresas responsáveis por produtos químicos, devem estar capacitados quanto às intervenções e aos fluxos de atendimento. Nesses incidentes, algumas ações são fundamentais para a organização e agilidade das equipes de atendimento, como avaliação da cena, delimitação das zonas quente, morna e fria, conhecimento prévio quanto aos critérios para classificação das vítimas, organização do PMA e transporte para hospitais. Os diversos métodos de triagem utilizados em ambientes pré-hospitalar e hospitalar objetivam colaborar com a classificação das vítimas, de acordo com a prioridade de evacuação da zona quente para fria e desta para hospitais. O método START é o mais conhecido e utilizado mundialmente, por ser prático e rápido. A principal intenção na triagem é contribuir para o atendimento do maior número de vítimas, de maneira que todo o contexto seja permeado por acolhimento e humanização das vítimas, familiares, profissionais, voluntários e transeuntes.

BIBLIOGRAFIA

Brasil. Ministério da Integração Nacional. Secretaria Nacional de Defesa Civil. Manual de Medicina de Desastres. 3. ed. Brasília: Ministério da Integração Nacional; 2007.

Damasceno MCT, Ribera JM. Desastres e incidentes com múltiplas vítimas: plano de atendimento – preparação hospitalar [Acesso em 3 jul 2016]. São Paulo: Secretaria de Estado da Saúde; 2012. Disponível em: http://www.saude.sp.gov.br/ses/perfil/gestor/homepage/desastres/preparacao-hospitalar-para-atendimento-de-desastres-e-incidentes-com-multiplas-vitimas/incidentes_com_multiplas_vitimas_e_desastres_2012.pdf.

Higa SEM, Atallah AN. Guia de medicina de urgência. 2. ed. Barueri: Manole; 2008.

Secretaria de Saúde do Estado de São Paulo. plano de abandono de hospitais. 2012. [Acesso em 4 jan 2017] Disponível em: http://www.saude.sp.gov.br/resources/ses/perfil/gestor/homepage/desastres/preparacao-hospitalar-para-abandono/plano_de_abandono_2012.pdf

The JumpSTART Pediatric MCI Triage Tool. [Acesso em 1º jul 2016] Disponível em: http://www.jumpstarttriage.com/Sacco_Triage_Method.php

The Sacco Triage Method. [Acesso em 1º jul 2016]. Disponível em: http://www.saccotriage.com/

Thomas RR, Oliveira AC. Plano de contingência para atendimento em desastre. In: Fonseca AS, Peterlini FL, Cardoso MLAP, Lopes LLA, Diegues SRS, organizadores. Enfermagem em emergência. Rio de Janeiro: Elsevier; 2011.

24

Tecnologias na Atenção às Urgências

Denise Maria de Almeida, Meire Bruna Ramos, Thatiane Facholi Polastri, Lucia Tobase e Heloisa Helena Ciqueto Peres

INTRODUÇÃO

Tecnologia em saúde, segundo a Organização Mundial da Saúde (OMS), é a busca e aplicação de conhecimentos e habilidades para geração e desenvolvimento de instrumentos de trabalho, equipamentos e processos, organizados na forma de dispositivos, medicamentos, vacinas, procedimentos, triagem diagnóstica, sistemas organizacionais e de suporte. Por meio da ampliação das capacidades humanas, visa promover a saúde, prevenir e tratar doenças e reabilitar as pessoas, melhorando sua qualidade de vida. Por isso, o anúncio da criação de uma nova tecnologia promove fortes expectativas e motivações humanas nos pacientes, profissionais da saúde e administradores de instituições de saúde e empresas.

Liaropoulos propôs a seguinte hierarquização das tecnologias:

- Tecnologia biomédica: equipamentos e medicamentos enquanto recursos que interagem diretamente com pacientes
- Tecnologia médica: associação da tecnologia biomédica com procedimentos, como anamnese, técnicas cirúrgicas, normas técnicas para o uso de aparelhos que exigem treinamento dos profissionais de saúde, aplicáveis na área preventiva, diagnóstica, terapêutica, reabilitativa e administrativa
- Tecnologia de atenção à saúde: tecnologia médica acrescida ao sistema de suporte organizacional, estrutura de apoio técnico e administrativo, sistemas de informação e organização da prestação de atenção à saúde (hospitais, ambulatórios, secretarias de saúde, Ministério da Saúde)
- Tecnologia em saúde: combinação das tecnologias apresentadas com os componentes

que atuam fora do sistema de saúde (saneamento, controle ambiental, direitos trabalhistas, educação e política econômica). São categorizadas em emergentes (em fase de investigação ou desenvolvimento), novas (já passaram das fases de avaliação de eficiência e efetividade, porém ainda não estão amplamente difundidas no sistema de saúde), estabelecidas (com amplo uso na prática médica) e obsoletas (em fase de abandono, porém ainda utilizadas).

A tecnologia em saúde possui um ciclo de vida, que se inicia com o processo de desenvolvimento e implementação. Esse ciclo é composto por cinco fases: inovação, difusão inicial, incorporação, utilização plena e eventual abandono ou obsolescência. A nova tecnologia deve primar pela beneficência, melhorar o resultado definível e de valor, com aumento aceitável dos custos totais; e diminuir outros custos associados ao problema de saúde em questão, ou seja, deve mostrar-se segura, eficaz, eficiente, útil e com uma boa relação custo-benefício.

As avaliações das tecnologias em saúde são ferramentas para organização dos conhecimentos sobre determinada tecnologia: mensuração de sua eficácia, efetividade, segurança, impactos econômicos, sociais e ambientais, além do potencial de equidade de questões éticas e culturais. O processo de tomada de decisão dos gestores torna-se mais fácil, racional e menos subjetivo a partir do conhecimento sobre a conveniência do uso de determinada tecnologia, custo-benefício para a instituição e real necessidade de novas investigações sobre o novo recurso.

As inovações tecnológicas ocupam cada vez mais espaço nas instituições, no entanto, os recursos humanos permanecem na centralidade dos processos produtivos, uma vez que o ser humano é o maior capital das organizações e a realização do trabalho depende das pessoas. Para o bom desempenho no atendimento ao paciente em situação de emergência é necessário que os profissionais desenvolvam habilidades técnicas e cognitivas para se tornarem competentes no enfrentamento de situações inesperadas, com segurança e agilidade. Diante disso, surge a necessidade de constante atualização e qualificação de estudantes e profissionais que atuam na atenção às urgências.

TECNOLOGIAS NA EDUCAÇÃO PARA FORMAÇÃO INICIAL E DESENVOLVIMENTO PROFISSIONAL

Metodologias ativas para a promoção da aprendizagem significativa na área de urgências

O ensino do atendimento de urgências e emergências deve facilitar a aquisição de competências de maneira que o estudante e/ou profissional, aqui chamados aprendizes, sejam capazes de mobilizar e aplicar os conhecimentos em cenários reais de maneira pertinente, garantindo sua segurança e a dos indivíduos atendidos.

A aquisição dessas competências pode ser facilitada pelo ensino que conduz à aprendizagem significativa; quando o aprendiz consegue atribuir significado, socialmente embasado e cientificamente construído, à nova informação, a partir da integração da mesma à sua estrutura cognitiva, isto é, ao conteúdo organizado e hierarquizado sobre o assunto estudado (conhecimento prévio). A aprendizagem significativa favorece a aplicação pertinente do conhecimento na prática e permite que seja incorporado à memória de longa duração.

O ensino por meio de metodologias ativas tem grande potencial para favorecer a aprendizagem significativa, pois confere um papel ativo ao aprendiz, partindo de seu conhecimento prévio e utilizando cenários reais ou simulados para a construção do conhecimento. O professor/instrutor, enquanto mediador da aprendizagem, tem a função de criar situações desafiadoras que coloquem o aprendiz em ação, ajudando-o a traçar o melhor percurso para a construção do conhecimento.

Neste contexto, destacam-se como estratégias potencializadoras da aprendizagem significativa as metodologias da problematização, da aprendizagem baseada em problemas e do ensino baseado em simulação.

Problematização

É o método em que o aprendiz, a partir de problemas extraídos da realidade observada, problematiza essa mesma realidade e, após os estudos, propõe intervenções, caracterizando o movimento dialético *prática-teoria-prática*.

Baseia-se no Método do Arco, de Charles Maguerez, e resumidamente é desenvolvida pelas seguintes etapas:

- Observação da realidade (prática): os aprendizes vão a campo com o professor, que os estimula a identificar naquele contexto as dificuldades e as discrepâncias, que serão transformadas em problemas
- Pontos-chave: os aprendizes, por meio da reflexão e ancorados em seus conhecimentos prévios, delineiam os possíveis determinantes para os problemas encontrados
- Teorização: os aprendizes saem em busca de informações que os ajudem na abordagem dos problemas. Definem sua estratégia de pesquisa, que vai desde a consulta em livros e internet até a consulta com especialistas da área de estudo
- Hipóteses de solução: após os estudos efetuados, os aprendizes elaboram as possíveis soluções para os problemas identificados
- Aplicação à realidade (prática): os aprendizes voltam à realidade para nela intervir de acordo com as soluções encontradas.

Por meio da problematização, os aprendizes desenvolvem não só sua habilidade de observar a realidade sob diferentes ângulos, como também, a partir da discussão com seus pares, aprendem estratégias diversificadas para abordagem de problemas.

Aprendizagem baseada em problemas

Aprendizagem realizada por meio do estudo de problemas simulados, para a abordagem de conteúdos específicos em determinada temática. Tem como apoio os grupos tutoriais, pelos quais os problemas são abordados em 7 passos:

- 1º encontro tutorial:
  1. Leitura do problema e esclarecimento dos termos desconhecidos.

2. Identificação do(s) problema(s) presente(s) no enunciado.
3. Discussão do problema e formulação de hipóteses que o expliquem, a partir do conhecimento prévio dos aprendizes (*brainstorming*).
4. Resumo da discussão e das hipóteses levantadas.
5. Determinação dos objetivos de aprendizagem, identificando os assuntos que precisarão ser estudados para a proposição de soluções para o problema.

- Estudo individual:
6. Busca de informações: estudo individual baseado nos objetivos de aprendizagem elencados. Busca em livros, internet, consulta com especialistas da área de estudo.

- 2º encontro tutorial:
7. Rediscussão dos problemas com a integração dos conhecimentos adquiridos nos estudos individuais, a fim de elaborar possíveis caminhos para a resolução.

Na apredizagem baseada em problema, diferentes recursos pedagógicos, sob a forma de tecnologias digitais, podem ser utilizados como disparadores para as discussões, tais como: infográficos; jogos digitais, também denominados de *serious games*; objetos de aprendizagem; vídeos; animações e realidade virtual; mapas conceituais; mapas mentais; *webquests*; história em quadrinhos digital; fotografias; redes sociais; reportagens; *quizzes*; filmes, entre outros.

Não podemos deixar de citar aqui os ambientes virtuais de aprendizagem que podem servir como *locus* para a construção de cursos de curta de duração, totalmente *online* ou na modalidade híbrida, alternando-se os momentos teóricos virtuais com práticas presenciais. Podem também servir de apoio à chamada "sala de aula invertida", na qual os aprendizes estudam o conteúdo previamente e vão para a sala de aula para discuti-lo.

A utilização desses recursos torna o ensino mais atraente e próximo da realidade dos jovens aprendizes mais familiarizados com o uso da tecnologia em seu dia a dia; além de facilitar a consolidação do conhecimento e alinhar-se às recomendações da American Heart Association (AHA, 2015) para proposição de treinamentos, mais curtos e mais frequentes, voltados para autoaprendizagem, com inclusão de vídeos ou módulos em computador.

Ensino baseado em simulação

O desenvolvimento tecnológico e as discussões acerca do cuidado seguro destacam o ensino baseado na simulação; trouxeram à luz estudos que mostram a eficácia do método para o desenvolvimento de competências, habilidades e atitudes relativas ao atendimento de pacientes voltado para a ética e a segurança.

A simulação consiste na criação de cenários que reproduzam, o mais próximo possível, aspectos clínicos da realidade, com o objetivo de preparar os aprendizes, em ambiente protegido, para atuarem com êxito em situações reais.

O planejamento de uma simulação envolve: delineamento do tema e dos objetivos do cenário; elaboração do roteiro e do caso; determinação do realismo ou complexidade da simulação; organização do tempo; descrição do cenário, com materiais e equipamentos necessários; descrição das características dos atores/participantes, dos pontos críticos e dos pontos de virada; preparo do *debriefing* e uma breve descrição do caso para o voluntário.

O realismo ou complexidade da simulação se relaciona a três dimensões que envolvem o ambiente, os equipamentos (simuladores) e a dimensão psicológica. Para o ambiente, será necessário preparar o cenário o mais próximo possível da realidade. Os simuladores, enquanto recursos tecnológicos, podem ser divididos em três grupos: pacientes simulados (atores, aprendizes voluntários e professores especialmente treinados), simuladores de pacientes (manequins de alta, média ou baixa fidelidade) e *softwares* que replicam virtualmente os cenários reais.

Os simuladores do tipo manequim, que interagem, falam, simulam movimentos corporais e alterações fisiopatológicas, são considerados de alta fidelidade. Os manequins que reproduzem movimentos, porém, com menor sofisticação tecnológica, são considerados de média fidelidade e os manequins estáticos, de baixa fidelidade. Para atingir um alto grau de fidelidade na dimensão psicológica, cabe ao mediador delinear a simulação para torná-la o mais realista possível, construindo roteiros e cenários a partir de conteúdos baseados em evidências, que estimulem a reflexão crítica sobre a situação nas discussões acerca das habilidades para resolução de problemas e formação das competências para o cuidado ético e seguro.

Instituições de saúde, internacionais e nacionais, vêm adotando a técnica de *simulação in situ*. Nela, a simulação acontece no ambiente real de trabalho e os participantes são os profissionais que compõem a equipe multiprofissional. A simulação *in situ* permite, por exemplo, a detecção de ameaças à segurança do paciente relacionadas ao ambiente, equipamentos e competência dos profissionais.

No ambiente virtual, a simulação pode ser desenvolvida por meio de objetos de aprendizagem, realidade virtual, jogos e ambientes multidimensionais. Como exemplo da utilização da realidade virtual na área de saúde, temos o *Second Life*, que possibilita a criação de ambientes simulados tridimensionais, com profissionais representados por avatares, possibilitando a interação com o *software* e colaboração com seus pares no processo ensino-aprendizagem.

As metodologias ativas oferecem um amplo leque de possibilidades pedagógicas para a formação inicial e o desenvolvimento profissional na área da saúde. O êxito está atrelado a diferentes fatores, destacando-se o planejamento adequado das situações de aprendizagem, o preparo pedagógico dos professores/instrutores e a conscientização dos aprendizes acerca de sua responsabilidade com a própria aprendizagem.

Essas metodologias têm ainda potencialidades para fortalecer a capacitação de profissionais de saúde nos Núcleos de Educação em Urgências, organizados a partir das diretrizes do Programa de Qualificação da Atenção Hospitalar em Urgências.

APLICAÇÃO DOS RECURSOS TECNOLÓGICOS NA ATENÇÃO ÀS URGÊNCIAS

O amplo desenvolvimento científico e tecnológico no setor da saúde e a consequente diversidade de recursos disponíveis requer análise crítica sobre sua contribuição efetiva e influência em situações de emergência, no aumento da sobrevivência, da qualidade de vida ou redução de sequelas. As inovações tecnológicas contribuem para melhorar o resultado da assistência prestada, facilitam a atividade do profissional de saúde no atendimento e gestão em emergências e o diagnóstico rápido, provendo um diferencial ao tratamento. Um exemplo disso é possibilidade de realizar ultrassonografia (USG) em paciente durante a reanimação cardiopulmo-

nar (RCP) pois permite avaliar a contratilidade miocárdica e identificar causas potencialmente tratáveis na parada cardiorrespiratória (PCR), como hipovolemia, pneumotórax, tromboembolismo pulmonar ou tamponamento cardíaco.

Métodos para assegurar a reanimação cardiopulmonar de alta qualidade

Considerando que a RCP de alta qualidade salva vidas, ela requer atenção em alguns aspectos importantes, pois a eficácia das compressões torácicas varia conforme: posição da vítima e do socorrista, posição das mãos no tórax, profundidade, frequência e minimização das interrupções das compressões, retorno completo do tórax e ventilação excessiva.

Entretanto, a qualidade de desempenho na reanimação ainda precisa melhorar muito, mesmo quando a RCP é realizada por profissionais de saúde, tanto em ambiente intra quanto extra-hospitalar.

Para aperfeiçoar o desempenho na reanimação, quatro áreas se relacionam com a qualidade da RCP:

* Métricas de desempenho na RCP pela equipe: avaliação da fração de compressão torácica (tempo total de realização das compressões), frequência, profundidade e retorno do tórax e ventilação
* Monitoramento e *feedback*: tecnologia para monitorar parâmetros na reanimação, avaliando desempenho na RCP e as respostas fisiológicas da vítima
* Logística e nível da equipe: trabalho em equipe, treinamento específico com cenários distintos, conforme a finalidade (intra ou extra-hospitalar)
* Melhoria e qualidade contínua da RCP: uso de *checklists*, dados do desempenho na RCP e mecanismos de *debriefing*

Quanto à avaliação do desempenho na RCP, há dispositivos que avaliam a frequência e a profundidade das compressões, apresentando-as em gráfico e em suporte audiovisual (Figura 24.1).

Há outros dispositivos que informam em tempo real sobre a profundidade e frequência das compressões durante a RCP, por meio de eletrodos de desfibrilação posicionados no tórax. O acelerômetro, por exemplo, envia a in-

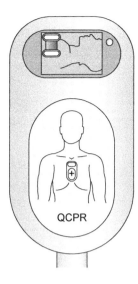

Figura 24.1 Dispositivo que fornece informação em tempo real sobre a profundidade/deslocamento e frequência das compressões para o desfibrilador, com *feedback* audiovisual.

formação em tempo real sobre profundidade/deslocamento e frequência das compressões para o desfibrilador e, por sua vez, o desfibrilador fornece o *feedback* ao usuário por meio de gráfico, com mensagens de texto e áudio (Figura 24.2).

Point of care

Os equipamentos desenvolvidos para os testes *point of care*, conhecidos como testes realizados próximo ao paciente ou à beira do leito, visam a obter rapidamente resultados de exames e possibilitar a tomada de decisões efetivas clinicamente em um curto espaço de tempo. Esses testes têm aplicações cada vez mais abrangentes.

O sistema de tecnologia *point of care* facilita a avaliação eficiente de biomarcadores, com dispositivos portáteis e tiras impregnadas com reagentes. Requerem apenas uma gota de sangue para análises imediatas e para realização do teste laboratorial à beira do leito, com maior rapidez no resultado, na análise de biomarcadores como troponina (cTn), peptídeo natriurético cerebral (BNP, do inglês *brain natriuretic peptide*) e dímero D. Essa tecnologia pode ajudar a confirmar diagnósticos, como infarto agudo do miocárdio (IAM), insuficiência cardíaca e tromboembolismo, facilitando tratamento precoce de emergências, com chance de melhor prognóstico (Figura 24.3).

DISPOSITIVOS DE COMPRESSÃO AUTOMÁTICA

Pistão mecânico

Este equipamento produz a depressão do esterno por meio de um pistão acionado por gás ou por eletricidade, ao comprimir o tórax, com frequência pré-definida. Alguns dispositivos incorporam, na extremidade do êmbolo, um copo de sucção, concebido para descomprimir ativamente o tórax após cada compressão (Figura 24.4).

As evidências não demonstraram benefício com o uso de dispositivos mecânicos com pistão em relação à RCP manual, que permanece como padrão de atendimento. Contudo, tais dispositivos podem ser uma alternativa razoável para uso por profissional devidamente treinado.

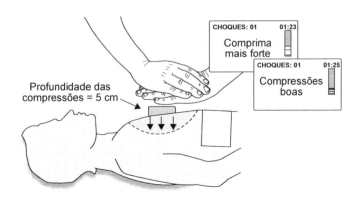

Figura 24.2 Dispositivo que mensura a profundidade (*compression deeper*) e a frequência (*compression faster*) das compressões torácicas por meio de monitor.

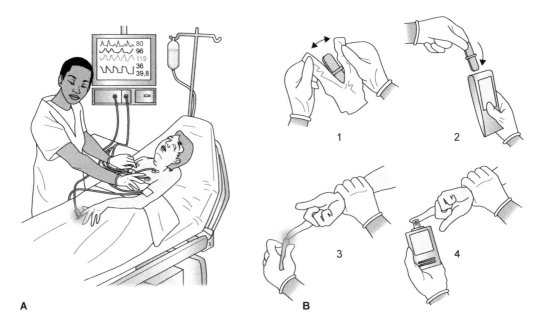

Figura 24.3 A. Situação de emergência com identificação da necessidade de realização de teste *point of care*. **B.** Realização do exame (na sequência 1 a 4) com fita reagente e gota de sangue, em testes no local de atendimento.

Faixa de distribuição de força

O mecanismo de compressão por faixa de distribuição de força funciona como uma bomba de perfusão não invasiva. É composto por prancha e faixa pneumática que se ajusta automaticamente ao tórax do paciente, no momento em que o equipamento é acionado, promovendo compressões consistentes e contínuas (Figura 24.5).

Contudo, tanto o uso do dispositivo de faixa de distribuição de força quanto a RCP manual mostraram-se equivalentes em relação ao resultado de sobrevivência em PCR hospitalar. Assim, as compressões manuais continuam a ser o padrão de cuidados na PCR, mas esse dispositivo pode ser uma alternativa razoável para utilização por pessoal devidamente treinado.

REGISTROS DE REANIMAÇÃO

Reconhecidamente, os registros de reanimação são fundamentais, sob os aspectos ético e legal, como instrumentos de avaliação das

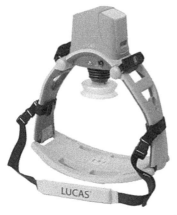

Figura 24.4 Pistão mecânico (Lucas®).

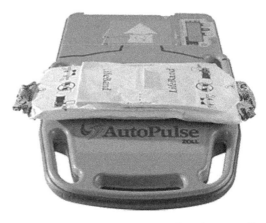

Figura 24.5 Faixa de distribuição de força (AutoPulse®).

intervenções realizadas e indicadores de qualidade do atendimento prestado durante e após o atendimento da PCR. Desde a década de 1990, muitos esforços têm sido despendidos no sentido de padronizar os registros desses atendimentos por meio de protocolos e modelos para registrar a PCR. Após sua criação, o Protocolo de Utstein tem sido utilizado para padronizar esses registros e muitos sistemas de saúde o adotam. A utilização de registros de atendimento da PCR viabiliza a comunicação entre os profissionais da saúde e permite a realização de estudos de sobrevida e prognóstico de reanimação cardiocerebral.

Em vários países, o registro das PCR é efetuado via plataforma *online*; nos EUA, é disponibilizado aos profissionais como a base de dados americana Get with Guidelines. Esses registros permitem avaliar a quantidade de PCR no país; o atendimento prestado; o tempo entre reconhecimento e início da RCP realizada por profissionais e por leigos, utilizando somente compressões; o monitoramento de RCP e dióxido de carbono exalado no final da expiração, para avaliar a qualidade das compressões torácicas e sobrevivência à alta hospitalar sem sequelas neurológicas; além dos registros segundo o modelo de Utstein e outros dados. A diversidade de avaliação contribui na implantação de políticas públicas para melhorar o atendimento das vítimas e aumentar os índices de sobrevivência sem sequelas neurológicas.

CONSIDERAÇÕES FINAIS

O avanço tecnológico na área da atenção à saúde traz benefícios para os profissionais e usuários dos serviços, como, por exemplo, diagnóstico à beira do leito, acompanhamento e monitoramento do paciente em tempo real, agilidade no diagnóstico e tratamento das urgências e emergências. Contudo, a adoção das tecnologias deve ser criteriosa, observando-se aspectos como: relação custo-benefício, melhoria nos indicadores de atendimento, vida útil da tecnologia, necessidade de atualização, impacto dos custos para o sistema de saúde, ampliação do acesso às tecnologias para a população, diretrizes para garantir a segurança do paciente e do profissional, entre outros.

Em relação à segurança do paciente, é importante enfatizar que os profissionais devem ser capacitados para o uso das tecnologias. Nesse sentido, treinamentos práticos podem potencializar a aprendizagem ao conferir um papel ativo aos aprendizes. Vale salientar ainda que, eticamente, é dever do profissional manter-se atualizado, pois não há tecnologia que substitua o raciocínio clínico, embasado nas melhores evidências disponíveis, para a tomada de decisão assertiva no âmbito do atendimento às urgências.

BIBLIOGRAFIA

Brasil. Ministério da Saúde. Avaliação de tecnologias em saúde: Ferramentas para gestão do SUS. Série A. Normas e manuais técnicos. Brasília; 2009. p. 19-28. [Acesso em 27 mar 2016] Disponível em: http://bvsms.saude.gov.br/bvs/publicacoes/avaliacao_tecnologias_saude_ferramentas_gestao.pdf

Brasil. Ministério da Saúde. Política Nacional de Gestão de Tecnologias em Saúde. Brasília: Ministério da Saúde; 2010. p. 9-25. [Acesso em 29 mar 2016] Disponível em: http://bvsms.saude.gov.br/bvs/publicacoes/politica_nacional_gestao_tecnologias_saude.pdf

Brooks SC, Anderson ML, Bruder E, Daya MR, Gaffney A, Otto CW, et al. Part 6: alternative techniques and ancillary devices for cardiopulmonary resuscitation. Circulation. 2015; 132(suppl 2):S436-43.

Dusse LMS, Oliveira NC, Rios DRA, Marcolino MS. Point-of-care test (POCT) INR: hope or illusion? Rev Bras Cir Cardiov. 2012;27(2):296-301.

Kaneko RMU, Couto TB, Coelho MM, Taneno AK, Barduzzi NN, Barreto JKS, et al. Simulação in situ, uma metodologia de treinamento multidisciplinar para identificar oportunidades de melhoria na segurança do paciente em uma unidade de alto risco. Rev Bras Educ Med. 2015;39(2):286-93.

Liaropoulos L. Do we need 'care' in technology assessment in health "care", letter to the editor. International Journal of Technology Assessment in Health Care. 1997;13(1):125-7.

Link MS, Berkow LC, Kudenchuk PJ, Halperin HR, Hess EP, Moitra VK, et al. Part 7: adult advanced cardiovascular life support. Circulation. 2015;132(suppl 2):S444-64.

Meaney PA, Bobrow BJ, Mancini ME, Christenson J, de Caen AR, Bhanji F, et al. CPR quality: improving cardiac resuscitation outcomes both inside and outside the hospital: a consensus statement from the American Heart Association. Circulation. 2013;128(4):417:35.

Perkins GD, Travers AH, Berg RA, Castren M, Considine J, Escalante R, et al. Part 3: Adult basic life support and automated external defibrillation. Resuscitation. 2015;95(2015):e43-69.

Quilici AP, Abrão K, Timerman S, Gutierrez F. Simulação clínica: do conceito à aplicabilidade. São Paulo: Atheneu; 2012.

Rubertsson S, Lindgren E, Smekal D, Östlund O, Silfverstolpe J, Lichtveld RA, et al. Mechanical chest compressions and simultaneous defibrillation vs conventional cardiopulmonary resuscitation in out-of hospital cardiac arrest: the LINC randomized trial. JAMA. 2014;311:53-61.

Sousa ATO, Formiga NS, Oliveira SHS, Costa MML, Soares MJGO. Using the theory of meaningful learning in nursing education. Rev Bras Enferm. 2015;68(4):713-22.

Sutton RM, French B, Meaney PA, Topjian AA, Parshuram CS, Edelson DP, et al. Physiologic monitoring of CPR quality during adult cardiac arrest: A propensity-matched cohort study. Resuscitation. 2016;24(106):76-82.

Tobase L. Desenvolvimento e avaliação do curso on-line sobre Suporte Básico de Vida nas manobras de reanimação cardiopulmonar do adulto [tese]. São Paulo: Escola de Enfermagem, Universidade de São Paulo; 2016.

Vanni T, Stein AT, Souza KM, Freitas MG, Patterson I, Assis EC, et al. Inteligência avaliativa em rede: construindo consenso em avaliação de tecnologia em saúde. Rev Eletron Inf Inov Saúde. 2015;9(4):1-10. [Acesso em 15 dez 2016] Disponível em: http://www.reciis.icict.fiocruz.br/index.php/reciis/article/view/1026.

Wik L, Olsen JA, Persse D, Sterz F, Lozano M Jr, Brouwer MA, et al. Manual vs. integrated automatic load-distributing band CPR with equal survival after out of hospital cardiac arrest. The randomized CIRC trial. Resuscitation. 2014;85:741-48.

Índice Alfabético

A

Abdome agudo, 159
- atendimento hospitalar, 162
- atendimento pré-hospitalar, 161
Abertura de via respiratória, 33
Abordagem geral para o atendimento do trauma, 50
Abortamento, 168
Abstinência por álcool e outras drogas, 181
Acidente(s)
- com animais
- - domésticos, 192
- - peçonhentos, 189
- - venenosos, 189
- com serpentes, 189
- escorpiônico, 190
- vascular
- - cerebral, 47, 150
- - - hemorrágico (AVCH), 152
- - - isquêmico (AVCI), 151
- - encefálico, 151
Acolhimento, 5, 21
Adenosina, 121
Adrenérgica, síndrome, 188
Afogamento, 113
- classificação, 114
- resgate de, 114
Agitação psicomotora, 182
Água fria, 114
Airway (vias respiratórias), 22
Álcool, uso abusivo de, 65
Alteplase, 128
Amiodarona, 34, 121
Amputação, 96, 99
Anel pélvico, 91
Animais peçonhentos/venenosos, 189
Antiagregante plaquetário, 127
Anticolinérgica, síndrome, 188
Apresentação fetal, 170
- cefálica, 170
- córmica, 171
- pélvica, 170
Araneísmo, 190

Aranhas, 191
- aranha armadeira, 190
- aranha-marrom, 190
- caranguejeiras, 190
Arritmias, 121
Asfixia, 136
- mecânica por constrição do pescoço, 137
- por confinamento, 137
- por gases, 137
- por obstáculos mecânicos, 137
- por queda da língua, 137
- por sufocação, 137
Atenção
- básica em saúde, 5
- domiciliar, 10
Atendimento, 201
Avaliação
- contínua, 50
- primária, 22
- - no trauma, 49
- secundária, 23
- - no trauma, 50

B

Bradiarritmias, 121, 122
Breathing (respiração), 22

C

Cânula
- nasofaríngea, 22
- orofaríngea, 22
- perilaríngea, 35
Captopril, 124
Celenterados, 192
Centrais de regulação médica das urgências, 6, 7
Choque, 128, 130
- cardiogênico, 130
- distributivo, 130
- hipovolêmico, 130
- obstrutivo, 130
Circulação, 32
Circulation (circulação), 22
Clonidina, 124

Código
- Civil Brasileiro, art. 186, 15
- de Defesa do Consumidor, Lei n. 8.078/90, 15
Colinérgica, síndrome, 188
Compressões torácicas, 32, 33
Comunicação terapêutica, 180
Contenção
- física, 183
- mecânica, 183
- química, 183, 184
Contusão, 96
Crise
- asmática, 135
- epiléptica, 149, 150
- - focal, 150
- - mioclônica, 150
- - multifocal, 150
- parcial
- - complexa, 149
- - simples, 149
- tônico-clônica generalizada, 149
Cuidados paliativos, 17

D

Débito cardíaco diminuído, 87, 94
Deficiência
- física, 16
- mental, 16
- múltipla, 16
- sensorial, 16
Descolamento prematuro de placenta, 169
Desfibrilação, 35
Disglicemia, 143
Dispositivos
- de compressão automática, 211
- de via respiratória supraglóticos, 34
Distensão, 96
Doença
- obstrutiva crônica exacerbada, 135
- pulmonar obstrutiva crônica, 47
Dor
- aguda, 88, 94, 101
- torácica, 125

E

Eclâmpsia, 167
Edema, 98
- agudo de pulmão (EAP), 135
Embolia pulmonar, 135
Emergência hipertensiva, 124
Emergência(s), 4
- cardiocirculatórias, 121

- metabólicas por alterações glicêmicas, 143
- - atendimento hospitalar, 146
- - atendimento pré-hospitalar, 145
- não traumáticas, 121
- neurológicas, 149
- obstétricas, 165
- psiquiátricas, 179, 181
- respiratórias, 135
Encaminhamento do usuário, 5
Ensino baseado em simulação, 209
Entorse, 96
Epinefrina, 34
Equipamento de proteção individual (EPI), 71
Escala de coma de Glasgow, 25, 55
Escorpiões, 190, 191
Esmagamento, 96
Esmolol, 125
Estimativa do peso de crianças para
    direcionamento das condutas, 25
Estreptoquinase, 128
Ética
- cuidados paliativos, 17
- e potencial doador, 17
- e questões religiosas, 18
- e reanimação cardiopulmonar, 17
- e segurança do paciente, 13
- na atenção às urgências dos portadores de
    necessidades especiais, 15
Eventos com múltiplas vítimas, 199
Exame
- físico, 23
- neurológico, 25

F

Faixa de distribuição de força, 212
Fita de Broselow, 26
Fluxo das informações, 7
Força nacional de saúde do SUS, 8
Fratura
- de costela, 84
- de quadril ou pelve, 91
- exposta, 96
- fechada, 96
Furosemida, 125

G

Glasgow (*ver* escala de coma de Glasgow)
Globo ocular rompido, 73
Gravidez ectópica, 168

H

Hemorragia externa, controle de, 22
Hidralazina, 125

Hidrocussão, 113
Hidroxocobalamina, 107
Himenópteros, 192
Hiperglicemia, 145
Hipertensão arterial sistêmica (HAS), 124
Hipoglicemia, 143
- pós-prandial, 144

I

Idosos, trauma e, 47
Imobilização, 97
Imperícia, 15
Imprudência, 15
Infância, trauma e, 47
Informação, 200
Insuficiência
- de múltiplos órgãos, 128
- respiratória, 135
Integridade da pele prejudicada, 88, 94
Intoxicação, 181, 187
Intubação
- nasotraqueal, 34
- orotraqueal, 34
- traqueal, 34

L

Latrodectus, 190
Lepidópteros, 192
Lesão(ões)
- cranianas, 55
- esplênicas, 89
- extracranianas, 55
- faciais, 78
- hepáticas, 89
- intracranianas, 55
- medular, 65
Liderança, 200
Lidocaína, 34, 121
Loxosceles, 190
Luxação, 96

M

Mal epiléptico, 149
Manobra(s)
- de inclinação da cabeça e elevação do mento (*head tilt–chin lift*), 22
- de propulsão da mandíbula, 22
- de reanimação cardiopulmonar (RCP), 29, 30
Máscara laríngea, 35
Método(s)
- para assegurar a reanimação cardiopulmonar de alta qualidade, 210

- SAMPLA, 23
- Start, 202
Metoprolol, 125
Mioglobinúria, 98
Mobilidade física prejudicada, 101
Monóxido de carbono, 106
Morfina, 127

N

National Association of Emergency Medical Technicians (NAEMT), 47
Necrose miocárdica, 126
Negligência, 15
Nitrato de isossorbida, 127
Nitroglicerina, 125
Nitroprussiato de sódio, 125

O

Obstrução
- das vias respiratórias por corpo estranho, 137
- grave
- - no adulto e criança responsiva, 137
- - no adulto, criança e lactente não responsivo, 139
- - no lactente responsivo, 138
Opioide, 189
Oxigênio, 127
Oxigenoterapia, 107

P

Padrão respiratório ineficaz, 87
Parada cardiorrespiratória
- causas da, 30
- fases da, 29
- reconhecimento da, 30
Parada respiratória, 37
Parto, 169
- prematuro, 171
Pele, 24
Perfusão tissular periférica ineficaz, 94
Pessoa com deficiência, 17
Phoneutria, 190
Pistão mecânico, 211
Placenta prévia, 169
Política nacional de humanização, 9
Portador(es)
- de deficiência, 17
- de necessidades especiais, 15
Posição de recuperação, 23
Posto médico avançado, 201
Potencial doador, 17
Pré-eclâmpsia, 166

Pressão arterial, 23
Prestação dos serviços de saúde, 200
Processos infecciosos do parênquima pulmonar, 135
Prolapso de cordão umbilical, 170
Promoção, prevenção e vigilância à saúde, 5
Propranolol, 121
Proteinúria, 166
Protocolo Manchester, 10
Pulso, 23

Q

Quadro
- confusional, 181
- depressivo com tentativa e ideação suicida, 181
Queimadura(s), 103
- oculares, 73
- tipos de, 104
- - 1° grau (espessura parcial superficial), 104
- - 2° grau (espessura parcial), 104
- - 3° grau (espessura total), 104
Questões religiosas, 18

R

Raiva humana, 194
Reanimação cardiopulmonar (RCP), 17
- sistematização da assistência na, 32
Recursos
- financeiros, 200
- humanos, 200
- materiais, 200
Rede de atenção às urgências, 9
Registros de reanimação, 212
Respiração, 23, 35
Responsividade, 22
Risco
- classificação de, 9
- de infecção, 88, 94
- de integridade da pele prejudicada, 101
- de síndrome pós-trauma, 101
Ruptura uterina, 170

S

Sala de estabilização, 8
SAMU, acionamento do, 7
Segurança
- da cena, 21
- - extra-hospitalar, 21
- - hospitalar, 21
- do paciente, 13, 21
- profissional, 21

Serpente, tipo de, 190
Serviço de atendimento móvel de urgência, 6
Sinal(is)
- de Blumberg, 159, 168
- de Cullen, 160
- de Gersuny, 159
- de Gray-turner, 160
- de Jobert, 160
- de Murphy, 159
- vitais, 23
Síndrome(s), 188, 189
- adrenérgica, 188
- anticolinérgica, 188
- colinérgica, 188
- compartimental, 98
- coronariana aguda, 125
- da angústia respiratória no adulto, 135
- do esmagamento, 98
- extrapiramidal, 189
- HELLP, 166, 167
- hemorrágicas na gestação, 167
- hipertensiva da gravidez, 166
- opioide, 189
- sedativo-hipnótica, 189
- seratoninérgica, 189
Sistema
- de atenção às urgências, 4
- de tecnologia *point of care*, 211
- Manchester, 9
Sistematização no atendimento ao trauma, 49
Status epilepticus, 149
Superfície corporal queimada (SCQ), 104
Suporte
- Avançado de Vida (SAV), 6
- Básico de Vida (SBV), 6

T

Taquiarritmias, 121
Tecnologia
- biomédica, 207
- de atenção à saúde, 207
- em saúde, 207
- médica, 207
- na educação, 208
Tenecteplase, 128
Transtorno(s)
- de ansiedade, 182
- pós-traumático, 182
- psicóticos, 182
Trauma, 47, 48
- abdominal e pélvico, 89
- - atendimento hospitalar, 92
- - atendimento pré-hospitalar, 92

- - cinemática e biomecânica no, 90
- aberto, 48, 84
- cranioencefálico (TCE), 55
- - atendimento hospitalar, 58
- - atendimento pré-hospitalar, 57
- - biomecânica no, 56
- - características e cuidados do, 56
- - cinemática e biomecânica no, 56
- - classificação do TCE, 55
- - fisiopatologia do, 57
- facial, 77
- - atendimento hospitalar, 79
- - atendimento pré-hospitalar, 79
- - biomecânica e cinemática no, 77
- - classificação de Le Fort, 78
- fechado, 48, 84
- musculoesquelético, 95
- - atendimento hospitalar, 100
- - atendimento pré-hospitalar, 99
- - cinemática e biomecânica no, 95
- - classificação dos tipos de, 95
- ocular, 71
- - atendimento hospitalar, 74
- - atendimento pré-hospitalar, 73
- - cinemática e biomecânica no, 71
- - tipos de, 72

- penetrante, 48
- por queimadura, 103
- raquimedular, 63
- torácico, 83
- - atendimento hospitalar, 85
- - atendimento pré-hospitalar, 85
- - biomecânica e cinemática no, 83
- - classificação e exame físico, 83
- vertebromedular, 63
- - atendimento hospitalar, 67
- - atendimento pré-hospitalar, 66
- - cinemática e biomecânica do, 64
Tríade de Cushing, 59
Triagem, 9, 203
Trombólise, 153
Tubo laríngeo, 35

U

UPA, 8
Urgência, 1
- hipertensiva, 124

V

Ventilação percutânea transtraqueal, 34
Verapamil, 121
Viúva-negra, 190